EL HOSPITAL
SAN JOSÉ

Y SU RELACIÓN HISTORIOGRÁFICA

(Santiago de la Nueva Extremadura)

EMILIO GALÁN

Miami, Estado de La Florida, Estados Unidos 2023

Para realizar pedidos de este libro, contacte con:
Palibrio LLC
1663 Liberty Drive
Suite 200
Bloomington, IN 47403
Gratis desde EE. UU. al 877.407.5847
Gratis desde México al 01.800.288.2243
Gratis desde España al 900.866.949
Desde otro país al +1.812.671.9757
Fax: 01.812.355.1576
ventas@palibrio.com

Número de Control de la Biblioteca del Congreso de EE. UU.:   2023924557

ISBN: Tapa Dura   978-1-5065-5211-8
               Tapa Blanda   978-1-5065-5209-5
               Libro Electrónico   978-1-5065-5210-1

Información de la imprenta disponible en la última página

Fecha de revisión: 09/03/2024

TARJETA DE AUTORIZACION DEL
MEDICO DIRECTOR DEL HOSPITAL

Con motivo de estar escribiendo La HISTORIA DEL HOSPITAL
SAN JOSÉ Se faculta al escritor y poeta nacional de Chile Don
Emilio Galán Para visitar cualesquiera de las dependencias de
este Hospital, encareciendo a los Jefes de sección, prestar la
colaboración que requiera para el mejor desarrollo de su noble
tarea.

Firma el Dr. Maximiliano Montero Val Ryssenbergher
Médico Director Director del Hospital San José
Santiago de la Nueva Extremadura
Rep. De CHILE
Hay un sello - Stgo 10 / Enero/ 1989

EX-NIHITO, NIHIL

De nada, nada
¿Qué nada fue creado, pues existía de algún modo?
¡He ahí el desconocido mundo del microbio!

Aforismo empleado por Lucrecio y Epicuro, extraído de unos versos de Persio (Sátiras, III verso 24 y demás) al manifestar que "Nada viene de la Nada, como si nada hubiera sido creado y como que todo cuanto existe ya existía de algún modo desde siempre, desde toda la eternidad...

Sabio es también tener en cuenta los límites de la ciencia humana y la infinitud de la Ciencia Divina. Y he aquí que el Génesis nos dice:

1. En principio creó Dios los cielos y la tierra.
2. y la tierra estaba sin orden y vacía, y las tinieblas cubrían la superficie del abismo, y el espíritu de Dios se movía sobre la superficie de las aguas. De aquí se desprende el resto de la sagrada Biblia que nos habla de la "Creación".

Luego yo, adentrándome en los prolegómenos de la creación de un Lazareto... luego de su evolución para llegar a "Hospital" y sin tener material didáctico pesquizable hube de adentrarme a bogar por enrarecidas aguas y empecinada niebla: ¡Era mi Hospital! Era mi tarea, la que más de alguien pudo haber considerado irrealizable menos-preciando mi humilde deseo y supino intelecto... Pero no, Compatriotas, juzgadme después de leer mis sacrificadas páginas.\, todas fruto de mi amor a Mi Chile, nuestro Chile, hoy tan castigado, cuando no supieron cuidar los 30 años de bonanza, de progreso en libertad, cuando nuestras Fuerzas Armadas y de Orden colocaran a la Patria como la PRIMERA NACION DEL CONTIENENTE AMERICANO, HONRANDO A Dios y a las generaciones futuras... (hoy alevosamente malversadas) ¿Cómo tolerar que un niño de 13 años haya dado muerte a puñalladas a su propia Madre? Y las noticias vuelan por todos los EEUU de América, pero nada se hace para corregir la maldad de esos pueblos abyectos… menos mal que ------------------

¡AUN TENEMOS PATRIA CIUDADANOS!

(Reescribir esta Obra (por haber extraviado gran parte de mis manuscritos cuando el inicio de mi exilio a Los EE.UU finales de 1989) me significó un trabajo asombroso y brutal, pues se puso a prueba toda la facultad de mi memoria y toda mi voluntad y en esta memorización iban las remembranzas de todos los seres que conociera en mi querido Hospital, además sus pasillos, aquel largo y solitario que sufriera el pavoroso incendio, por donde tomado del brazo tuve el honor de pasear con una anciana quien fuera una niñita vituosa una genio de virtuosismo modestia… y sus médicos y las enfermeras, las monjas y sacerdotes caminando y quizás si orando por sus pecados y los ajenos las nobles "Matronas" y obstetras trayendo en sus temblorosas manos la delicada criatura con sus primero vagidos, el personal auxiliar y de portería, el crujiente piso de ciertas oficinas que precisaban reparación, las miradas tristes y a las veces oscas, el teclado de las viejas máquinas de escribir y hasta los olores, me acercaban tanto, tanto a lo que iba dejando en pos, mientras más la distacia que a 15.000 kilómetros del Río Mapocho aprendí a querer más aún a mi tierra sagrada descubriendo el secreto de su grandiosidad, el misterio de sus instituciones y el valor inconmensurable de aquellos pioneros que construyeran todo Un Chile; y entonces pude darme cuenta de la palabra PATRIA… ¡Entonces comprendí la importancia de sus monumentos, los de sus Próceres, los de sus calles, los monumentos de sus escuelas y en sus escuelas, las escuelitas de los campos que tuve el privilegio de conocer en los primeros 20 años de mi vida, sus aulas universitarias, los gritos desesperados de un enfermo, la locura de quienes procuraran amaestrar insectos y microbios monstruosos para bien de los hombres, todo me ha parecido monumental: Hasta el silencio del Cementerio General… y a mayor abundamiento me dolía profundamente saber que en el seno de mi propia familia, sobrinas y sobrino-nietas propalan el aterrador comunismo que despreciando a Dios desprecias a la patria, y con ello apoyando al terrorismo y el derribo de monumentos en incendios de iglesias y viviendas y asesinando gentes descuartizándolas al tirar la cabeaza por un lado y sus extremidades por otras partes a fin de ocultar terribles evidencias, como uno que yo vi con mis propios ojos que encaramado en plaza Italia con una sierra se esforzaba en descerrajar un pata al Monumento ecuestre del General Baquedano un Héroe de la Guerra del Pacífico... y allí está mi Patria, yo no la dejaba, pues la traía conmigo en el alma... y una voz martillaba mis oídos... ¡CHILE, CHILE, donde aprendí a sufrir, donde aprendí a querer, donde quiero morir!... Comienzo este trabajo en una pequeña habitación en Miami y luego con mi ciencia siempre en aumento iría a pasearme por las solemne Academias, conociendo personalidades y acumulando triunfos y diademas para honrar a mi tierra lejana. Así, de modo casi involuntario, fui estudiando y creciendo y dictando conferencias y discursos, algunos preparados, otros improvizados, en la Editorial Arenas un discurso y un poema cuando se lanzaba "Al Través de la Rendija" del autor Alarcón, el primer libro de un escritor cubano, en una Gran Sesión Pública con miles de asistentes daba lectura a mi poema dedicado a Cuba "América, reúne tus Banderas", en el Instituto Cultural Rubén Darío el Poema en pergamino "Cuando Gime Nicaragua", para el cambio de gobierno en Honduras escribiendo su Historia en la Obra "Un Viaje por Honduras". En Ecuador escribiendo su historia en cerca d 700 páginas intitulada "El Perfil Psiquiétrico de Zaruma" y pare de contar... quise demostrar que en Chile, al fin del mundo, también hay Talento. Mi Patria la llevo en el alma y la doy a conocer: artículos periodísticos, Historia de Carabineros de Chile y su 27 de Abril y pare de contar, hasta llegar a ser Nominado al Premio Nóbel de Literatura. Oh, Chile, la Copia feliz del Edén. HOY HAS DE VENCER AL TERRORISMO, defiende a nuestros CAMPOS Y HOMBRES MADEREROS, agricultores y ganaderos del Sur de aquella loca geografía como la bautizara Benjamín Soubercaseaux, o como la bautizara el poeta Mariano Latorre "Chile País de Rincones", la tierra de nuestros "Piecesitos de Niño, Azulosos de frío, de nuestra Divina Gabriela… Oh, Dios mío, vivir la soledad en medio de una multitud… Rodeado de absoluta soledad y saturado de tristezas y nostalgias… Luego emprendí el camino de una Biblioteca que me proveyera una computadora y de algún modo fui aprendiendo su manejo tan maravilloso, pero que me arrojara tantas dudas, tantos interrogantes… ¡Defendamos a Chile!

Library Public Sud - Miami, Florida, EE.UU
Aquí mucho frío y tiemblo de emoción
Florida, EEUU of América
Septiembre, 2022 / 2023

INDICE

APOTEGMA

¡Qué cúmulo de contrariedades
la existecia humana! Frente a la salud y el placer la
enfermedad, el dolor y la angustia; ante la riqueza,
la pobreza; ante la sabiduría la ignorancia;
en medio de la multitud, la soledad…
La mayor ciencia
el arte de estar siempre aprendiendo y creando.
Pero nos queda
un Consuelo
EL AMOR…
Lo peor es que suele trocarse en odio,
como la vida en muerte.

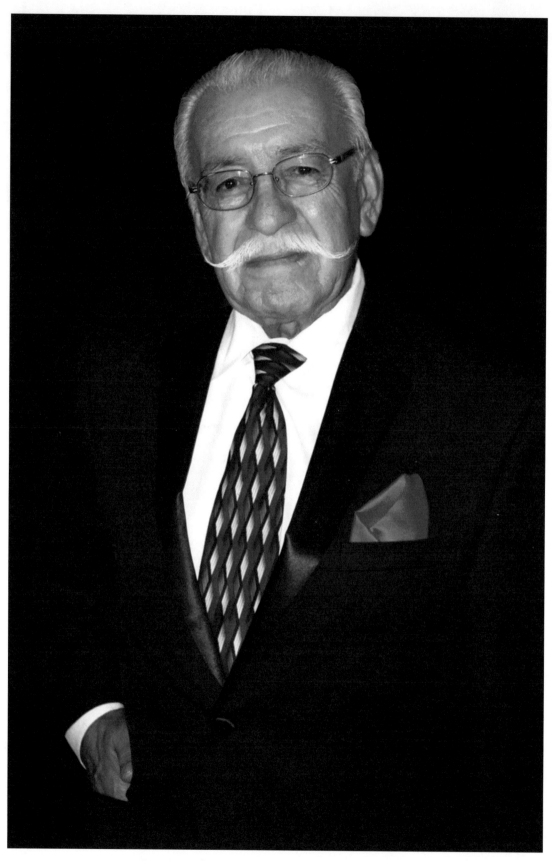

Dr. Emilio Galán, autor de la obra.

PRÓLOGO

La preocupación hospitalaria surge en Chile con la llegada al país de don Pedro de Valdivia y sus compañeros, quien de acuerdo con lo mandado por el César Don Carlos V, a poco de tener fundada la ciudad de Santiago de la Nueva Extremadura, crea en un solar especialmente escogido el Hospital u Hospicio de Pobres de Nuestra Señora del Socorro, colocándolo bajo el patronato del Ilustre Cabildo, Justicia y Regimiento de la naciente urbe, dándole él mismo su reglamento y asignándole los medios para su mantención, según consta en el Libro Becerro del Ayuntamiento. Hospital que durante el gobierno de Don Alonso de Rivera, es puesto al cuidado de la Orden Hospitalaria de San Juan de Dios, llamada desde los reyes de Lima con este efecto, la que por merced de Su Majestad Católica lo convierte en Hospital Real y Convento Matriz de su congregación en el país, de donde andando el tiempo habrá de extender su acción benéfica a lo largo del Reyno.

Pero el Ilustre Cabildo de Santiago no solo se contentó con ese patronato que mantuvo inalterable hasta el siglo XIX, y al llevarse a cabo la expulsión de la Compañía de Jesús, solicitó a Su Majestad el Rey Don Carlos III "El Grande", le concediese el edificio del Colegio de San Francisco de Borja, el cual tras larga espera y muchos sacrificios obtuvo en la antepenúltima década del siglo XVIII, convirtiéndolo en el segundo Hospital Real de la Ciudad, y el primero destinado al uso exclusivo de mujeres. (1)

*Al respecto véase Ramírez de Rivera, Hugo
Rodolfo: Fundación y Vinculaciones
de los Hospitales San Juan de Dios y San Francisco de Borja
en el Cabildo de Santiago
En colección de Historiadores de Chile. Santiago, 1989*

Así también, a esta breve génesis de la labor sanitaria cabe señalar que además de los hospitales públicos y generales, hubo en Santiago establecimientos de salud privados en los claustros de los Conventos Máximos de Regulares, siendo de mucha connotación el de propiedad de los frailes de la Orden e San Francisco, que en muchas ocasiones recibió enfermos que no tenían cupo en los Hospitales Reales, o en las enfermerías de las órdenes religiosas.

Fuera de los mencionados hemos de recordar, igualmente, a los que existieron en las grandes haciendas. Junto con ellas otras iniciativas de interés se llevaron así mismo a efecto y a don Manuel de Salas y Corbalán, se le debe la creación del Real Hospicio de Santiago, el que con la Casa de Huérfanos y Expósitos que tuvo como benefactor al Marqués de Monte-Pío, cumplieron cabalmente el precepto evangélico de la caridad con el que necesitaba consuelo de sus demás hermanos. En pos de estas fundaciones se originaron tiempo después en Santiago muchas otras casas de salud o beneficencia, siendo una de ellas el Lazareto de Tuberculosos, hoy Hospital San José, material sobre la que trata esta obra.

Empero, así como autoridades y particulares de Chile de la Monarquía se preocupaban de la salud, este asunto tampoco pasó inadvertido: Y es lo de "El Claustro Pleno de la Universidad de San Felipe de Santiago", donde junto con la teología, el derecho, la filosofía y las matemáticas, se enseñó medicina de acuerdo a las prescripciones clásicas de Hipócrates, Herculano y otros maestros, asunto sobre el que ha tratado menudamente don José Toribio Medina (2). Mas, los estudio de la medicina como ciencia no se seguirían verdaderamente sino mucho más tarde, ya que en tiempos de la

República, donde hombres como los Doctores Natanael Miers Cox, José Ramón Elguero del Campo, Ventura Carvallo Elizalde y Augusto Orrego Luco, entre otros, en sus respectivas Cátedras en la Universidad de Chile, les tocara en suerte ser los formadores de una pléyade de médicos eminentes.

Entre éstos cabe destacar especialmente al Doctor Enrique Laval Manrique, que juntamente con el ejercicio de su noble profesión, se dedicó con igual esmero al cultivo de la investigación histórica de la medicina en Chile, debiéndose a sus esfuerzos los inicios de este género historiográfico en el país publicando eruditos artículos y libros sobre los establecimientos asistenciales y la práctica sanitaria y fundando el Museo de la Historia de la Medicina. De aquí en adelante muchos otros se han interesado -también- por descubrir los antecedentes históricos de los hospitales y la labor que le ha cabido cumplir a tantos abnegados facultativos, siendo el mejor ejemplo de esta inquietud la Primera Jornada de Historia de la Medicina Chilena que bajo el alto patrocinio de la Academia Chilena de la Medicina, del Instituto de Chile, se celebraran en Santiago los días 20 y 21 de Octubre de 1986 viviendo aún en Santiago der Chile este autor.

II

Ahora bien, cabe preguntarnos ¿Cómo es que a un poeta se le ocurrió dejar sus musas, para escribir un libro como esta crónica del Hospital San José? Y la respuesta es que fuera de un profesional del tiempo como lo es un historiador, solo alguien como un Vate, que es un experto en sensibilidad podría darse tal trabajo, el que Emilio Galán ha asumido de manera muy particular.

Emilio Galán (Guillermo Garrido Fuentes) nació en Linares en el seno de una vieja familia sureña y realiza sus estudios básicos en las ciudades de Victoria, Los Angeles y Mulchén, los que junto con sus estudios humanísticos al grado universitario completa en el Colegio Seráfico de Chillán.

En 1956 se desempeñó como profesor en la escuela parroquial de Cabrero. Después se trasladó a Santiago y fue nombrado docente en la escuela Santo Domingo Savio, ascendiendo luego al Liceo Manuel Arriarán Barros, regetadas por la Congregación Salesiana.

Sus primeras publicaciones las realiza en 1964 en Río Negro, República Argentina, lo que le valió ser recibido como Miembro de la Sociedad de Escritores de Chile, no dejando descansar desde entonces la pluma en ningún momento. Quien esto escribe tuvo el agrado de editar en revistas que dirigimos, sus Himno a O'Higgins y a Punta Gruesa Torcer el Rumbo, poemas de verso heroico en que con derroche de patriotismo, ha demostrado -una vez más- su amplio manejo del idioma castellano.

Ultimamente, Emilio Galán se ha adentrado a escudriñar el pasado de instituciones nacionales como el Hospital San José y el Mercado Central de Santiago, obras que redactadas en prosa, por su estilo y los recursos literarios de que echa mano, nos recuerda un tanto a un ensamble muy curioso de la crónica histórica del peruano Ricardo Palma, el criollísimo Lucas Negrete y el portaño Joaquín Edwards Bello.

En lo que respecta a su libro sobre el Hospital San José, debemos señalar que su interesante contenido que va desde lo esotérico hasta la vida diaria del establecimiento, es desde todo punto de vista una loable iniciativa que, en nuestra calidad de investigador e historiador esperamos pronto verlo impreso. Como autor de varias obras que somos podemos decir que comprendemos, quizás mejor que muchas otras personas, todo el cariño y las ilusiones que el alma vuelca sobre el papel al escribir un libro. Pero, Emilio Galán ha necesitado aquí mucho más que buena disposición, porque para redactar su trabajo tuvo que prepararse en múltiples conceptos propios de la ciencia, e incluso laborar sin la ayuda de materiales previamente buscados ni elaborados por otros autores. Emilio Galán al escribir su Hospital San José ha debido "bucear" en su historia, **teniendo el mérito de ser el primero que se ha**

aventurado a investigar el pasado, lo que hace tanto más loable su idea de hacer su crónica, a pesar de ser poeta y no historiador de oficio, a pesar de que muchas veces debió haber pensado que pudo haber errado en el tratamiento de tal o cual materia de las muchas que aborda, por falta de informaciones pesquizables. Mas, Emilio Galán es un hombre de pluma y aquello no le ha amendrentado, porque como escritor que es forma parte de esta raza dura de los creadores innatos: Que es valiente, que es auténtico, y no necesita de alagos para inspirarse…para trabajar con tesón.

Probablemente, pensando en todo esto es que el Divino Maestro dijo una vez aquella sentencia que bien podemos asociar a Emilio Galán:

¡Por sus obras lo conocereis!...

Abrid, pues, las páginas de este libro y
comenzad a investigarlo…"

Prof. Hugo Rodolfo E. Ramírez de Rivera
De la Societe' Scientifique
Santiago – Chile
Agosto de 1989

Director del Hospital San José
Dr. Maximiliano Montero Val Rysselberghe,

1989

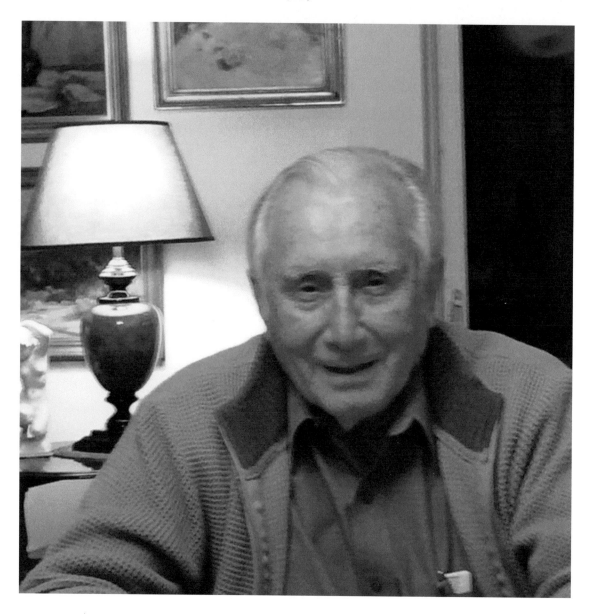

Dr. Maximiliano Montero Val Rysselberghe
Méd. Director del Hospital San José.
Esta es una fotografía muy actualizada, aunque él y yo éramos algo
diferentes en los años 80" cuando este autor comenzara
la Odisea de esta página de Historia.

En esos tiempos sobre la Oficina del Dr. Montero caía "La luz" del ventanal
otorgándole sobriedad al mobiliario, conformando digno marco
al hombre amable, sabio y prudente, el inolvidable
Dr. Montero Val Ryselberghe.

INTRODUCCION

¡BIENVENIDOS!

Carísimos Lectores –

Preparaos, porque al abrir estas páginas iniciareis un viaje jamás soñado e ireis a encontraros con legendarios personajes de tiempos coloniales y con el asombroso registro de la iniciación de un país de extraordinarias aptitudes, cuya leyenda trascenderá los límites del pasado de estos hijos que nacerían para dar brillo y esplendor con una nueva civilización a todo un Nuevo Continente hasta llegar a la conjugación de los dos Océanos mas grandes del globo terráqueo y H. de Magallanes se nos aparecerá oteando el horizonte de fiordos y bosque inmensos del Sur de Chile que parecieran precipitarse sobre las encrespadas olas y todo manifestando fuerza y belleza indescriptible y tomando conciencia del aporte que todo esto sería para la vieja Europa ávida de exóticas riquezas. Así comenzaba la Historia de un Nuevo Mundo y henchida de la sangre Hispana de vuestras venas comenzaría a fluir la Raza Chilena, pura, noble y generosa que tantos talentos entregaría al mundo.

Ante la aparente sencillez conque se desarrolla la existencia del Hospital San José, la complejidad de su carácter provocará en muchos admiración, como en otros rechazo.

Cuando se lo nombra toda su fama se extiende al momento, como el rumor percibido en una Cueva:- Ah! ¡Sí!... **¡El Hospital de los Tuberculosos....!** Entonces flotará en el aire, casi palpable, un extraño aroma de flores y coronas que estuvieron medio día y una noche en la sala donde se apagara la luz...

Tormentoso como los grandes amores, el Hospital ha dejado una tormenta en las alma...Cuanto mayor fue el bien dispensado, cuántas más vidas se salvaron en el claroscuro de la triste enfermedad, más creció la distancia ante el paciente. Y es lógico: Nadie quisiera estar enfermo - **¡Y de qué enfermedad!**

El hecho mismo que nos presenta un hospital que Vive junto a la morada de la muerte provoca la medrocidad y, como Bodas de Sangre de García Lorca, las profundas heridas provocadas en la comunidad durante una época de plagas, hicieron de nuestro Hospital un motivo de carácter caprichoso e irresistible que para entenderlo será preciso seguirlo paso a paso, entre odios y amores, entre fuerzas y flaquezas, entre madurez y adolescencia, entre "bodas de sangre" y...sobre los muros... mmm...mmm

Pronto una barrera de tiempos habrá de separarnos: mas, como se recuerda la tierra donde se deslizó la infancia llorosa y feliz, recordaremos esta Casa del dolor y la salud, de la vida y de la muerte, de la esperanza y la desesperanza, con la nostalgia que hará crecer la gratitud del corazón enamorado.

Si la cualidad olvidadiza del chileno sirviera alguna vez, podríamos creer que es en esta: **Los tiempos de las epidemias** ya no se recuerdan, como no se recuerda el nombre ilustre de quienes nos salvaron la vida en el Viejo Hospital San José.

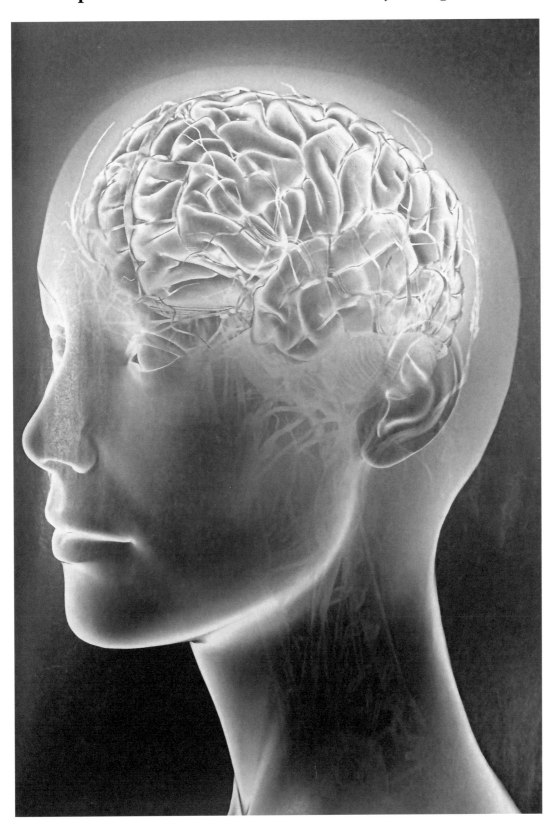

EXCELSIOR

Bañado por un mar de luz eléctrica
Veía mi contorno periférico
Y un salmo memorando voz ecléctica
Alzaba por los aires atmosféricos

Estrellas parodiaba en la estática
De un trozo de mi mundo planisférico
Pero allá palpitaba la galáctica
Segura de su nacimiento Homérico

Sentí entonces mi ciencia matemática
Arder con sus rubores antiestéticos
Y un salmo se elevó de mi semántica
Sobre un altar de mármoles pentélicos

Oh, Dios, de magnitudes geométricas
Que bruñes con tus ácidos oxálicos
Acepta mi oración al exipétalo
Que os brindan mis rumores encefálicos.

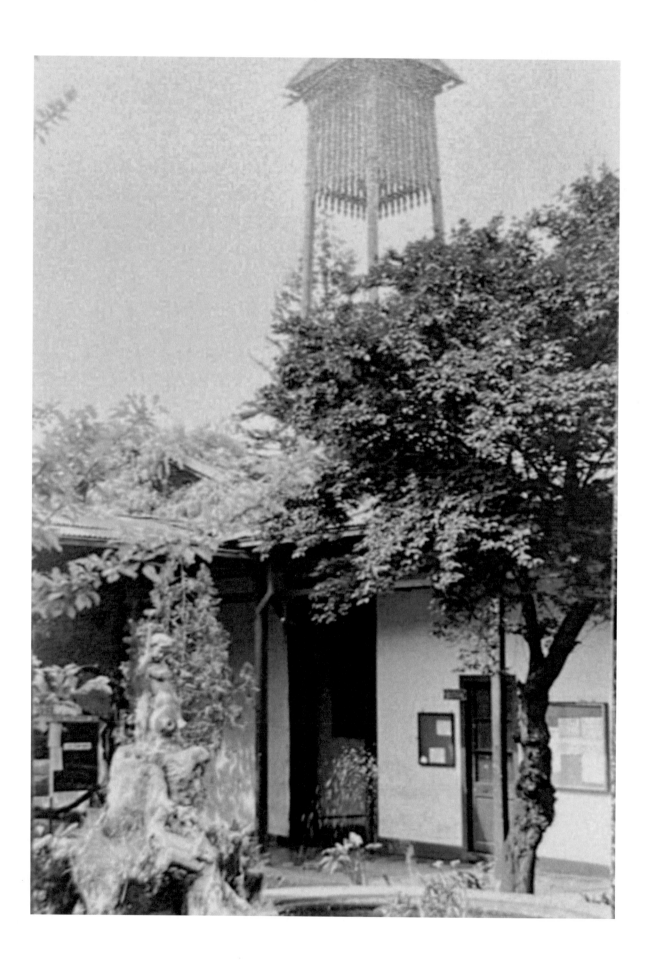

DONDE SE COMIENZA
UNA RELACION

- PRIMERA CURANDERA
- EL BACHILLER BAZAN
- HERBOLARIO NATIVO

Mi querido Armando:

He recibido tu carta. Veo por ella que estás Bueno, y doy gracias a Dios.

Si, amigo mío, estoy enferma, atacada por una enfermedad que no perdona; pero el interés que a pesar de todo me dispensas, Alivia en parte mis sufrimientos.

¡Pobre amigo mío! Tu margarita de otros tiempos está muy cambiada, y acaso sea preferible que no la vuelvas a ver como está en la actualidad… ¿Comprendes mi dolor? Voy a morir…

¡Qué bien haría mi Dios permitiéndome, antes de morir, volver a verte! Mas, esto no es posible… Adiós, pues, amigo mío…

Perdóname si no te escribo más extensamente, pero los que dicen que han de curarme me tienen agotada con sangrias y mi mano se resiste a escribir más".

"Margarita Gautier" El consternado:

Yo creía que me correspondía perdonar y ahora me veo indigno del perdón que ella me concede.

¡Oh, daría diez años de mi vida por llorar una hora a sus pies..."(1)

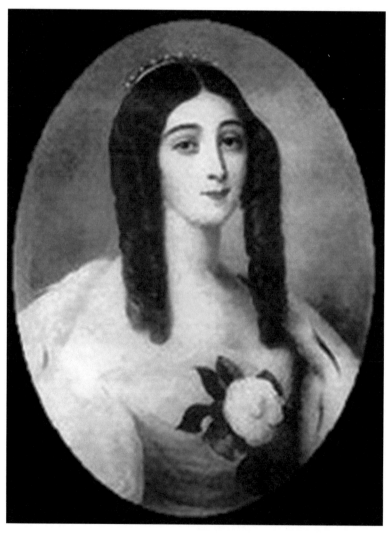

MARGARITA GAUTIER (Marie Duplessiss)

1. *De la obra La Dama de las Camelias – Alejandro Dumas – Hijo -*

¡Qué curioso! Hubiera deseado comenzar con las rutinarias frases conque se inicia una historia, pero un sentimiento extraño y nostálgico desvió mi mente por otra leve dirección...Por lo tanto, he de tomar el rumbo por el que suelen caminar los románticos.

Y es preciso que así sea; pues al contemplar los viejos muros de esta vetusta casona, los primeros recuerdos vuelan hacia aquellos miserables que un día supieron del dolor entre estos muros donde la mampostería de adobes y ladrillos, antes que realzar, aplastaría el ánimo de aquellos cuyas ilusiones se escapaban con los postreros suspiros envueltos en el sudario frío de una palidez mortal...Sí, definitivamente mortal...

Porque ese añoso edificio fue un "Lazareto", es decir, una de aquellas residencias de la misericordia que recluía a quienes quizás sin esperanzas se sabían aquejados por esa enfermedad pálida, sutil, irrevocable y cruel.

Gentes buenas y malas llegarían aquí un día, como si fueran el desfile insipiente del rebaño que trota cabizbajo, ó marcha rengo y cansado hacia un redil vacío de verdor y rodeado de cercos de espinos y espinas.

Las sonrisas de ayer serían las horrendas muecas de la carcajada de hoy, serían los lamentos de hoy entre los desdichados que laceraba esa epidemia interior que una vez fuera plaga endémica. ¡Pobre Chile! La tisis, la bubónica, la...bueno... en fin, tantos nombres que sabían recibir aquello males desconocidos, cuando ni la "Vacura" llegaba... pero que a la vez fuera rechazada llegada que hubo...

El "Lazareto San José" entraría en la civilización de una ciudad enorme como Santiago, bautizada del Nuevo Extremo por su fundador el extremeño don Pedro de Valdivia solo unos doscientos años antes, trayendo un exiguo bagaje de esperanzas, de negras esperanzas, frente al fatídico poder de lo desconocido, terrible y letal. Pero don Pedro de Valdivia llegó tras los primeros fatídicos pasos que sobre la parte norte de este territorio largo, largo, muy largo y angosto que viera por primera vez el "Adelantado" don Diego de Almagros que maldecía a esta tierra por infernal... Vosotros sabeis, amables lectores, las razones de Almagro.

Los protomédicos del Siglo XVI al XVII entrarían en pueril contienda más que con los "males" mismos, con las "médicas (vulgo "meicas") coloniales de orígenes remotos cuyas prácticas, mezcla de bárbaros ritos, conjuros y tizanas, producían en ocasiones saludables efectos en los pacientes, efectos que los "protemédicos en latines" mezclaban a las supercherías y exorcismos por desvirtuar los mitos en protección del crédito a sus méritos bastante deslucidos por lo débiles que resultaban sus propios acertijos, los que ellos propalaban de infalibles.

Y como que las penas de la salud perdida van siempre unidas al misterio de las melancolías tras los buenos tiempos vividos cuando buenos, es que la presente historia se llena de tristuras. Mas, día llegaría en que las cuitas y el dolor físico serían conmovidos por la verdad científica, pues arribaría la medicina elaborada en lejanos laboratorios. Los médicos de verdad vendrían a reemplazar a los Ochandiano, como a un Castro el Licenciado, contemporáneo de Valdivia, según aceveraciones del gran Vicuña Mackenna. No fue de pura casualidad o imprevisión que más que de médicos los tércios iberos se procuraran de sacerdotes en protección de la salud de sus almas, antes que de quienes pudieran protegerles la del cuerpo.

Esta circunstancia ha hecho pensar con cautela a los historiadores y estudiosos en varios sentidos: Por una parte los Conquistadores pudieron haber tenido una salud de "hierro" (como ya se ha dicho) y tal habría sido su confianza en sí mismos que bien pudieron olvidar, o relegar al olvido, las flaquezas del cuerpo; también cabría pensar en que su juventud exaltaba sus ánimos y la heroicidad misma de sus actos y en admirable competencia ninguno de estos campeones demostró jamás debilidad, como que tantas pruebas dieron ante los rigores del hambre: En las reiteradísimas contiendas contra los hijos del Arauco fiero, que siete u ocho peleaban contra mil en olímpico desprecio de la vida…¡Y siempre fueron vencedores! ¿Para qué, entonces, pensar en médicos y enfermeras?,,, ¿No hubiera sido eso hasta una posible manifestación de miedo ó cobardía? Y como en estos lares todo era diferente, ninguna credibilidad les ofrecían aquellos curanderos y todo en conjunto tal vez explica el por qué de la ausencia de hospitales, los que a partir del "Del Socorro" harían tardía entrada en este "Nuevo Reyno".

Hacia 1552, poco antes de la muerte de Valdivia allá por Tucapel (o Tucapelo) ni Castro es aceptado como médico o protomédico, ni asoma como vestigio tan siquiera que pudiera comprobarse que el Conquistador hubiera fundado o puesto en ejercicio un solo hospital, o algo parecido, en el Santiago del Nuevo Extremo.

Lo más cercano a Médico (o Médica) lo ejerce doña Inés de Suárez, aunque con suma indulgencia la Historia la nomina como la "Primera Curandera Colonial Castellana" por estas latitudes. ¿Quién sería el Bachiller Bazán? Fama hizo con sus untos mercuriales: Tal Fama crece cuando logra matar con sus "Untos Milagrosos" al Segundo Gobernador de esta Colonia y Nuevo Reyno, don Francisco de Villagra. (La explicación de tan lamentable deceso fue que su causa la provocó el haber bebido el Gobernador agua, tras las unciones con azogue, preparadas con muchos y variados ingredientes…Siendo así las cosas, don Francisco fallece con sus 56 años de edad, sucediendo eso en Concepción el 15 de Julio de 1563 (2) esos menjunges de líquidos mortales procedían del inventario por demás ingenioso de Paracelso, un alquimista suizo que existió entre los años 1493 y 1541, quien dejará la vida en un Hospital de Salsburgo cuando coincidentemente se fundaba la Ciudad de Santiago de la Nueva Extremadura: 1541.

Las unciones con azogue y tantas variedades poco ortodoxas de maceradas hojas y hierbas que producían espandosa sed, fueron dando buena cuenta de incontables vidas humanas, muchas no tan mal como para probar medicamentos, pero que tuvieron el infortunio de posar sus labio en las extravagantes pócimas. Seguir el hilo interminable de relación tan peculiar como Antigua, sería de nunca acabar. Pero cada paso en la honrosa ciencia de la medicina (por extravagante) resulta ser una experiencia más en las incontables que abrieran páginas de un historial que sin duda fue acercándose con muchas penas y tribulaciones a los mejores resultados, como los excelsos resultados que testimonian la sabia preocupación, cual la del Dr.Maximiliano Montero Val Risenbergher, bajo cuya honorable dirección científico-administrativa comenzara esta Historia, cuya osadía está a punto de reventar en primaveras…¿Su éxito? ¡El haber nacido! Yo doy gracias al Cielo por haberme hecho instrumento de tan fausto acontecimiento.

- Los Méd. De Antaños – Vicuña Mack. – 1877)

HERBOLARIO

Chile se caracteriza por su regio herbolario. La Yerba o Hierba era la clave indiscutible de toda medicación. Y aún en nuestros días sigue siendo esa práctica un medio utilizado con mucha fe por la gran sociedad "ya evolucionada". Y por las características del enorme ascendiente de Los Estados Unidos en Norteamérica comentaremos que aquí en la ciudad de Miami en el Estado de La Florida hubo hasta no ha mucho una sala de extraordinario valor científico dirigido por una chilena muy culta, amable y preparada en la materia herbolaria al punto de instalar su propio negocio de expendio de hierbas que de solo entrar a ese "Templo de la Ciencia Antigua" sentíais vosotros, visitantes, el ansia de conocer la tierra chilena, porque el ambiente estaba en esa tienda saturado de un aroma tan profundamente grato que uno sentía renovados los pulmones tan solo sentarse a reposar un momento tras el ajetreo diario: Aquel regio establecimiento se llamaba "AMERICAN APOTHECARY OF KENDALL" agregando una frase muy seductora: Essencial Oils, Native Herbs & Education y su dueña y regente la Sra. Nelly MUÑOZ-PEREZ". Pasado un tiempo largo supe del CIERRE de tan importante negocio científico y extraña congoja entristeció mi alma, tanto que aún pasando el tiempo no me arranco del pecho la tristeza…(apotheca@bellsouth.net)

Hoy contamos en Chile con grandes centros y farmacias homeopáticas y médicos homeópatas. Y el nombradísimo Padre Rosales (jesuíta) exclamaba que:

"nueva ocupación tuviera el prícipe de los Esculapios en adquirir y conocer los secretos de las admirables virtudes de las muchas yerbas que produce este fertilísimo Reyno de Chile en que se aventaja a otros muchos".

También se comenta que un famoso médico francés, grande herbolario, doctor en su materia, "Se admiraba de ver a cada paso tantas y tan excelentes yerbas medicinales, que no habían menester los que habitaban esta Tierra boticas". (3)

Y aunque pecando de prolijidad, citemos como simple curiosidad algunas de las muchas hierbas que la pródiga natura ha puesto en esta hermosa tierra; los aborígenes se sirvieron de ellas desde tiempos muy Pre-Coloniales, es decir tiempos inmemoriales.

He aquí, que presentamos un brevísimo resumen de la riqueza herbolaria del Reino de Chile, de lo cual se hicieron "Embajadores" los tesoneros y humildes sabios de las huestes de Loyola, siendo mu respetable la opinión del Padre Rosales que estudiara muchas fomas medicinales producto de hiebas de gran valor proteico...

"El Llantén como astringente; de purgantes el Ral-Ral y el pelú; diuréticos el hinojo y el mileu; gran tónico el milaque; para inflamaciones el machai; como febrífugo la Calagualaga (además de ser vermífugo); del maqui se preparaba un poderoso astringente; las postemas por golpes se curaban con emplastos de quilo, y en golpes más violentos aún, también se servían del emplasto de mucul; y cuando dolía mucho la cabeza y era necesario estornudar allí estaba el quelmavi; la hoja del canelo se usaba como antiescorbútico; como la vira-vira para afecciones a la vista; pero nada mejor que el estiércol como anti-espasmódico en caso de lepidias y convulsiones estomacales; el culén como excelentísimo te indígena; y para no entrar en abundamientos, solo mencionemos el quinchamalí, que el Padre Rosales reputaba como la reina de las hierbas medicinales en Chile".

4) Ahora bien, páginas y páginas se podría llenar de raros y musicales nombres aborígenes de plantas medicinales y yerbas, hierbas, que operaban verdaderos "Milagros", sobre todo si estaban administradas por las famosas "Machis" que en sus profesiones no descuidaban ni la sangre de guanacos degollados con cuchillas de hueso con mango negro, ni lagartijas vivas que despanzurraban en presencia del paciente enfermo, muchas veces menos enfermo que paciente.

Misma obra – pág.17
Obra citada = pág 23

REVELACIONES

Pero no se vaya a creer que todo era acertijo… La Antigüedad Clásica traía en alas de la brisa el sabio consejo de la medicina. Esculapio tenía razón. Hipócrates, 2000 años A.C. había efectuado una trepanación craneana y cuando la Iglesia consideraba sacrílego el exámen de cadáveres, hombres destacados – o pre-destinados – ejercían el brutal medio para proceder a póstumos exámenes, seguros de encontrar un día el principio del mal, su causa, la promotora de efectos fatídicos, pero al fin, indicios de que algo era primero: El mal…para ese "mal", una cura pronta era la responsabilidad y muchos grandes hombres fueron descubriendo los elementos que la razón y la investigación prodigaban tras la mirada escrutadora de los médicos estudiosos, pero siempre a espaldas de los religiosos que componían un jurado prejuicioso y senil, dañino como la enfermeddad misma, frenando con asombrosa tozudez cualquier intento de superar crisis basándose en el diagnóstico realizado bajo los últimos conocimientos y el mayor interés común.

Paul de Kruif nos relata la odisea de los grandes científicos de modo magistral y sin embargo tan desconocida para los que casi hemos sido sus contemporáneos. El curso de la Edad Media desentrañará los males y sus resultados, como los resultados de los bienes que el estudio concienzudo revelaría en los laboratorios a veces incipientes, obscuros, pequeños y desprovistos de tantos elementos que hoy son, sin embargo, fruto brillante de aquellas opacadas y a la vez tesoneras investigacines.

El microscopio, como el telescopio de Galileo, harán un mártir de Antonio Van Leewenhook…Pero él, desde su inteligente locura haría llegar a la posteriad, con manos laceradas, el cristal amasado con su propio dolor para aliviar el dolor ajeno.

¡LO TENGO –

LO TENGO –

LO TENGO!…

Gritaría Eufórico… ¡Sí, señores! Eurfórico gritaría un día por las calles fangosas de su Holanda, tras haber logrado atrapar en el espacio insignificante de un trocito de vidrio, del cristal amasado por sus manos laceradas, torturadas, una gotita estéril de la insistente y fría lluvia de la que inucitadamente emergería un ser en ágil movimiento. Con este hallazgo nunca más sería igual la vida.

Se erizaría la hirsuta barba de Koch al descubrir por medio de esas lentes cada vez más perfeccionadas los famosos fagocitos: Esos palitos tan fértiles, tan prolíferos, tan dañinos y mortales y tan voraces que se comen asímismos.

Kitasato, Spallanzani, Pasteur, irían entregando al mundo de las ciencias aportes sin parangón. La Edad Media se miraría en la Moderna para prestar por medio de sus pioneros el fruto de instrumentos y descubrimientos, ¿Qué fue más grande, el fruto del descubrimiento de un Nuevo Mundo por Colón, o el del micro-mundo, ese infinitamente pequeño, desconocido para la mirada humana, pero descubierto finalmente por ese "Loco" de Leewenhook?

Entrar en ese micro mundo, en ese mundo infinitecimalmente pequeño del microbio –de esa micro vida- sería el más portentoso, irreverente y descomunal grito a los oídos de la verdad, lanzado a la sordera de tantos religiosos que obstaculizaron por siglos el avance de la sanidad para la humanidad.

¡Cuán oscuros resultan a las veces los designios de Dios! Pero allí está la enorme columna de investigadores y científicos: Ejemplo, los esposos Curie – de pronto don Pedro yaciendo tendido en la calzada: la cabeza preciada (me corrijo) inapreciable, aplastada por un carromato que con sus enormes ruedas desparramará sus sesos que momentos antes latieran con fuerza: Apolo entregando su luz sobre el estroncio y otros mil elementos…JENNNER cuyos favores hoy liberan a la humanidad de terribles muertes. ¡No!... simplemente no es posible transcribir los nombres de tantos genios, pero lo es dar gracias a ellos por esa lucha silenciosa, no pocas veces perseguida…Pero ese ahinco, ese tesón, logra encender la linterna conque a la postre se ilumina el mundo. Hasta los desaciertos de un Elías METCHNICOFF –el ruso- sin ser un "protomédico" ni un científico de verdad, contribuirá a la tarea ingente de las investigaciones de las que se alimentarían hasta hoy las Universidades.

Decirles ¡GRACIAS! Aún parece poco: Decir ¡A Dios Gracias, es algo más para los que creemos en los superiores valores del alma y del intelecto: Oh, agradecimiento…Cuando contemplo una flor, la simetría de sus pétalos hermosos, el delicado pistilo que sostiene sus formas, su color; la esbeltez de los árboles frondosos…Al sentir de los vientos el murmurio, o el furor… pues entonces se eleva mi semántica, se oprime el pensamiento, qusiera agradecer la simetría sistemática, mas, con qué expresión, con qué poder ¿Hay alguna sistemática función? ¿Pues, cómo agradecer, y cómo enviar este agradecimiento a la fuente Suprema de la Vida? ¿Es que hay algo más allá de lo que veo, un hálito, un poder, como un mandato? Yo soy todo un misterio sistemático, soy una conjunción, soy comodato, una ilusión… Entonces ¿Qué expresión, qué verbo empleo? No tengo una palabra en mi vocabulario que permita admirar con agradecimiento… Tal vez mi pensamiento que diga "Gratitud" por las grandezas, por la cosa pequeña, por la esbelta… ¡Qué difícil Señor no ver resuelta esta enigmática razón del agradecimiento. Quisiera que hoy hablara a voluntad mi corazón para poder agradecer tanta y tanta Bondad. Mi oído puede oir lo imperceptible, percibir mi sistema gustativo hasta 200.000 sabores y 250.000 olores mi sistema olfativo, mi estómago rechaza los excesos, mis glábulos rojos acuden al instante a suturar la herida, mis oídos dan cavida a las claves sensitivas y mis ojos, Oh, maravillas que obran mis pupilas y mis manos despliegan las artes en las pinceladas y en las partituras, las voces de mando y los trinos, mi laringe y sus cantos divinales, Ohhhh Señor, enséñame a ser agradecido y a derramar amor, Amor de gratitud. Y agradecer a los hombres de la Ciencia que ya se fueron… Oh, Sí, Ellos, los pioneros de la ciencia, seguramente gozarán del Paraíso, pues para ellos antes que para nosotros hubo de ser creado.

Los poetas que cantamos a los hombres y sus hechos de armas, cuántas veces hemos olvidado templar las delicadas cuerdas de la lira para ensalzar a los que por la humanidad lucharon con las pequeñas armas del bisturí preparando peligrosísimos caldos…¡Si! Tanto, ó más peligrosos que el veneno de diez mil nidos de serpientes cascabel.

Los vacilos de la TBC por diez siglos diesmaron a los hombres. Y esos hórridos flagelos en el espacio de un minuto de genialidad, o de locura genial y de pasión, son descubiertos, quedando expuesta a la Mirada escrutadora y acusadora, esa inimicia tan feroz como diminuta…Su daño sería atacado y de su misma ponzoña, de sus mismos insólitos miasmas, habría de extraerse el antídoto reparador.

EMPERO, tornemos a empezar.

PARADOJA TRAGICA

HOSPITALES Y CEMENTERIOS

El LAZARETO SAN JOSE comienza su existencia bajo la más caritativa inspiración, siendo este loable impulso justamente premiado por la Divina Providencia. Llegarían a él médicos de verdad y comenzarían la gran cruzada por la recuperación de la salud. Prominentes Hombres ejercerían aquí y nuestro pueblo recibiría el fruto de su sapiencia.

Aunque resulta paradojalmente trágico pensar que sus nobles muros se adhirieran al Panteón Único de Santiago, el cual solamente vendrá a recibir el decreto definitivo bajo el inmortal Gobierno de O'HIGGINS: "Don Bernardo O'Higgins Riquelme", LLAMADO EL Primero en la Paz y el Primero en el corazón de sus conciudadanos, fijándose como fecha de su inauguración el día 9 de Diciembre de 1821, habiéndole correspondido el honor de ser su Primer Administrador a don Manuel Joaquín Valdivieso.

Bastante lentamente se llegó a la concreción de una idea por demás acertada y con suceso concebida en los momentos mismo de nuestra Emancipación: "El Congreso Nacional aprueba una Ley con fecha 18 de Octubre de 1811, la cual disponía el destierro de la indecente y nociva costumbre de sepultar en las Iglesias. Para alcanzar esta finalidad se debería CONSTRUIR UN CEMENTERIO PUBLICO Y COMUN en la parte que designe el Ayuntamiento, conciliando la comodidad de los concurrentes con la situación del edificio; de modo que colocado éste a sotavento de la ciudad alejen de ésta los vientos dominantes la INFECCION QUE NO PUDIERA EVITARSE POR LAS PREOCUPACIONES CONOCIDAS. (5)

Traer a colación en estas páginas lo relacionado al discutido problema de los cementerios, no constituye ningún despropósito, pues aunque sea brevemente se ha de reseñar esta circunstancia, siendo que en los tiempos que memoramos por no existir, las ilglesias habilitaban sus propios patios, cuando no sus naves interiores para depositar los restos mortales de quienes habían sido Buenos Católicos y mucho más todavía si el occiso con antelación DEJARA PARA LOS FRAILES SU OVOLO EN EFECTIVO DE SONANTES CUARTOS Y REALES, o parcelas nada despreciables que llamaríamos hoy "Fundos", lo que ayer fuera "Chacara", u otras extensiones como las de Bucalemu que fueran antaño jesuítico paraíso terrenal.

Carlos Fortín Gajardo. "Hria. Gral. Tomo I –Pág. 426 Ed. 1969.

En tan apretada síntesis resulta un verdadero compromiso lograr una explicación satisfactoria para un censo general; pero el propósito mismo de esta Obra es el acercamiento historiográfico que junto con satisfacer un Viejo anhelo abrigado por el autor entregue, aunque modestamente, una semblanza original sobre una materia que poco a poco (aunque bien podríamos decir del día a día) ha ido quedando relegada solo para los estudiosos, o para los que por razones profesionales deban acercarse a fuentes difíciles de encontrar con el propósito de desentrañar circunstancias de nuestra Historia ni remotamente conversadas por los educadores a los educandos. Fue ésta una verdadera guerra contra la ignorancia, contra la desconfianza y contra el desaseo, un desaseo que hoy vuelve a ser caldo de cultivo para tanto impredecible mal… Este Santiago de Chile, hasta ayer bastante limpio y aseado, hoy yace convertido en un muladar, un basural que va desde el espíritu pervertido de quienes lo quieren destruir, hasta las calles sucias que representan a un pueblo de salvajes e inmundos ciudadanos.

De ahí que al hablar de temas que sirvieron de entorno al Hospital San José es algo así como compartir una terturlia en casa ajena a la que se llega de impoviso pero que resulta ser al conjunto armónico y ameno de una familia integrada por hermanos, primos, hijos, padres, abuelos e invitados.

Diferente es observar desde la tribuna, pues en tal caso el Historiador desaparecería junto con su Obra, como que podría suceder que la obra fuera tan irrelevante que el autor se viera en la necesidad de copiar simplemente de libros encontrados en anaqueles, permitiendo que la lectura deba realizarla el lector como leyendo sobre el mármol, siempre fría, por más que se acepte la viñeta que hermosea su derredor.

Por eso he creído oportuno ahondar en alguna medida sobre el tema Hospital/Cementerio, desdeñando anticipadamente la posible opinión de quien desee considerar poco caritativa tal tesitura. No es tampoco una crueldad asociar cementerios a hospitales, ya que ellos son parientes cercanos y bueno será, por otra parte, traer a la memoria la fragilidad de la salud y la brevedad de la vida, como cuan largo es el misterio del silencio de la muerte: "Memento homo quia pulveris erit, et quia pulveris reverteris – Acuérdate hombre que polvo eres y que en polvo te has de convertir

Pero no es del caso reportarnos a la tragedia, sino de ver cuánto deberíamos preocuparnos por el ordenamiento de nuestra vida, la que siempre es prudente endilgar por las sendas del Bien y de la Paz, elementos que como la salud solo se echan de menos cuando comienza a perderse.

Los Gobernantes, entonces, no descuidaron la trágica posibilidad de los contagios y epidemias que podrían sobrevenir si los cementerios, además de estar a flor de tierra, eran construídos en medio de las urbes donde lógicamente la concentración humana es mayor, como así mismo sus riesgos.

Ahora bien, algo más arriba encontramos la fecha del Decreto O'Higgins inaugurando el Cementerio único, posteriormente denominado "Cementerio General" y que fuera sancionado con fecha 9 de Diciembre de 1821. Antes, el 18 de Octubre e 1811 intervendría el Congreso Nacional con la Ley que disponía el "DESTIERRO" DE LA INDECENCTE Y NOCIVA COSTUMBRE DE SEPULTAR CADAVERES EN LAS IGLESIAS, etc.

Pero es realmente interesante reconocer que ya para 1805 una real Cédula disponía que el Gobernador Luis Muñoz de Guzmán, de feliz memoria, iniciara e hiciera construir "Cementerios Unicos" con el objeto de evitar la discriminación social.

Tal Proyecto no llegó a cristalizarse, puesto que en esos tiempos toda materialización de nuevas empresas hallaba diferentes barreras entre los mismos "Gobernados", sin contar los intereses creados que en toda época registrará particulares movimientos sujetos a criterios nunca iguales, por hablar de la unanimidad que suele requerirse en ciertas diligencias.

Otra curiosidad que podemos acotar es que en el Siglo XVIII había sido habilitado un cementerio entre las calles que hoy ocupan las áreas comprendidas entre las calles de San Rosa, San Francisco y 10 de Julio.

Y para no entrar en prolijidades diremos finalmente que a mediados del 1700, más específicamente en el año 1760, es Fundada la Cofradía de la Orden de San Antonio de Padua, la cual construye el Cementerio de la Caridad para indios menesterosos, reos ejecutados, o personas fallecidas víctimas de enfermedades infecciosas. (6)

• *De la a anterior pág. 429*

Así las cosas, nos hemos visto precisados a regresar algo en el tiempo y se ha insistido en que antes que falleciera el Conquistador Pedro de Valdivia ya se había procedido a la creación de hospitales (caso que solo observamos en la ciudad de Concepción). Lo demás, sin ser improbable, es bien difícil aceptar, dado el carácter de este Gran Conquistador que aceptaba con mayor grado la salvación del alma que la del cuerpo. Ello explica el por qué de la compañía frecuente de un sacerdote, aún en los campos de batalla frente a los fieron araucanos, antes que la de un curandero, por no hablar directamente de un médico. Recordemos que Valdivia fue acompañado por el fraile Pozo hasta el postrer instante de su vida…En el instante supremo se produjo el lacónico y trágico diálogo: *¿Qué quiere vuesa Merced hagamos, sino peleemos y muramos?* Contestaron sus tercios al requerimiento de su alto Jefe confirmando el valiente desprecio por la vida… Y he ahí que el fraile corre al lado de Valdivia levantando una grosera cruz…

Sin embargo, es el caso que dice la tradición que hacia los años 1552 es fundado el Hospital de Nuestra Señora del Socorro (lo que ahoa es el Hospital San Juan de Dios). Este Hospital estaba destinado a la sanidad del cuerpo, pero en cambio se cita principalmente el hecho de haber estado destinado a dar sepultura gratuita a indios pobres.

Llegarían otras de estas fundaciones, tales como que en 1855 se habilita un cementerio de disidentes. Pero subsistirá hasta nuestros días el muy conocido Camenterio Católico, establecido allá por 1883 – teóricamente solo hace un siglo al momento en que escribo esta obra 1984)

Años más tarde la colectividad israelita contará con dos cementerios para uso exclusivo de sus miembros. (7)

No ha mucho (por la década del 60 – 1960 aparecerá el Cemeterio Metropoliano, como que en nuestros días contamos con uno concebido bajo reglas modernas y donaciones y denominado "Cementerio Parque del Recuerdo".

(7) Id.pág. 427 y siguientes

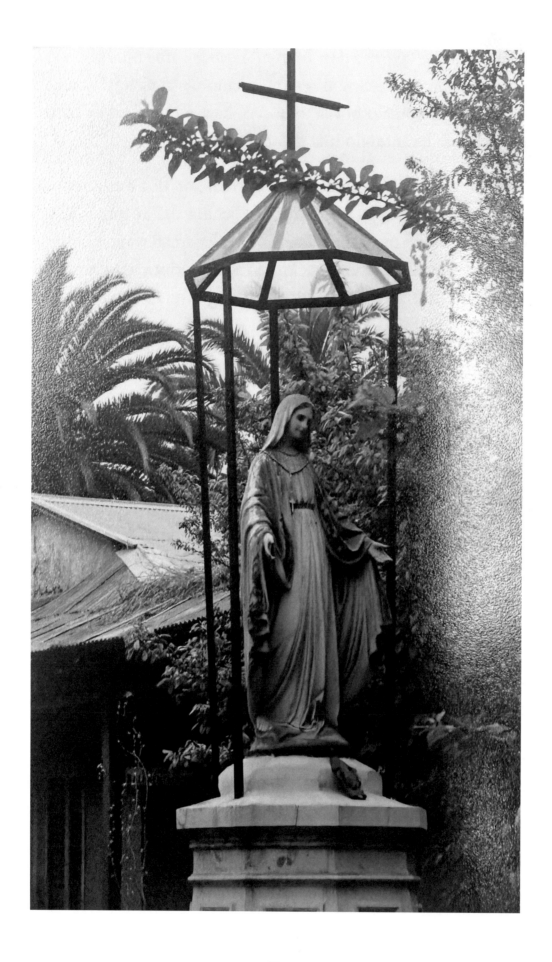

ALGUNOS GOBERNADORES Y SU INFLUENCIA EN LA CREACIÓN DE HOSPITALES

CURIOSA LOTERIA

LLEGA LA PRIMERA VACUNA

ULTIMO GOBERNADOR DE CHILE

Con relación a la situación hospitalaria en Chile al finalizar el Siglo XVII cabe mencionar (Aunque sucintamete) el Gobierno del Marqués de Avilés, Entre los últimos grandes Gobernadores coloniales éste representa vivamente su período comprendido entre 1796 y 1799. Fue el sucesor de don Ambrosio O'Higgins, quien vendría a ser el padre de Bernardo O,Higgins Riquelme, el Héroe Máximo de la Nación Chilena.

Gabriel de Avilés, Marqués de Avilés, era un hombre profundamente religioso y austero, exhibiendo en su despacho un cuadro representando a Adán y Eva con una inscripción que él mandara grabar y que decía:

DE ESTOS DESTRIPA TERRONES
DESCIENDEN LOS SEÑORONES

Fue un gran militar llegando a Teniente General en los ejércitos espeñoles. A su Gobierno se debe la fundación del Hospital San Juan de Dios allá por 1797 – mitad de su período gubernamental. Además, procede a mejorar el Asilo de Huérfanos y la Casa de las Recogidas, contando con la inestimable colaboración de don Manuel de Salas, caballero estudioso y filántropo.

Cuando este Gobernador asume el Mando ya existían los siguientes Hospitales: Dos en Santiago; dos en Concepción; uno en La Serena y uno en Valparaíso y además se había inaugurado uno en Talca Fundado por Juan Manuel de la Cruz y Nicolás de la Cruz y Bahamondes, Primer Conde del Maule.

Desde los tiempos del Gobernador Alonso de Rivera venían administrando los Padres Hospitalarios de San Juan de Dios. Y acaeció que, pese a su profundo espíritu religioso, Avilés tuvo la valentía de exponer lo siguiente:

> Estas Casas de Caridad están en mi concepto más arregladas cuando se manejan por seculares que cuando están a cargo de religiosos hospitalarios, ya que todas sus rentas pueden invertirse en beneficio de los enfermos, porque no hay que deducir de ellas los gastos de la Orden, los de los Visitadores y otras contribucioes que dan a esos prelados principales para su subsistencia, y ya por los muchos embarazos que se presentan para que entreguen sus cuentas, y los varios litigios que se producen cuando se les quiere examinar como corresponde. (8).

El edificio donde funcionaba el Hospital de Mujeres de San Francisco de Borja había sido inaugurado por don Ambrosio de Benavides en 1782 manteniéndose en condiciones regulares y contaba con 50 camas; pero el de Hombres que contaba de 150 camas, estaba en pésimas condiciones, a lo que habían contribuido los terremotos y el tiempo mismo. Afortunadamente se pudo contar con la constribución de dos beneméritos filántropos: Don José Ramírez de Saldaña y Velasco, a la sazón prior del Consulado y don Manuel Ruiz Tagle, que era uno de los mayorazgos criollos.

Aquellos dos buenos señores se habían comprometido a contribuir por su cuenta y a su costa cada uno, de una sala, siendo que el Nuevo edificio constaría de tres. Las cosas no anduvieron todo bien que se esperaba y, aunque se había recurrido a la caridad pública, la construcción quedó inconclusa.

Empero, no era el Marqués de Avilés hombre de quedarse dormido y así vino a discurrir una LOTERIA. De los beneficios que se obtuvieran, las tres cuartas partes serían destinadas a la manutención de niños expósitos y lo restante a la construcción misma del Hospital en cuestión.

Mas, vino a suceder que Avilés fuera destinado Virrey de Buenos Aires, por lo que nuevamente quedaba inconclusa tan generosa Obra, la cual pudo "Inaugurarse" solo el 8 de Marzo de 1800.

En Chillán comenzaría a fundarse el Hospital gracias al filántropo don José Gambino. Sería su primer Administrador y Médico al mismo tiempo el Fraile de la Buena Muerte fray Rosauro Acuña – (Sería éste más tarde un gran propagandista de las ideas de Independencia en Chillán y Concepción).

Encina Hria. De Chile.

Aunque los Reyes de España habían dispuesto que los Conquistadores fundaran hospitales en todas las ciudades, esto no tuvo el éxito esperado, máxime tras las destrucciones de finales del Siglo XVI y comienzos del XVII. Solo en Valdivia se logra restablecer un hospital. Dice Encina que no se registran antecedentes que hablen de construcciones y restablecimientos de Hospitales ni en Osorno, ni en Castro.

Algo que llama la atención es el hecho de que Don Manuel de Salas en la Casa de las recogidas implanta la industria de hilados y otras labores de mano con el loable propósito de elevar la moral y la conducta de las recluídas, lo que por otra parte permitiría ayudar con su producto y peculio al mantenimiento de mismo establecimiento.

En 29 de Enero de 1761 el Rey aprobaba la Casa de Expósitos que Fundara a su costa el Marqués de Montepío Don Juan Nicolás Aguirre. Pero bajo la administración de su Capellán se desbarajusta todo lo relativo a su renta.

El Gobernador Muñoz de Guzmán logra instalar el HOSPICIO en la Chacara de Ollería, donde ancianos y mendigos hallaron en su desamparo lecho y comida. En esta estancia se logra hacer trabajar de manera casi industrial a todo aquel que podía desempeñar una labor. Fue un hermoso acicate para la voluntad deprimida de tantos que en un momento de la vida se sentían inútiles, o quizás menospreciados. Tal procedimiento en nuestros días ha dado excelentes resultado en ciertos hogares de ancianos, los que al sentirse útiles, pese a su avanzada edad, encuentran más llevadero el final de su triste existencia.

Manso de Velasco, Ortiz de Rosas, Manuel de Amat y Yunyent nacido que vive entre 1704 y 1782: Fue uno de los Grandes Gobernador de Chile ente 1755 y 1761, y ese año 1861 ascendera a Virrey del Perú. Muy bienquerido en Chile; O'Higgins, Aviléz, Muñoz de Guzmán, en el medio siglo anterior a la independencia fueron, para Chile, un baluarte y los sostenedores de un Nuevo despertar, además de instituir Obras que sirvieron de acicate para el espíritu de una época de difícil transición. A renglón seguido quiero resaltar la figura del ilustre Gobernador MANUEL DE AMAT Y JUNYENT, pues siempre se manifesto prudente al hablar de la prosperidad de Chile, pues él juzgaba que esta ierra del Reyno de Chile llegaría a constituirse en rectora de los destinos de este Continente por la abundancia de sus bienes naturales, la honorabilidad de su gente y el enorme espíritu de poder y progreso de su gente. Amart y Junyent fue un gran military español nacido hacia los años 1704 y en sus 78 años de vida deja una marcada seña de progresos, siendo Gobernador de Chile entre los años 1755 y 1761. Luego asciende a Virrey del Perú gobernando allí del 1761 al 1776. De su vida y carácter generoso se cuenta que mantuviera una relación envidiable como amante de la Perricholi, pseudónimo adoptado por doña Micaela Villegas, una criolla muy hermosa que le fue fiel hasta la muerte.

A guisa de paréntesis inserto una brevísima relación de don Luis Muñoz de Guzmán, quien fuera el último de los Grandes Gobernadores de Chile. Además su gobierno tuvo alguna relación con la Historia Médica de nuestro País: -

> Nació en Sevilla (España) en 1735 siguiendo la Carrera de marino. Se destaca en varias campañas, logrando el Alto Cargo de Jefe de la Escuadra. Pronto será Miembro de la Orden de Santiago de la Calatraba, siendo en las postrimerías de su vida Gobernador de Chile entre los años 1801 y 1808, año de su fallecimiento mientras desempeñaba con grande eficiencia tan destacado empleo. Don Luis Muñoz de Guzmán fue el último Gran Gobernador de Chile y de feiz memoria, concluyendo su período

gubernamental en 1808 (ya estaba en marcha la emancipación chilena).

Pese a lo breve de su administración, muchas son las Obras que ejecuta su Gobierno, siendo entre otras la construcción del Canal de Maipo o de San Carlos en 1802; la construcción de la Casa de Moneda en 1805 y Tajamares en 1808; inicia y da cima a la construcción de la Aduana –donde funcionaron los viejos tribunales y Cajas Reales que sirvieran de telégrafos y el Consulado en 1807, en donde se levantarían los nuevos Tribunales de Justicia. Prosigue con las Obras de la Catedral, erigiendo, además, los templos de Santo Domingo, San Juan de Dios, Santa Ana y el de la Estampa de nuestra Señora del Socorro, que podemos observar y visitor en la actual avenida Independencia de nuestra Capital.

Fue en Chile el Grande Introductor de la VACUNA Que había sido descubierta por Eduardo Jenner, la cual llega a Chile via Buenos Aires, siendo enviada por el Virrey Sobremonte en1805.

Gran Resistencia tuvo en nuestra Patria esta Vacuna, pero fue de inapreciable ayuda el aporte de Fray Pedro Manuel Chaparo, quien había venido ensayando la inoculación de las vacunaciones ANTIVARIOLICAS, tiempos en que le cupo especial participación al estudiante de medicina MANUEL JULIAN GRAJALES.

DE LA ANTROPOFAGIA LUCHA CONTRA LOS MALES UNA RARA EXPERIENCIA VIVIDA EN EL CEMENTERIO

Luego de la muerte trágica y heroica a la vez del Conquistador y Gran Capitán don Pedro de Valdivia le cupo la tramenda responsabilidad de continuar la administración de la Gobernación del Reyno de Chile a don Francisco de Villagra.

Momentos muy amargos habría de vivirse…Pero habiéndose quedado en La Imperial, Villagra procedió con toda celeridad a fortificar esa Zona, pero a la vez, desplegando una energía propia de los hombres de su tiempo y temple, fue destruyendo diversos Fuertes de la Resistencia mapuche en rápidas y sucesivas victorias.

Por su parte los indios casi no opusieron Resistencia, porque el hambre y la miseria les venía aniquilanto, contribuyendo en ello una fuerte epidemia de TIFUS que ellos llamaban Chavalongo. Esta cruel epidemia sembró los caminos de miles de desventurados indios.

Aliada de estas desgracias fue la misma Guerra fría que los indios iniciaron permanentemente, solo que en esta ocasión hasta habían dejado de sembrar y cultivar sus tierras para privar al invasor de recursos y proviciones, lo cual, a la postre se volvió en contra de ellos mismos.

Tan cruelmente nos presenta la Historia los momentos vividos en esa época que hasta se desató el macabro instinto de la antropofagia. Y siendo éste un cuadro tan espeluznante, me permito la siguiente cita pergeñada por verídica: ----

(9) - *Martín Fajardo. Hria. Gral. 1969}*

Y así vino a la tierra tanta esterilidad y hambre que padecían los españoles y también sentían la falta los mismos indios.

En resolución vino la cosa en términos que andaban matando unos a otros para comer el matador las carnes del que mataba, lo cual duró por algunos meses con tanta fiereza que causaba no menos lástima que espanto.

Y aunque después se comenzó a dar maíz y trigo y todos mantenimientos en abundancia, con todo eso no cesaban el fiero abuso cumpliéndose la común sentencia que dice: "NO ME PESA DE QUE MURIO MI HIJO – SINO DE LAS MAñAS QUE TOMO", de suerte que todo el año 1544 y siguiente 1545 habiendo tanta abundancia que se quedaron por cargar 200.000 anegas de trigo por no haber quien las comiese, estaban los indios tan regustados (acción de volver a gustar) a comer carne humana que tenían carniceros de ella y acudían a comprar cuartos de hombres como se compra en los rastros (mataderos) los del carnero, Y en muchas partes ***tenían los caciques indios metidos en jaula engordándolos para comer de ellos.*** Tenían los instrumentos necesarios para el oficio de carniceros como tajones (trozo greso de madera que se emplea para parir y picar la carne onde se vende) machetes y perchas donde colgaban **los cuartos.**

Llegó la gula a tal extremo que hallaron los nuestros a un indio comiendo con su mujer a un hijo suyo en mdio de quienes iban cortando y comiendo. Y hubo indio que se ataba los muslos…

Finalmente, estando un indio preso en la ciudad se cortó los talones para poder sacar los pies del cepo; y con ser tiempo de tanta turbación por ponerse en huida de los españoles, no se olvidó de los talones: antes lo primero que hizo fue irse al fuego para asarlos en él, aunque con insaciable apetito, los comió antes de medio sados. (10)

- Crónica del Reyno de Chile de Jerónimo de Vivar.

Si estas cosas fueron una realidad (ojalá que no) mucho habría que lamentar de una Guerra por medio de la cual se trataba de extender los dominios de una civilización y cristianización.

De todo habrá que deducir la barbarie a la que puede llegar el hombre cuando las circunstancias de la vida le ponen al frente de las mayores dificultades. Aunque en las conquistas de otras latitudes pareciera no encontrarse hechos de tal magnitud, ni barbarie que pueda reflejar con más horroroso espectáculo el ímpetu innegable de una soberbia con la que, paradojalmente, se ha de medir el temple de contendores tan fieros.

Seguramente, esto dará al pensador moderno la clave para desentrañar lo duro que habrá sido poder introducir la práctica de la medicina en un ambiente que de ese modo se tornaba trágica y terríficamente apto para el desarrollo de tantas epidemias que dieron por resultado una vívida campaña contra las enfermedades que bajo múltiples aspectos fueron poco poco incrustándose hasta en las almas de los seres humanos que tocaban y de aquellos pobrecitos indemnes

cuerpos sin defensa de anti-cuerpos, ni medicina que pudiera aplicarse a los nuevos pueblos que, sin la tenacidad de los médicos y los científicos que desde tantos puntos de la tierra se esforzaban contra plagas que pudieron ser endémicas hubien perecido víctimas del terrifico mal. No habida aún la penicilina, la drihidroestreptomicina, como la anestesia, los electros y hasta la cesárea, difícil tarea habrá sido la que con sobra de caridad emprendían quienes observando las calamidades públicas, condoliéndose de los que las sufrían y, adarga en astillero y lanza en ristre, caballeros sin Rocinante, se lanzarían a la más descomunal batalla.

En tiempos de las epidemias, cuando hasta los medios de transporte representaban seria dificultad, se consideró saludable medida construir hospitales cerca de las necrópolis, junto al silencioso vecino de la última morada, pues que era oportuno y necesario "acarrerar" con diligencia suma a tantos presa de la nefanda "Pálida". La cercanía, entonces, al

Campo Santo representaba una verdadera ventaja ante el doloroso trance de la sepultación. Hay que tener presente que hubo momentos tan difíciles, cuanto mayores eran los estragos dejados por las variadas epidemias y plagas, que el número de enfermos hacía insuficiente cualquier Hospital, llegándose al extremo de colocar dos pacientes por cama, lo que de ningún modo podia favorecer la neutralización de la epidemia, por lo demás, siempre extraordinariamente contagiosa; hasta nos cuenta la Historia que por los pasillos no era infrecuente encontrar enfermos cubiertos de escasas mantas consumiéndose en terribles fiebres y agonías sin que ni las monjitas de la Caridad pudieran remediar sus males agravados por tantas incomodidades e insuficiencias de servicio. Súmese a los enfermos comunes la llegada permanente de las parturientas en busca de Alivio para dar rontoa Luz, resultando que del amparo que buscaran anhelantes, habrían de salir contagiadas madre y criatura, siendo que llegaran fuertes y sanas…¡Qué decir tambien del propio personal que de tanto atender se contagiaba sucumbiendo a los flagelos! No ha mucho conversaba con una dama en funciones administrativas quien, tras treinta años de labor en el Hospital San Luis que se preocupa del tratamiento de niños de alta peligrosidad infeccionsa a la piel, da gracias a Dios por no haberse contagiado jamás, pese a vivir practicamednte en un ambiente saturados de microbios en suspención…(11)

Comentario jefa SOME hosp. San José. Stgo. Chile

A ese personal anónimo se le debe un monumento, pues son, sin embargo, los grandes salvadores: si no siempre del cuerpo pecador y frágil, lo serían del alma afligida que en tales casos clama a Dios y a la persona humanitarian que le tienda la mano.

Bueno, como íbamos diciendo, fácil –o algo menos difícil – sería arrastrar del lecho lazaretino al que pasara a mejor vida, para hacerlo descansar en lugar definitive (a lo menos así se declaraba) ¡Cuántos gemidos en la noche larga del dolor! ¡Cuánto clamor! ¡Cuánta tristeza…! Cuan difícil no llorarles.

Pero la mano pía y la sana conciencia alertando a equipo de esforzados avanzaría por la senda luctuosa dejando en pos la Vía-Apia sembrada de mártires…¡Ay, cuántos sin cruces! Cuyos nombres embarneciendo el abultado martiriologio recibirían una abslución masiva y algunas preces al acaso…Claro que el tiempo que mata los horrores y los dolores, indiferente al frío, inexorable en su paso irretornable, ha cubierto con su pálida moraja al que ayer en el campo de batalla, por la lucha librada en bien de la salud pública, ofrendaron su existecia.

Médicos, paramédicos, religiosos y religiosas, desfilarían también a su tiempo cruzando los mismos muros hacia el Campo Santo.

El Lazareto es hoy un HOSPITAL, un magnífico Hospital de sólida Dirección, provisto de una farmacia notable, personal expedito y experto, aunque carente de baños adecuados para su tan numeroso público…sin duda en aumento…(11)

Ubicado en los extramuros de la ciudad pudo en su época dispensar a sus moradores sufrientes el Alivio del aire puro, todavía no contaminado con el smog que hoy día nos atrapa bajo su capa gris, aceitosa y letal; la frescura moderada por la tibieza del sol contribuiría a la paz buscada por el enfermo "lejos del mundanal rüido', rodeado, además, del reconfortable silencio.

Es cierto que estuvo y sigue estando junto a una necropolis, tal vez no sea de pura casualidad –ya está dicho- pero es triste ¡Es tétrico! No quisiera expresar mi propia sensación cuando llegué por primera vez a este recinto hospitalario: Las emociones más encontradas se refugiaron en mi alma de poeta y una pequeña dolencia se me agigantó hasta el alma…Creo que por primera vez pensé en mi propia muerte…quise echarlo todo a la "broma", pero un sextor sentido me anunciaba que para vencer tal reticencia era mejor enfrentarla; de este modo prepare mi ánimo, tras haber efectuado la diligencia al Hospital San José y haberlo recorrido en gran parte para familiarizarme con su olor, sus pastos, sus fuentes, sus árboles, sus muros… Quise que ellos esperaran a conocerme… Porque muros y árboles y sol y soledad son parte de la naturaleza y yo también; mientras más nos conozcamos, menos daño quizás nos provoquemos. Y aún deseo recorrer mucho más este Hospital: que me vean sus salas y oficinas; sus enfermos y enfermeros; sus enfermas y enfermeras, aunque ya hemos entrado en la Era de lo "unixex" en que lo mismo es ser atendido por una mujer que por un varón.

(Tal vez por estas mismas razones tanto le costó a la Universidad dar el título de Doctora en Medicina a una mujer, siendo Chile el primero en la materia. Más adelante lo informaremos).

Luego de mi experiencia en el hospital, la osadía de cruzar la calzada y entrar al Cementerio General por uno de sus costados. Aquí me recibe a la entrada un hombre de gorra con vicera de antiguo militar; estaba sentado sobre una gran piedra y disfrutaba la sombra de un arbusto: Fumaba tranquilamente un cigarillo y al parecer dormitaba (eran las 16 horas y el sol abrasaba…) Yo, chaqueta al brazo le saludé: Calor mi amigo ¿Eh?

Si. Bastantito…Putas que será bravo el infierno…¡Seguramente! Contesté, pero yo no pienso en llegar allá…

- "¡ QuienZá, po!" ¡Llegamos aquí, amigazo y cagamos…Agora, más pa'llá'…. Que Dio 'sté' vivo el ojo y el diablo si' haga el leso (si es qui'hay diablo) agregó como entre dientes…

33

Esa brutalidad me reconfortó, me dio un extraño aliento: No esperaba tanta "soltura" del tipo desconocido y hasta su irreverencia en medio del campo santo me produjo el sentimiento de una extraña confianza y familiaridad con el medio que me rodeaba.

Bueno, ya descansé un momento…Ahora me voy…¿Ud. Trabaja aquí? Si, hace trece años, número fatal y entuavía no mi'han echao pal' hoyo'…

Extraño y bonachón el hombre; y como viera que yo ya me iba me ofreció un cigarrillo: ¡Tome, sírvasiuno…Lihace bien pa' llá' pa' entro… A estihora nuanda naide… Ta juerte el sor… y "ye'olor" a flores poirías…!

Me excuse de no fumar por el mucho calor: Pues, se me secarían los labios y me daría mucha sed"…

-¡Chisstt! – má' mejor (o me parece que dijo "mejol")…y enfile por entre los finaos 'pa' allá pa' Recoleta y al frentito stá el Quita – Pena; y si li' apare a su mercé, como a las sei'yimedia allí mi'halla con un jarriro de gorgoña helaíto, pue'…

Puede ser mi amigo y agradeciéndole, pues, ¡Chao! Hasta luego…me fui fumando el cigarillo de la insistencia por sinuosos caminos. Dentro de la Necrópolis visité la tumba de mis amados padres: Ambos yacen en un mismo nicho sepultados según esa ley de "Unión de Cónyuges". Limpié el polvo del retablo de mármol y le retiré las flores secas: Quedó sin nada, pero me pareció que muho más bonito, limpio, despejado… Y como estaba solo les hablé, guardé silencio, como si esperara oir a mi madre con su voz amable y serena, siempre armoniosamente cariñosa, como sublime, o la de mi padre con su registro de barítono, un señor buen mozo y robustísimo, demasiado serio, de modales elegantes, pero muy ameno y oportuno en sus chistes: Esperé en silencio…

Naturalmente ninguno de los dos me respondió… Bueno, les dije, sé que vuestros cuerpos estás ahí, pero acá afuera tal vez esté volando cada una de sus almas generosas y amorosas con sus hijos. Yo soy el menor y aquí estoy visitándoles con mucha pena y tristeza – pero rogando a Dios porque les tenga en su Santo Reino y en su eternal morada de felicidad: "Padre nuestro que estás en los cielos, santificado sea tu Nombre… / … Me fui. Cuando salía de la espaciosa galería medio subterránea donde yacen mis padres, una preciosa chinita multicolor corría tranquila por mi mano derecha… la dejé un momento… Sobre mi hombro, con tranquilidad sutil, imperceptible, sin rumores ni ruido alguno, se me había posado una mariposa blanca y hermosa: sus alas eras dos sedosas caudas transparentes como el tul… caminé con ella alrededor de una cuadra. Luego voló: la eché de menos, extrañé… Me pareció que tomaba el camino de retorno. Anheloso, muy anheloso, desanduve la angosta calzadita y la vi perderse albajar por el mismo pasillo de la galería donde descansan los restos mortales de mis dos viejitos…

Caminando como desorientado llegué tarde a mi casa. Esa noche sentí que había dormido plenamente, dormí feliz en mi cama. Supe que las almas de ellos me habían acompañado. A la hora en que fui no había nadie en el cementerio, tal vez una que otra persona a la distancia. Sin embargo, me sentí feliz: El Cementerio me había hecho parte de su "ambiente" (o su familia) … y me dormí bañado el rostro en silente y copioso raudal…

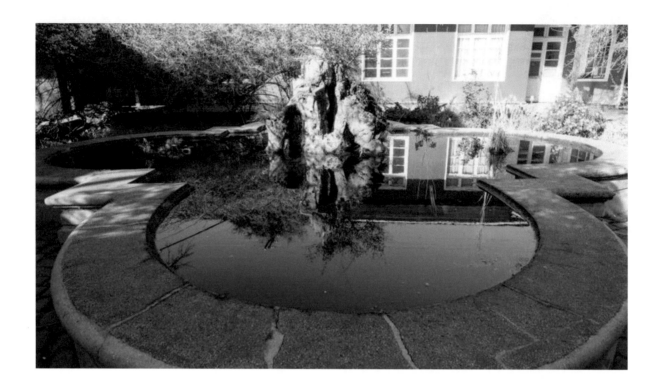

Un vergel de lotos y amapolas se desliza dormilón y soñador sobra las vírgenes castalias. Al centro, angel y niño de abrazan al delfín mutilado, mística expresión sobre la procelosa vida. Oh, Vida. Una joven revosante de ella nos muestra al hermosura y el vigor que preludia enamorados sueños: Amelia Araya, paramédico, parece decirme cuánto vale la existencia humana para el generoso y romántico Hospital San José, pletórico de ciencias y esfuezos.

DEL HOSPITAL... Y ALGO MÁS

Las noticias que nos llegan acerca de su fundación son escasas, desprovistas de mayores informaciones y un presagioso destino se respira en ese ambiente.

Allí largos pasillos recorren su estancia, otorgando a la construcción el religioso aspecto de solemne claustro religioso aspecto de solemne claustro. Viejas enredaderas se adhieren a los añosos pilares de madera (sobre basas de cemento) en tanto un vergel de amapolas se desliza dormilón y soñador sobre las fuentes de vírgenes castalias que un día fueran cristalina linfa…Hoy, como quien dice por esas cosas de la vida, se las ve desaliñadas…Esas fuentes otrora imperiales y juveniles muestran sus aguas detenidas como si un horro las penetrara: verdinegras… inmóviles, parecen exhudar un olor confundido con el aroma que lucha por escaparse de las amarillentas corolas de sus "papaver – rhoseas".

Al centro del estanque un pilote deslustrado sostendrá una escultura de piedra representando una Venus, aunque no faltará más allá la imágen de una estatua representando a María Virgen bajo la advocación, la cual sea quizás la imperecedera representación de la gratitud de una persona pudiente, como las habría en los tiempos coloniales. Tal Vez fuera la Fe alimento de las almas solitarias que vagan con un cuerpo quebrado y enfermo, la que pudo colocar esas estatuillas de adorno en medio del patio, imitación de las fuentes romanas que acusaban splendor, fuerza y belleza; He allí un ángel o niño abrazado a un delfín mutilado, mística expression sobre la procelosa vida.

Miles de pajarillos revolotean inocentes entre sus palmeras, en tanto un hálito místico nosh ace recorder que el satén de largas sotanas (o hábitos) marcaría antaño el fru-frú característico del roce al caminar: ¿Serían las monjitas de la Caridad transitando presurosas, reverentes y silentes conformando el cuadro de nostálgica hermosura…¿O serían la representación febril de la tétrica dolencia que bajo resignada conformidad invocara la Voluntad de Dios? Los blanco alones de sus albas tocas religiosas irían batendo la brisa sobre las núbiles sienes. Pero no nos hablan los anales con claridad acerca del nombre de las religiosas: ¿Clarisas? ¿las Hijas del Mínimo de Asis?

Oh, qué importancia tiene ese detalle, cuando lo valioso era su servicio humanitario. Aunque tal vez sea bueno como lamentoso recordar que no siempre era humanitaria la actitud de una religiosa, pues solían manifestar violencia al margen de toda caridad. Pero es de reconocer su gran poder de organización y su actitud preponderante, cosas propias de quienes no tienen otras preocupaciones y que además, por sus votos sacros de obediendia, han hecho de sus vidas siempre algo superior.

El estudio sistemático también engrandecería su oficio y su prestigio; y los frailes disfrutarían de sus pastelillos, mucho más que las prodigalidades ante los pacientes.

Imposible faltara una Capilla. Las celebraciones del santo oficio serían el lenitivo de tantas penas y el bálsamo del alma que luchaba por escaparse del cuerpo translúcido del tuberculoso: Una Misa aliviaba más que un medicamento. La transquilidad de saber la cercanía de Dios, de ese Dios de amor, manso y Bueno entre los enfermos, desataba la esperanza hasta el delirio. Si la enferma era pudiente, si el dinero no era problema entre sus familiares, la donación reemplazaría sobradamente al sacrificio…o al arancel…Así, con la más pía resignación se pagaría muchas Misas por el eterno Descanso de sus almas atormentadas.

Las estatuillas podrían también adornar los patios en prueba de resignada beatitud frente al destino inexorable. ¿Qué importaba que esas estatuillas fueran las de Venus o de la Virgen? ¿La de Adán o de Apolo? Yo creo que fue un lamentable olvido no haber colocado esculturas de Zeus y de ¡Esculapio: Este se merecía tánto como el Dr. Bueno! Pues por salvar vidas arrebataba a los avenos una presa…Amenazados así esos antros pavorosos de quedar deshabitados, se escuchará la queja del protervo Satán. Entonces el gran Zaus condenaría a Asclepio desterrándole para siempre. Asclepio era Esculapio, Bueno, según fuera griego o romano. Pero resulta que Esculapio era el médico por antonomacia, de cuya sabiduría buen crédito dará la mitología cuando hasta llega a proclamar la "resurrección" por medio de sus poderes. Esculapio habría sido condenado por Zeus a las iras de Plutón, rey de los infiernos, pero quedará su recuerdo de persona bondadosa sanando heridas, curando enfermos y resucitando muertos. ¿Sus Herederos? -¡Los Médicos! ¡Pobre olvidado Esculapio! Propondremos erigirle una estatua y ubicaremos un lugar bien bonito donde aposentarla bajo enredaderas y malvas del bello y añoso San José.

Conversación sostenida con la Jefa de SOME. Hosp. San José. Santiago – Chile.

A lo menos un Siglo y un cuarto ha (nótese que estoy escribiendo 1985 /89 y el destino quiso otras cosas terribles y finalmente he logrado rescatar páginas después de largo penar y muy duro pesar…y hemos llegado al año 2022)…

Su historia como Hospital se remonta a los mediados del Siglo XIX siéndole reconocida como fecha de fundación exactamente por los años 1872.

Fue ese un año de Fundaciones y de Edificaciones, amén de las obras viales y tendidos ferroviarios; también en ese año se inaugura mi querido Mercado Central, inmanente Puente entre lo pasado y lo presente, con todo el colorido de su magnético folklorismo. Y si estas dos instituciones nacían el mismo año, una aportaría el sello de las tristes esperanzas cuando la vida quebrantada la salud cree aproximarse al límite de las facultdes físicas y el grave misterio de organismos microbiano comienza a corroer huesos y pulmones, como el grizú en las fatídicas oquedades del minero. La salud encontrará en este edificio, en este "Lazareto", un refugio, una luz, un alivio, una esperanza…

La institución nacería "A Grito Abierto": algarabía y optimismo la impulsarían por la senda prolongada de la Historia, majestuoso edificio depositario de los frutos de la tierra y del mar; ESTE NACIA COMO EXPONENTE DE LA FUERZA VITAL, GENERADORA, LABORIOSA, ALEGRE.

Cuando el mes de Septiembre se insinúa, ya comienza la algazara de los niños y el revoloteo de multiples volantines; el clarín de un regimieno se escuchará a lo lejos y a su vera marcharán los "Niños Exploradores" – nuestros Boy Scout: todo un conjunto ofreciendo un motivo de fiestas: es el patriotismo que fluye por las venas y los poros, al rememorar el grito Inmortal de Independencia.

Pues bien, sucedió que la apertura del Mercado Central, cuyo nombre anterior fuera Mercado de Abastos, para el 15 de Serptiembre e 1872 con el propósito de darle mayor realce al brillo natural de las tradicionales Fiestas Patrias. Una grande Exposición de Arte e Industria marcaría la nota social, constituyéndose éste en el punto de partida de las Exposiciones que entornarían el devenir nacional. Culminarían los alegres festejos con un Gran Baile que engalanó en ambiente, acaparando la atención de todo el país, para dar cita desde la rancia aristocracia hasta el plebeyo. El Mercado de Abastos sería llamado desde encontes "EL MERCADO CENTRAL". Tales festejos comprendieron las fechas del 15 de Septiembre al 22 de Octubre de 1872. Comienzo y final de la Gran Fiesta.

Por la misma fecha el Lazareto San José recibiría su bautismo de dolor: ¡Cuántos angustiados deudos llorarían el luctuoso deceso de un ser querido; cuántos irían contristados a depositar en la sala común de ese caritativo dispensario al ser amado y respetado: Esa enfermedad pálida y letal habría tocado una puerta...Otra se abriría para recibir al enfermo...Quizás fuera un padre... quizás fuera un hijo... tal vez la abuela o el nieto ¡Qué va! La pálida y el Chavalongo no respetando condición ni edades, haría impávida sus inmisericordes estragos.

¡ASI ES LA VIDA! UNA INSTITUCION NACERIA PARA ENFRENTAR LA MUERTE, la otra PARA ENFFENTAR LA VIDA. Esto me hace recorder unos versos que conocí cuando niño, siendo su relato de cierto poeta que arrastrando su bohemia por el Cementerio, de pronto descubre una hermosa flor surgiendo a la vida desde una calavera abandonada y, esgrimiento la pluma, en un arranque doloroso el Vate exclama:

Pobre flor, qué mal naciste
Qué fatal fue tu suerte
Que al primer paso que diste
Te encontraste con la muerte
El llevarte es cosa triste
El dejarte es cosa fuerte
El dejarte con la vida
Es dejarte con la muerte

41

La fuente que hemos invocado al comienzo de este artículo es todo un mensaje de paz para quien llega: El paciente, el médico o el deudo...A la vista de este espejo de aguas y flores experimentará la satisfacción anticipada de la calma del dolor, pues el agua representa la vida y llama inconsciente, o subconscientemente, a la reflección...Si el desierto reververa con la minima gota, cuánto no ha de vivificar el rocío de suavidad infinita que mana de las castalias donde nace y crece una flor.

El Hospital San José tiene un acierto de consecuencias utilísimas al presentar inmediatamente en lo interior de su portada una embajadora de la salud mental...¿Cómo no elogiar al inspirado que colocara un querub sobre esas aguas? Ese es un niño metafísico. Ese es un hombre que mira a lo infinito. Ese es un ser que sueña los sueños de toda una infancia, especialmente porque muy cercana a la Fuente está la Capilla que llama al recogimiento y la meditación...

La misma Fuente anterior observada desde cuaquier ángulo despierta admiración, candor y paz. Al fondo una preciosa imagen de la Virgen María sobre el elevado pedestal nos recuerda nuestro destino superior. Y a un costado los pizarrones con anuncios de interés profesional y social que nos recuerdan la importancia de vivir correctamente mediante el cumplimiento de las obligaciones.

GALENOS

FISONOMIA FILOSOFICA

Mucho se ha cuestionado acerca de la fatalidad de una mala curación. Y con ello no se quiere indicar que las curaciones obedezcan a negligencias, ignorancia o mala fe, sino a la equivocada medicación. "Errare humnum est", lo cual más literalmente sería que es propio del ser humano engañarse – pero mucho más lo sería en tiempos preteridos.

Reconocemos, entonces, que tal medicina tras siglos y más siglos de dar tumbos y más tumbos, ha logrado franquear las barreras que un día se opusieron a su avance, para ir logrando su verdadero sitial mediante los siempre renovados y evolucionados conocimientos de la ciencia, de manera que se ha venido a considerar casi infalible, especialmente ogaño, habida cuenta de los muchos elementos conque aporta sobradamente la tecnología.

El médico es un ser prodigioso y para la concepción popular (y no me refiero a lo que peyorativamernte signamos por "popular", sino a la raíz universal de la palabra pueblo que no descuida involucrar a quienes viven más allá de las lindes urbanas) y su cerebro cultivado y privilegiado ha atesorado raras palabras, terminología difícil y desconocida propias de las combinaciones a que se debe su Arte, ubicándole en lo más elevado de nuestra admiración y respeto.

Los largos años de estudios superiores conforman un marco religioso en torno del Galeno, quien habrá quedado comprometido para siempre con la sociedad humana. Su nombre familiar de "Galeno" deriva de los estudios basados en los que efectuara uno de los más prominentes hombres de ciencias de la antigüedad: Claudio Galeno – Pérgamo - Florece al finalizar la mitad de la segunda centuria de nuestra Era Cristiana: 131-201 e.c. A este médico griego obedecen los estudios recogidos en importantes obras de anatomía humana. Se enriquece la medicina anticipándose 2000 años a los mayores avances de los conocimientos modernos de nuestra propia actualidad.

Galeno se dedicó apasionadamente, como todos los predestinados, a la observación y estudios generales del comportamiento humano y sus relaciones y reacciones fisiológicas frente a los varios estímulos.

El hombre, por ser parte integral de la Naturaleza, en cierta medida es como una flor (permitida la comparción) como una plantita nueva y delicada: Si permanence por tiempo demasiado prolongado expuesto al sol, el cuerpo humano verá ulcerada su piel con engañosas y molestas quemaduras en grados de evolutiva respuesta. Si por lo contrario yaciera en una celda oscura, otros daños le afectsarían comenzando por los ojos ismos y la pigmentación denotará sus efectos. En todo caso no queremos referirinos o remitirnos a la "pigmentación – tipificada", pues ella y otras características físicas naturales serán de cmpetencia con el medio, dando or=gen a lo que ordinariamente llamamos RAZA.

Cuando voy por la Biblioteca Pública (y séame perdonado este pecado) casi involuntariamente comparo el color del rostro de los muchachos recientemente iniciados en sus fatigosas labores con el de los que de antaño caminan arrastrando liibros por los laberínticos subterráneos y galerías atenfdiendo pacienosos al usuario. Esgtos tesoneros servidores son quienes irán completando el tiempo legal de su profesión que un día les permitirá "Jubilar" para obtener una pensión no siempre generosa que les permita ya en edad provecta disfrutar de la vida, si es que con lo que les queda por vivir se compadece el disfrute. El cambio es notable, pues una palidez cansada y translúcida será como la pátina depositada por el tiempo en su jornada, cobrando el color cetrino (triste resabio de la vida) tras el loable prolongado encierrro laboral.

1400 años después de Galeno Leonardo de Vinci seguirá sus experimentaciones logrando captar los misterios de la luz y sus reflejos, e incursionando con suceso en la disección de curpos humanos, aportando a la Medicina e la Edad Moderna una cuota jamás igualada de culturización.

1500 años después de Galeno, Galileo aportaría nuevos elementos, fortaleciendo la ciencia y, en un momento de su vida, cuando fuera enjuiciado por la "Santa Inquisición" y obligado a abjurer, en solo un instante de elocencia destruye para sempre a sus jueces: E pur si muove —exclama- Y sin embargo se mueve".

Claudio Galeno fue un Médico Griego allá por los años 190 d.C. por eso digo que 1000 años después su portantosa obra fijará los términos en que han de basarse la ciencias médicas del medievo. Los fantásticos conocimientos procedían de la recopilación hecha por Galeno e los sabios alejandrinos y griegos de tiempos remotos. ¡Qué admirable! Pero es cosa de admirar, también, cómo nunca es posible prescindir de Aristóteles, siendo así que Galeno presenta sus estudios sobre la base del aporte que hiciera Aristóteles en los campos de la lógica y la física; de tal suerte Galeno culminará con su formación filosófica la medicina hipocrática.

Claudio Galeno se paseará con éxito por las artes de la medicina y su método, escribiendo cantidades de Obras de vital importancia en todas las ciencias. Donde se destaca con aguda profundidad es en el Manual de Disección y sobre las facultades naturales.

Tal parece que los conocimientos de la medicina fueron incompletos hasta muy entrados los siglos modernos. Y es bastante comprensible dada la nebulosidad que envolvía los ánimos de la inteligencia de no poder vencer los prejuicios míticos aherrojados en la entelequia religiosa de la cognición. La perfección aristotélica fue con mucho utilizada herramienta de quienes propiciaban las ideas metafísicas, cercenando los báculos en los cuales pugnaba apoyase la Razón.

Andará el tiempo y otra circunstancia extraordinaria preocupará a los estudiosos y ella es que el organismo humano experimentará notables variaciones de salud, producto, sin dudas, del aumento de las poblaciones humanas; en su conjunto la civilización involucrará evoluciones con la creación artificial de alimentos y en nuestro siglo, con motivo de experimentar variados cultivos que prohijará la misma ciencia y la técnica. Por ejemplo, el NYLON –fruto de la celulosa-. Este element todo lo empaca, lo aprisiona, lo embolsa, lo contagia…tal es la situación que se ha observado y detectado una suerte de reacción química propiciando el CANCER en más de dos mil formas (2000) diferentes. Ello es que se llegó a una medición que si nosotros, los legos, evaluáramos, DIRIAMOS RECONOCER QUE LA CARNE que compramos para nuestro consumo en los supermercados o negocios del ramo, al entrar en contacto con ese práctico envoltorio plástico y fatídico despide "EQUIS" CANTIDAD DE MILIGRAMOS DE UNA SUBSTANCA ALTAMENTE NOCIVA, PRODUCTORA DE UN TIPO ESPECIAL DE CANCER; EN COLNTACTO CON EL PAN NUEVAS CANTIDADES DE ESAS "Equis" (por así llamarlas en un sentido impersonal) se desprenden, afectando al vital elemento de la subsistencia diaria. Así ocurrirá con las frutas, las verduras, las masas, los mariscos y pescados, etc., etc. (convencimientos en mayor o menor grado según sea el producto que entra en contacto con el "Nylon")

En tanto, la multitud consumidora ignorará la tremebunda pestilencia que monstruosamente nos obliga a ingerir el maléfico envoltorio "Nylon". Todo lo expuesto sea a guisa de ejemplo donde lanea la industrial magnitud de la celulosa, aporte principal de nuestro "Oro-Verde": El Pino Insigne…(También puede ser "Oro-Verde" el petróleo, al cual lamaos "Oro Negro".

La Tecnificación también ha desarrollado innumerables enfermedades, muchas de las cuales son casi endémicas epidemias…¿Qué no se fabrica hoy con las máquinas? Pongamos por ejemplo la fabricación del AZUCAR –TAN SALUDABLE – TAN AGRADABLE Y NECESARIO PARA NUESTRO ALIMENTO - Acumulada la materia prima en grandes cantidades producirá una suerte de raro humor. Por complicadas rampas llegará este exquisito fruto natural de la tierra hasta las tuberías más complicada aún, El ingenio de la combustion tras ponerse en marcha las maquinarias será utilizado hasta que los residuos sean expelidos por otras tuberías. Al azul del cielo que pronto se tornará gris, ascenderán partículas más que menos tenues en una mezcla de gases y vapores desprendidos de aquellos cuerpos en combustion, a lo que con inocencia llamaremos simplemente "Humo". Ultimamente Santiago de Chile está sepultado por esa misma capa, pero en ocasiones tan densa que se diría oleaginosa, la que miramos y aspiramos con increíble indiferencia y en medio de nuestra impotencia solo atinamos a decir (idílica inocencia) ¡Qué cargado está el SMOG! (Nota…)

Conversando con un amigo, eminente médico, cierta vez le preguntaba por qué él no se dedicaba a tratar de descubrir el remedio definitivo para el resfriado, ó gripe (ó constipado). Este es un virus que cambia demasiado facilmente por el ambiente con las personas mismas y hasta con el tiempo…Si yo lo descubriera no solamente sería famoso, sino quizás muy próspero…pero la técnica nos tiene saturados de tóxicos… "como el Smog". Dejo onstancia en estas páginas que no siéndome extraño tan dañino problema, propuse una teórica solución al Alcalde de Santiago, Sr. Gustavo Alessandri Valdés. Aunque recibí una política respuesta a mi documento, con el tiempo los hechos posteriores me darán la razón… y en esencia serán aplicadas mis proposiciones documentadas entre mis archivos.

Véase "Proyecto Smog – Santiago de la nueva Extremadura", obra de este mismo autor.

Nuevamente tornaremos a reconocer que las epidemias asuelan vastas latitudes del Planeta y con inmensa desolación seguiremos contemplando los estragos de la Lepra en la India y otras partes, como tantasenfermedades que no cabe aquí reseñar.

Claro que alrededor de medio milenio la Europa se vio afectada por este flagelo de la Lepra y millares de seres humanos caían abatidos en pueblos y ciudades. De ahí que kos Reyes de España instituyeran hacia 1477 "Los Comisarios de la Lepra". Y esta institución avanzará hacia América, procurando remediar el mal que por contagio trajeran los propios "ENCOMENDEROS", portadores del daño en los diferentes puertos donde arribaban.

Si bien es cierto que España (en cuanto a nosotros concierne) sembró una civilización y una Fe, no lo es menos que contagió estas vírgenes regiones con nefandas plagas.

De la civilización peninsular existe un estudio de honda significación que con tanta elocuencia e imparcialidad nos presenta José Coroleu en su Obra Magistral intitulada AMERICA –HISTORIA DE SU COLONIZACIóN, DOMINACIóN E INDEPENDENCIA. Claro que esta Conquista nos dejó también un lastre de graves enfermedades que llegaron al punto de las epidemias. Chile fue azotado varias veces por sus flagelos y sus estragos fueron tan desastrozos que se hizo preciso aplicar entonces la Ley de Los Comisarios de la Lepra, mismos que cuidaron de cuanta enfermedad se detectaba. Santiago, por ser Capital del Reyno, lógicamente presentaba mayor peligrosidad por su densidad poblacional. Por lo tanto, era de suponer cuán mayores serían las consecuencias de una peste generalizada. El infortunio, como el Egipto de los Faraones, golpeó las puertas más conspicuas y las más humildes. Los sacerdotes cuidaron de las almas de sus feligreses y las religiosas coadyuvaron en las piadosas faenas con singular abnegación. Solo que hubo ocasiones en que la maldad se apoderó del corazón humano y los legos de notables Conventos donde se acostumbraba sepultar a vecinos notables, por el día les daban Cristiana sepultura y por las noches esos restos mortales eran despojados sin mniramientos (si no arrojados) despojados de sus joyas y has de sus vestimentas valiosas y se ha llegado a comentar que por dejar espacio a otros, los occisos eran lanzados al río Mapocho, o al suburbio…¡Dios nos libre!... Cuántas joyan habrán enriquecido las nada santas ambiciones de ciertos piadosos religiosos de la época: ¡Dios perdone!

Por otra parte, el Mapocho supo lo que era ser calificado por sus aguas, las cuales fueron reputadas de "Malvadas" y "Depravadas" por los protomédicos de aquellos tiempos coloniales, los cuales aseguraban al Rey de España que esas aguas cargadas de "caparrosa" y "piedras lipes" y otros antimonios y que ni los animales mismos las bebían por muy sedientos que anduvieran por el conocimiento natural que tiene de su daño, como lo acevera donosamente el inmortal Benjamín Vicuña Mackena. Bueno, son tantas las enfermedades a que está expuesto el cuerpo humano y la salud del hombre, como que son tantos los factores que influyen en su horrendo padecer. Otro caso muy comentado fue el de la plaga de ratones aparecida un siglo antes de que se fundara el Lazareto San José que motiva las páginas presentes. Se dice que tal era la voracidad de esas alimañas y bestezuelas que, con la respetada opinion de Encina, se metían en ls casasy si se descuidaban los moradores, se comían a las guaguas (o bebés) en sus propias cunitas.

DEL SIDA Y LA OBSECACIÓN DEL MALVADO CODIGO DE LA FAMILIA

Pretender exponer lo acaecido en épocas pasadas es muy delicado, como bello y fuerte; vamos avanzando hacia lo commensurable y lo inconmensurable; con delicada filigrana ya estamos entretejiendo lo intangible y lo teórico: Es todo un conjunto a la vez. Pero, indudablemente abordaremos logros de objetivos casi inalcansables unos, como los que exigirán de la experiencia, ya que de consuno, esta última es la madre de la ciencia.

Los médicos que hoy se forman habrán de cargar sobre sus inteligencias la grave responsabilidd de una lucha sin cuatel, sobre todo lo que atente contra la felicidad, aunque esté revestido de insólitas formas o manifestaciones de vida cellular que altere el bienestar de nuestros semejantes. Estas serán las circunstancias que obliguen al estudioso en prevención de los riesgos que fluyen constantemente, como que en este siglo sin precedentes en la Historia se continua atesorando invaluables conocimientos.

Lo más apremiante de hoy en día será enfrentarse al flagelo de "Inmuno Deficiencia Adquirida: S I D A – que como una cabalística apocalíptica viene azotando a la enrarecida humanidad. Escudriñar sus causas hasta encontrarlas es la tarea y el desafío del presente, aunque valor y coraje, paciencia y perseverancia serán los imprescindible ingredientes que templen las armas con las cuales hacer frente a los efectos de suyo sobradamente conocidos. La muerte inevitable, antecedida por las más espantosas maifestaciones aniqilando tanto a la salud corporal, como la espiritual…ha de ser combatidda para aminorar su doloroso trance…en todo caso este es uno de los álgidos momentos en que tan estéril parece la ardua y casi infructuosa lucha. Sin embargo, a cada paso se va sembrando la simiente de próximos triunfos. El hombre, con su osadía temeraria, irá asomando la nariz por el nidal del peligroso germen, manipulando los microbios, acorralándolos, aislándolos con tino singular como si se tratara de preciadas joyas, cuando sabemos que se trata de peligrosísimas alimañas, peores en fierza que sierpes y tarántulas.

Como los Conquistadores de la Gesta Heroica, los médicos, paramédicos y científicos, han olvidado, o simplemente relagado al último rincón de la prudencia la palabra TEMOR Y ARRIESGáNDOSE AL PUNTO DE TODO ATREVIMIENTO preparan el caldo de cultivo para ese mal desconocido y descomunal. Con febril entusiasmo se preparan las armas para esta Guerra: Jeringas hipodérmicas serán esterilizadas con la mayor prontitud y, más aún, sabiendo que utilizadas una sola vez caerán inexorablemente al deshecho.

La antropología juega un renovado papel asociándose en medio de la terapéutica al campo psicosomático. Las campañas de vacunación lanzadas a diario, como las voces de alerta, son difundidas por todos los medios disposibles en esta Era de la máxima tecnificación. Obedecer los prudentes consejos es un deber, aunque a las vecss resulte un desilusionante y agobiador trabajo y todo porque el hombre tiende con pertinacia y obsecación inconcebibles a hacer lo prohibido. La perversidad inherente al hombre lo envuelve en su trama y las conductas degeran la especie. El homosexual y la lésvica son conductores terríficos de la mortal epidemia del SIDA; y estos mismos depravados con la deshonestidad de sus actos levantan la barrera que hace infructuosa toda campaña de bien público.

Con frecuencia hemos sido testigos de los programas televisivos que alertan a la población mundial; pero el lascivo, el despravado, pareciera reir del angustiado llamado a la cordura: Con ceguera brutal, no ven; con mofa y con desdén insisten los degenerados, influidos por su propio medio-ambiente en proseguir sus prácticas y sus sistemas de vida clandestina y malvada, arrastrando a muchos con nefandos estímulos y drogas (y hasta con dinero de verdad sucio) a la suerte fatal, colocando en grave peligro al resto no cohtaminado de sus semejantes, en ocasiones, pobres incautos de la comunidad, como así mismo a la cándida inocencia infantil, sin descuidar el riesgo en el seno familiar, de cuyos trágicos efectos buena cuenta dan los programas de televisión. Por relación sexual se transmite este virus horrendo y ¡Oh, desgracia! Son registradas en casuísticas inocentes transfusiones de sangre. ¡Cuántos niños sucumben por tan involuntario método ante la inexorable enfermedad!...A todo cuánto se diga de este mal hay que agregar la indignación, porque es irresistiblemente irritante observar la imbecilidad de quienes se mofan de esta desgracia, como pude corroborarlo no ha mucho en un Programa de T.V. transmitido desde Los Angeles – California, EEUU., cuando su Directora, la controvertida periodista doña María Laria al presentar casos de "actividad sexual prematura" entre adolescentes, es sorprendida por una muchacha de 15 años de edad que responde con total desparpajo y cinismo que a ella y a muchas como ella NO LES IMPORTA, NI LES PREOCUPA CONTRAER EL SIDA…y ésta no es una manifestación aislada, porque doquiera que hablemos el problema, la indiferencia se confunde con la complacencia entre las potenciales víctimas de lo que se ha denominado "Pandemia". A la indiferencia hemos de agregar hoy día el descaro alimentado por la misma sociedad que sin el menor pudor, ante la nariz de las Autoridades, despreciando el candor religioso y pisoteando todo respeto y consideración ante la familia y los padres, la corrupta sociedad-repito- no tiene miramientos en hacer público el reparto e CONDONES, así, con todas sus letras, en la vía pública a los pequeños transeuntes, muchos de los cuales han de quedar con la boca abierta de sorpresa, puesto que inclusive se les ofrece enseñarles manipulación, uso y manejo, justificando su nosciva actitud conque es una acción humanitaria para que "Hagan el Amor" sin temor al contagio del SIDA. *

(Estoy refiriéndome solo a Los EEUU de América)

¿Acáso con ello no se está incentivando a la niñez y a la juventud para que caigan en el deshonor y la promiscuidad? ¿Con qué valor moral se presentará una jovencita al matrimonio si en mayor o menor escala está virtualmente prostituida? ¿Qué solvencia moral podrá exhibir ante la hunión conyugal un joven que ha pasado por cualquier aberración sexual sin importarle un rábano las consecuencias? Solo falta que (peor que animales vayan haciendo el amor por vías públicas y plazas…Total ¡que interesa ya la privacidad, la decencia el pundonor!

¡CUIDADO! De las autoriadades, la familia y la escuela dependerá evitar la más brutal y cruel decapitación social. El SIDA es una enfermedad a largo plazo, cuyo desarrollo va del Segundo años de contraído adelante. Asentado en el cuerpo humano éste queda irreversiblemente condenado a muerte…a una muerte lenta…infernal… Niños, jóvenes y adultos con su piel marchita y esqueléticos rostros, hallarán la muerte más indeseable y horrenda y, con una risotada demencial, hasta los bebés sufriendo el mal exibirán la horripilante huella. Estas infelices criaturas son contagiadas con las más bien intencionadas transfusions de sangre (**) como también por haber sido contagiadas pos madres infectadas. A esta desgraciada mecánica de la Epidemia se la conocerá como el "Sida Pediátrico". De mis varias lecturas he obtenido incríbles estadísticas, de lo que solo me permito incluir aquí algunas referencias y ligeras cifras.

***) Léase la revista ¡DESPERTAD! – edición 22 de Octubre de 1990 publicada por la Secta Religiosa denominada Testigos de Jehová, aunque tengan motivos muy dogmáticos, sin duda se han documentado a este tenor y la respuesta que invoco se inicia con el artículo siguinte:¡VENTA DE SANGRE!

En este artículo se da a conocer opiniones y noticias de un realismo patético sobrecogedor: a saber ¡Oro Rojo! Como su apelativo lo indica, se trata de una substancia muy preciosa. "Por favor, mi hijita necesita sangre", implora un cartel en una concurrida avenida de New York. Otros carteles dicen: "Si eres donante, eres la persona sin la cual el mundo no podría vivir" – "Tu sangre cuenta, tiende un brazo".

> *Es evidente que las personas que desean ayudar a los demás captan el mensaje. Por todo el mundo gran número de personas hacen cola para donar sangre. No hay duda de que la mayoría, así como los que recogen sangre y los que la transfunden, desean sinceramente ayudar a los que sufren…Pero una vez donada, antes que se transfunda, ha de pasar por más manos, siendo sometida a una cantidad de procedimienos. Se sacan ganancias con su venta y luego se vuelve a vender con mayores beneficios. Pero en 1971 el autor británico Richard Titmus formula la acusación de que se inducía a los pobres y a los enfermos a donar sangre por un puñado de dólares. Que en la década de los 40 los científicos enpezaron a divider la sangre en components. Esto hizo que la sangre se convirtera en un negocio muy lucrative. Que el plasma, que compone más o menos la mitad del volumen de la sangre, es un componente especialmente lucrative. Que*

a un donante se le permite dar sangre solo 5 veces al año, pero puede dar plasma dos veces por semana si se practica la plasmaféresis, proceso que consiste en extraer sangre completa, separar el plasma y volver a inyectar los componentes celulares en el donante. Que en los EEUU aún se permite la donación "Retribuida" de plasma, así como el que una persona done una 4 veces más plasma al año de lo que recomienda la OMS. Entonces los EEUU estaría recogiendo el 60% del suminsitro de plasma mundial que equivaldría a unos 460 Millones de Dólares (EUS) anuales. Que el tráfico de plasma ha surgido en los países del mundo y tan pronto se detiene en un país, brota en otro. El contrabando y el soborno de funcionarios no es infrecuente. En EEUU los bancos de sangre recogen unos 6 millones y medio de litros de sangre y venden más de 30 Millones de Unidades de derivados sangruíneos por unos 100 Millones de dólares.

Que los Bancos de Sangre no utilizan el término "Ganancia" prefiriendo llamarlo "EXCEDENTE CON RELACION A GASTOS"; por ejemplo, entre 1980 y 87 la Cruz Roja obtuvo 300 Millones de Dólares de "Excedente con relación a gastos", por lo tanto podría estar clasificada entre las empresas más lucrativas del mundo.

OTRO TITULO:
¿Legado de vida, o Beso Mortal?

El texto indica que en el colmo de la ira surgirían las siguientes preguntas: ¿Cuántas personas tienen que morir?

¿Cuántas muertes necesitan Ustedes?

Dígannos la cantidad mínimsa de muertes que necesiatn para confirnar este hecho…

Y dando un puñetazo sobre la mesa don Francis representante del centro para el control de la enfermedad en los EEUU (CDC) en session con los más altos representantes de la Industria de los Bancos de Sangre, con un grito corroboraba lo expuesto…¡Que es la sustancia más peligrosa empleada en medicina, afirma el Dr. Charles Huggins, Director del Servicio de Transfusiones de Sangre de un Hospital de Massachusetts (E.U.A.)

POLÍTICA DE LA SALUD

Ya no es dable hablar de simples LAZARETOS. Y aún el Vocablo HOSPITAL en su nueva versión y máxima expresión pareciera vacilar con toda la metodología de sus Tratamientos. He ahí la LUCHA. Los Médicos, apóstoles del bien público, no descansan ni un momento y la política de la salud colma toda preocupación de los Gobiernos y si así no fuera, o disminuyera, por inoperancia, su parte estatal en breve habría de oirse un clamor que conmovería las entrañas mismas de la sociedad.

Millares de personas están expuestas. Millones de dólares se invierte… Ay, si no se cumplen los programas de asistencia Social…Toda la estructura sería sacudida por el aluvión alucinante y desde los sacrificados laboratorios las probetas saltarían hechas trizas. La fuga de cerebros sería inminente e inevitable, y una soledad se cernería en el ambiente vaciando hasta el vacío de tétricos clamores. Todo, entonces, chocaría con las gélidas rocas de la insensiblidad al riesgo de provocar una decapitación social.

POR LO TANTO:

Al mal que avanza opongamos la contrapartida ¡LUCHA! Una lucha tenaz contra los jinetes del Apocalipsis: ¡MUERTE! Prosigamos, pues, con ánimo sereno y brazo fuerte en la olímpica gesta de una espléndida batalla apoyando al Médico y al Científico que en el Campo del Honor esgrimen la Tizona de la investigación con nunca bien ponderado y jamás menguado afán.

Si ayer fueron el Coqueluche, la Bubónica, el Tifus, la Sífilis, le meninhgitis, la poliomyelitis, la Tuberculosis, la Lepra, satánicos males que parecían desarrollarse incontrolablemente y hoy es posible que lo sea el Sida y sus secuelas…mas, es posible también declarar con regocijo los evidentes adelantos en la material terapéutica y los notables progresos en todas las áreas de la ciencia microbiana.

Los Drs. Alberto Edwards M. Luciano Yercovichi y José Santamaría E. presentaron en sesión académica del Hospital San José de Santiago de Chile el 24 de Marzo de 1982, con motivo del Homenaje al Centenario de la comunicación del descubrimiento del Bacilo (de Koch) - (que lleva su ilusttre nombre) – un artículo magnífico que ha sido publicado en la Revista Médica de Chile (Nº 111 – págs 315 / 319) sección de "Notas Históricas" intitulado: "LA TUBERCULOSIS Y EL HOSPITAL SAN JOSE DE SANTIAGO" . Pues bien, me ha parecido oportuno transcribir uno de los varios interesantes párrafos que tan bien hablan de los esfuerzos a que hago mención más arriba:

> *"Como Médicos podemos estar Orgullosos que en nuestro Siglo XX haya ocurrido por primera vez un hecho sin precedenetes en materia de salud, anunciado el 8 de Mayo de 1980 por la 3a. Asamblea Mundial de la Salud en Ginebra:-*
>
> *La erradicación de la Viruela, enfermedad sumamente devastadora que ha asolado en forma epidémica numerosos*

países, desde los tiempos más remotos, dejando un rastro de muerte, ceguera y desfiguración.

Tal vez no esté lejano el día en que un anuncio similar podrá hacerse con respecto a la Tuberculosis".

Esta inteligencia avala de modo contundente las más exigentes esperanzas de esta pluma. Sin embargo, la prudencia acoseja reconocer que nuevos males intentan asaltar el frontis blanco y puro de ciertos grupos dentro de la sociedad cuando las conductas enlodan la bancura de la pureza que se intenta evocar.

LA CONDUCTA

Sí, la "Conducta" y sólo ella ha de ser la gran colaboradora contra las modernas enfermedades, adtitud cualitativa que adquiere mayor responsabilidad, cuanto más lo sea la información obtenida. Pero es necesario que toda la Comunidad coopere. Cuánta razón la de Schopenhauer, el gran filósofo alemán que abarca la primera mitad del Siglo XIX (Danzing 1788 – Frankfurt del Main 1860) al declarar: SI CADA CUAL LIMPIARA EL FRONSTIS DE SU PROPIA CASA EL MUNDO BRILLARIA COMO UNA PATENA DE ORO". Y no se refería solamnte a ese aspecto físico del acto de barrrer y limpiar, sino también al ético: La Conducta es parte integral de la Moral.

Por eso se ha codificado en leyes sin cuento el quehacer del hombre, ya que de ello penden los valores cívicos, morales y estéticos.

SALUD CIVICA

Parecería una frase de Perogrullo; pero, ó se compadece el progreso de los pueblos, si en ellos no radica una profunda decisión; mas, éstos logran su mayor resolución y eficacia en una mente sana y fuerte, es porque va alimentada adecuadamente. De ello provendrá el respeto colectivo y sus acciones demostrarán siempre una fase positiva.

Lo contrario, cuando se ofende la personalidad colectiva u flaquea la individual, ello será indicio de una debilidad moral y se observará mirando hacia arriba, porque los de arriba no tuvieron tiempo de mirar hacia abajo.

SALUD MORAL

Aquella actitud que exhibe una personalidad sencila, pero fuerte; servicial, sin servilismo; respetuosa y respetada. Recta y justa. Aquella personalidad que persevere en sustentar y promover para bien de todos un concepto político, como a la vez esmerándose en adquirir una ciencia; aquel que envuelto en sus ideales intente un ARTE; que fiel a los principios de no dilapidar el tiempo practicará un deporte y que al final de la jornada, doblando la rodilla, sabra elevar el alma a Dios, porque nunca es más grande el hombre que cuando se encuentra de rodillas.

SALUD ESTETICA

La que no necesita extravagancias para lograr objetivos; la persona que siendo pudiente se preocupa de la humildad y de la sencillez, evitando herir susceptibilidades ajenas; aquella que no olvida que el hábito no hace al monje.

La Salud Estética es dadivosa, porque sabe promover los valores que acrecientan las virtudes. Y serán virtudes el reconocimiento hcia aquellos que se esfuerzan por legarnos una Patria Libre y Soberana, donde el atento reflejo de nuestras raíces, aún evoliucionando, logra el equilibrio y ello se ha de notar en el hablar, en el vestir, en el andar, en la prudencia, el decoro y la decencia y en la noble actitud de crear y crecer.

La política de la salud es un elemento conceptual y consensual en la sociedad, capaz de transformarse en una maquinaria coordinada con un movimieno ascendente y vivificante como todos los miembros de un solo cuerpo que viva en total equilibrio, porque SALUD ES ESO: LA BúSQUEDA PERMENENTE DE UN EQUILIBRIO ENTRE LA NATURALEZA Y EL HOMBRE.

Cuán alarmante resulta comprobar cómo los hombres van creando circunstancias al ambiente mucho menos que normales...En ocasiones a estados deplorables... Abandono miserable... mugre externamente... Calles inmundas saturadas de malolientes podredumbres de las excretas humas y de perro vagos... Oh,

Dios mío, el mas propicio caldo de cultivo para que se precipite una lluvia de plagas epidémicas que al despertar conduzcan a los pueblos al mayor descalabro de la salud pública y se transforme todo en un caldo de cultivo de las horripilantes plagas que azotaron al mundo en tiempos no lejanos…

Oh Santiago de Chile, clamad por autoridades justas y sabias, a los puros de corazón, personas decentes y de cultura superior, de un alma pura...

¡La Naturaleza es terrible! ¡No la provoqueis, por Dios! Que se lejen los traumas políticos que hacen de los hombres unos guiñapos humanos nauseabundos.

Y con cierto dolor haré propicia la ocasión para denunciar cómo en pleno día se observa en el todo el Gran Santiago la acumulación de cantidades de desperdicios. Esto carece de toda justificación. (Nota) -

Ahora bien, si quereis pueblos robustos, inteligentes y sanos ¡mantenedlos limpios! Eso es "Salud Estética". ¿Queréis traicionar a vuestro pueblo? - ¡Id, réprobos, alimentadlos en el muladar! - ¿Queréis plagas y epidemias? – Mantened los antros de impudicia y conserved por las calles la inmundicia; luego sentáos a contemplar el espectáculo de sucias criaturas escarbando esos focos de infecciones entre perros vagabundos y hambrientos. Por lo tanto la elección será vivir entre un repugnante nido de serpientes cascabel y ratas cavernosas, o sobre el prado verde cubierto de violetas y rosas. Entonces la "Estética" dirá qué es más suave y saludable. La salud es el milagro de la vida.

Si, lo he dicho, lo que observamnos hoy carece de toda jusificación. LA DESTRUCCION DE LA PATRIA comienza allí, allí donde la mugre se confunde mezclada con la indecencia ajena procedente de una laya de la peor especie y de una hez de la peor imaginación…Que no sea tan descarado el tráfico de sexo, porque eso es lisa y llanamente "Prostitución"…Y cuando se prostituyen los pueblos SE ACABA LA NOCIÓN DE ACCIÓN… de tal manera desaparecen las leyes, el orden y el respeto… Eso se produce cuando se ignora voluntariamente el concepto de la "Etica".

> AHORA BIEN, SI QUEREIS PUEBLOS ROBUSTOS, PRODUCTORES DE BIENES EN TODO SENTIDO, SANOS Y FUERTES MANTENEDLOS LIMPIOS, YA LO DECIAN LOS SABIOS GRIEGOS: Mens sana y corpore sano.

Tampoco debemos olvidar los enormes esfuerzos de nuestro médicos que en tiempos de las granes epidemias se dieron a la tarea de observer, limpiar y proteger de buen aseo cuadra por cuadra, como una mission humanitarian sin precedents…en tanto Europa regulaba hasta las "Casas de la Protitución". ¿Queréis traicionar a vuestros pueblos? - ¡Id, réprobos! ¡Alimentadlos en el muladar! - ¿Queréis plagas y epidemias? – Mantened los antros de impudicias y conserved por las calles la inmundicia… Luego, sentáos a contemplar el espectáculo de sucias criaturas escarbando esos focos de infecciones entre perros vagabundos y hambrientos… Ved a esas criaturas con aspecto de pobres seres humanos escanciando basura…

Por lo tanto, la elección será vivir entre un repugnante nido de serpientes cascabel y ratas cavernosas, o sobre el prado verde cubierto de rosas y violetas. Entonces la "Estética" dirá qué cosa es más suave y saludable para todos en la Naturaleza. LA SALUD ES EL MILAGRO DE LA VIDA.

(Estos que veis ahora mustios collados Fueron ayer itálica famosa...)

Cuánto escribo en 1989 es como si me hubiera anticipado medio siglo a la inmundicia que se observa hoy en el Gran Santiago de Chile que alguna vez fuera considerada como la mejor Capital de los países Americanos).

RELIGIÓN Y CONDUCTAS

La religión, irreverentemente llamada el opio de la sociedad, constituye una fuerza basal imponderable, ya que ella es el factor que mueve las conciencias e ilumina el alma humana en un seguimiento eterno de los valores superiores que nos acerquen a Dios, último fin de nuestras existencia. Todo cuanto sea moral está contenido en los DIEZ MANDAMIENTOS y las leyes menores que siguen a tan superiors conceptos regulan con eficacia la conducta cívica y social de las muchedumbres que gravitan en un medio hostil por la misma glutinación que estimula de manera sensible la barbarie humana, aunque por fortuna nuestra especie tiende a mantenerse asida a los preceptos positivos, caminando por las sendas del Bien, pese a que la maldad ofrece las amplias avenidas por las que transitan os enamorados de los placeres del mundo, el demonio y la carne.

(Dejo constancia que este libro ha permanecido inédito porque un signo muy aciago me impidió tenerlo oportunamente, pues con motivo de mi viaje a Los EEUU de América lo extravié…Luego otras circunstancias tras la dicha de haberlo encontrado al fondo de valijas vino a provocar otro extravío…Pero aún así descubro que me anticipé medio siglo en muchos conceptos que hoy son una triste y peligrosa realidad… Creo que Dios permitió esta larga espera para salir a la luz, pues hoy comprenderán quienes me lean que como poeta soñé anticipadamente lo que se vendría sobre nuestra Patria: "La Copia Feliz del Edén, hoy próxima a caer en el vicio, la incertidumbre, el robo, el ataque artero a la decencia y la estrepitosa inmoralidad que ya no soporta el sano corazón del chileno.

Los mayores exponentes de la cordura humana se han acercado tanto al Supremo Hacedor que han logrado alzarse sobre los altares venerandos. Pero el hombre seguirá sordo porque o quiere oír y ciego porque no quiere ver.

Los hijos se desmandan…¿Causas? Muchísimas podríamos invocar; no obstante, aunque sea una la que se enfoque, lindamente servirá los objetivos que nos hemos propuesto.

Una de las graves causas que cabría tomar en consideración es la cuestionada y preocupante situación de los menores y la juventiud en marcha hacia un porvenir tornado angustioso y delirante, pudiendo ser que surja allí donde radique el descontrol de los progenitores… éstos, con suma frecuencia están en desacuerdo entre ellos mismos y la intolerancia va reinando en los hogares solamente por no tener la suficiente paciencia para escuchar y el valor para callar, además de la fuerza de la resignación.

Por otra parte, los medios de difusión cultural de mayor ingerencia dentro de la sociedad son hoy en día el CINE y la Televisión…¿Y de qué película de amor ingenuo y puro, pletórico de ternura y bondad podríamos disfrutar? DE NINGUNA…o casi ninguna. Si una de ellas es de amor lo será indefectiblemente con tendencia altamente sexuales, sirviendo de acicate a la "Taquilla" como primera prioridad, sin curarse en despertar ese animal que se oculta en los repliegues de la torpeza que con no poca frecuencia nos envuelve.

En Saniago de Chile, la Gran Capital de este "Reyno" que produce gente tan Granada, preciándose de ser católica, apostólica y romana, nadie se atreve a denunciar formalmente a las carteleras cinematográficas que exhiben verdaderas pornografías, como los teatros que se prestan al nefando juego social. Bastará con caminar una sola cuadra hacia el oriente de la Catedral Metropolitana, máxima exponente de nuestra Fe Cristiana, para encntrarnos con unas llamativivas y sugestivas "Galerías Comerciales" a diez metros de la Plaza de Armas, como la llamamos en nuestro País, entrando por calle Monjitas: Aquí en lo interior de estas galerías hallaremos dos cines que a vista y paciencia de madres que pasan de compra con sus hijas del brazo, expondrán para lectura de las mismas y todo transeúnte, letreros y anuncios encarnando erotismos con la mayor desvergüenza y "falta de respeto a la Moral"

¿Ve la Autoridad este desmán? - ¿……? - La sociedad de consumo ejerce un poder tan imperioso e insoslayable, que padre y madre han de abandoner SUS PUESTOS EN EL HOGAR PARA IR A OCUPAR OTROS DONDE LA REMUNERACION PERMITA LA SUBSISTENCIA DIARIA: ¿Resultado? Familias que a pesar de convivir bajo un mismo techo virtualmente no se ven…familias que se endeudan por un departamento que más que servir de hogar (quizás) satisfice la vanidad de unos jovencitos anhelosos de exhibir un hermoso living, un Yamaha electrónico, un estupendo equipo de batería Alemán y dos guitarras eléctricas, futura fábrica de estridencias provocadoras de meneos de cola… allá entre esas cuatro murallas los muchachos sufrirán, o sobrellevarán el abandon y se rebelarán contra su propia e incomprensible interdependencia…

¿Que los hijos crecen maduros…? Al parecer es cierto, porque desde temprana edad habrán de desenvolverse sin tutelajes, y cuando lo sienten o lo llean a tener se rebelan. Luego comenzarán sus mayors con os mayors clamores que se perderán "como voces clamando en el desierto".

Peligrosamente asomarán tantos profesores para nuestros hijos que, como decía en otro de mis libros, se confundirán en una marejada humana. El niño recibirá la enseñanza de un pseudo-profesor y, como decía el Dr. Eduardo Pino Aravena, eminente urólogo y sexólogo del Hopital de Carabineros de Chile, "los habrá perversos"…Los mismos padres perdida la costumbre de dirigir (descontadas las excepciones) desconociendo las inquietudes de los hijos, sus ansiedades, sus desvelos, ilusiones y esperanzas, -y hasta las desesperanzas- confundirán los términos de la educación de la personalidad: La mucha libertad quizás será dañosa, como lo será la demasiada estrictez, sobre todo si ésta se ejerce extemporáneamente. Al llegar el momento de hablarles nos encontraremos con jovencitos y jovencitas que no tuvieron tiempo de serlo y veremos con admiración - cuando no con estupor – hombrecitos y mujercitas prematuros cuya concepción de la vida por ausencia de una moral Madura, correrán imponderable riesgo…

Los médicos atenderán mañana a una columna de adolescentes que creyeron actuar con entera personalidad corde al mundo que en su momento les rodeaba, pero que fatalmente pudo estar equivocado. Las relaciones de estos muchachos al estar liberados a su suerte explotarán en violentos movimientos que afectarán hasta los centros mismos de enseñanza, siendo los liceos, institutos, colegios y escuelas, precisamente los más apropiados para esa liberación que signo, ya que son los lugares de concentración masiva obligatorios y, desde luego, los puntos neurálgicos para las lancetas hábilmente manejadas…en tanto desde la calzada son alanceados morbosamente los núbiles corazones.…

¿Podremos hablar, entonces, de "caminos de la vida"? Poco a poco comenzarán a avanzar las columnas de estudiantes por el antiguo sendero de su propia reconducción, agradeciendo que aún late la virtud en nuestras martirizadas juventudes. Acá, aunque algo más estrecho y con guijarros, hallarán nuestros muchachos el camino del Bien, el del Estudio, el de la Ciencia y del Arte; tal vez no todos puedan llegar a puerto, puesto que muchos irán quedando en el camno; pero su empeño será tan meritorio como el de los campeones triunfadores, pues intentar una empresa y fracasar será mil veces preferible a no intentar nada por temor al fracaso. De tal suerte, jamás conocerán el sabor del triunfo o la derrota, clara manifestación del temor del fracas donde alguna vez latió, por débil, la peregrina llamita de la ilusión.

Después, huérfanos de profesión, enfrentará los vientos como la débil caña, o expuestos a la débil mantención de un hilo…a los rezagados con sincero dolor habremos de llamarles "fracasados", constituyéndose éstos en buen motivo de preocupación para la sociedad organizada.

Ay, cuán fácil será escuchar la risotada de la vida, en tanto una cara de cartón servirá para ocultará la propia y así alguien podrá hablar de los traginados "Derechos Humanos". Mas, gendremos el pálido Consuelo de los que arribaron a puerto, porque de elos penderán los destinos de la humanidad.

El futuro no está por llegar: ¡Estamos en él! Hoy la informática invade todos los campos audiovisuales, de modo qe los nuevos profesionales tendrán el poderoso auxiliar de la noticia inminente y la causa mediate, como también el auxilio de la computadora, los Rayos X, los estetoscopios, los fonendoscopios, los guantes esterilizados, teléfonos, radio-portátiles, citófonos, mágicas linternas que auscultan el interior del organismo humano y un millón de instrumentos de utilidad inapreciable. De este modo médicos y científicos yacen inmersos en la abrumadora tarea de controlar los males que arrastra el descomnal oleaje de CINCO MIL QUINIENTOS MILLONES DE SERES HUMANOS que ya pesan sobre la faz del Planeta en que vivimos.

Agradezcamos, pues, a esos profesionales que cumpliendo con su divina vocación van dejando la imponderable herencia de su nobilísimo ejemplo.

La ciencia médica cuenta, gracias a Dios, con un poderoso ejército de juveniles inteligencias y no es raro encontrar por estos mismosacrosantos pasillos con aromas de claustros conventuales de este magnífico Hospital San José, que un día fuera llamado con beatitud "Lazareto El Salvador", no es raro, quiero decir infrecuente encontrarnos con el Dr. Tanto, jovencito de barba (o sin ella) o con la Dra. Tanto, una jovencita maravillosa, amable y sonriene, en cuyo blanco delantal sobre sup echo danzará una plaquita con su nombre y especialización.

Loor a los jóvenes y sus Maestros que supieron estimularles con el estudio, en la perseverancia y en la ponderación de los valores de la salud, de la conducta moral y de la caridad profesional: Mens sana in corpore sano – Mente sana en cuerpoo sano.

AL COMPUTADOR

NO TURBE LA BONDAD DE TU EXCELENCIA
EL MAL QUE TU VENTANA OSADO TOCA
QUE HA NACIDO TU ESPIRITU A LA CIENCIA
NO AL VENDAVAL DE LA EXISTENIA LOCA

QUE APLAQUE LA ARROGANCIA SU INSOLENCIA
QUE AL ALMA IMPíA LA CRUELADAD PROVOCA
VE Y ALMACENA CON GENIAL PRUDENCIA
EL NUMEN DEL SABER DE LO QUE EVOCAS

MAÑANA HABRA OTRO MUNDO Y OTRO SIGLO
MIL AÑOS CONTEMPLáNDOSE EN TU ESPEJO
Y MIL ENDRIAGOS Y DOS MIL VESTIGLOS

MAS, TU SABRáS DECIR: ¡¡AQUÍ LES DEJO
EL MàXIMO ESPLENDOR DE TODA LUMBRE
PULSAD MIS TACLAS Y MIRAD LA CUMBRE!

El grave conflicto de la Medicina y su Ciencia, la
responsabilidad de los Médicos y su amor al prójimo, un
día tal vez logren el milagro de la recuperación de la salud.

Y los hospitales que jamás verán una sala (¡Qué digo!)
una sola cama desocupada, sabrán de los desvelos de estos

Esculapios del antiguo y benemérito San José que irán sembrando bondades anónimas, como sus medicamentos en envases de vistosas leyendas: LO QUE NUNCA LLEVARA ETIQUETAS VISTOSAS SERAN SUS NOBLE AFANES Y SUS CULTOS Y SAGRADOS DESVELOS...

DESDE EL LAZARETO

EL Hospital San José con sus 56.876, mts2. de superficie, de los cuales 19.134 Mts2 están edificados (1989) es el albergue de tantos que por espacio de un siglo y medio han llegado a sus puertas en procura de la salud perdida, ávidos de atención, delirantes de esperanzas, pero ¿Cuánta Fé?...

Hermoso espactáculo presenta el personal auxiliar del Hospital, destacándose la abundante juvetud que en él labora. Casi muchachos algunos, diligentes van y vienen portando placas radiográficas, o papelería estadística: De ellos nos ocuparemos más adelante, pues merecen capítulo aparte. Y en la fatigosa existencia que se vislumbra larga y decidida, una fuerza romántica se cierne al punto de la meditación y el mensaje…Un poema late en el extremo de esta pluma, el que habrá de surgir como casta inspiración en homenaje a todos los servidores del bien público en el terreno de la salud. Todo este noble equipo humano merece las delicadezas de un verso, puesto que la poesía, báculo y sostén de las civilizaciones, debe ensalzar las virtudes de quienes, junto a su Director el eminente Dr. Maximiliano Montero Val Rissenbergher, presentan sus armas de bondad y de amor, de trabajo y estudio, perfeccionamiento y perseverancia, sin recordar sus propios salrios u otras "Nimiedades"…con las cuales, a las veces, también suele vivirse… Pensar en la grandeza espiritual del Hospital que les cobija es la consigna y la panacea de su mística social al aliviar el dolor de los enfermos y estimar la mitigación de sus tristezas.

Día llegará para la gran respuesta. Por ahora, solo es justo tributar un homenaje de páginas surcadas de triunfos y fracasos, porque así, de modos diferentes se enfrenta a diario con sus propios defectos y virtudes el generoso y poco ensalzado Hospital San José: ¡No importa! - ¡Quizás mañana tengas un Himno propio!

¡Cuántas veces una lágrima furtive quemará la agónica mejilla, enrojeciendo a la vez la bellas pupilas de quienes tuvieran la grave responsabilidad de sus vidas. Un "Adiós" podrá significar un "Gracias" del que se sabe camino de la ignota eternidad…Pero también lo expresaría la Dama de las Camelias… "Es mejor que no me veas así; consérvame en tus recuerdos con la belleza que te dí… ¿Y yo? Te llevaré en los míos para siempre jamás, envuelto en las dulzuras de un pasado tan felíz" …

He aquí el Lazareto. He aqui el Hospital. He aquí la apasionante existencia. He aquí sus emociones líricas, las del corazón que dichosamente latiera alguna vez dentro del pecho humano y que en su trance postrero pudo encontrar el lenitivo de sus males entre medicos y enfermeras, entre fuentes y enredaderas, entre castalias…y muros, bullicios, trajín y… soledad…

Toda esta mampostería de pino Oregón es como El Símbolo de una esencia inmortal. Nada parece destruir esos plares venidos desde nuestros propios bosques y la arcilla roja del tejado, como los adobes y las lajas de sus muros que impresionan por la nobleza de su orígen natural.

El modesto Lazareto del pasado no precisaba molduras de hierro para avanzar hacia el futuro: Tal era la fuerza moral de sus designios para unirse a ese "futuro".

Desde el siglo pasado (XVIII/ XIX) las imponentes puertas de oregón se abren al público abatido, al estudiante y al facultativo, como que tamb
ién han extendido su generosidad dando acceso al poeta que pletórico de emoción ofrenda estas humildes páginas.

PEREGRINO DE LA GRECIA

"Por Apolo médico y Asclepio e Hijia
Invocando los testimonios de todos los dioses y diosas,
yo juro:

Consideraré como a mi Padre a quien
fue mi Maestro en este Arte. Para curar enfermos
prescibiré su tratamiento según mi mejor juicio,
cuidando de evitarle cualquier daño.

Ni ante una solicitud insistente propinaré a nadie un
remedio mortal, ni daré a persona alguna tal consejo.

Cuidaré mi vida y mi arte con pureza
Y santidad.

En todas las casas que deba penetrar
Lo hare solo para cuidar enfermos.

Todo aquello que deba oir y ver en mi
Calidad de médico y que no deba ser
Revelado, lo guardaré como un secreto

Si permanezco fiel a este juramento
Que me sean concedidas las ventajas de
Mi profesión y el ser honrado por los hombres. Si así
no lo hiciere, que suceda
Todo lo contrario…"

He aquí un fragmento de la Oración del Médico, la misma repetida invariablemente por milenios. ¿Habrá un poema que sea más antiguo y de mayor vigencia a la vez?

Aquellas fueron las sabias palabras del legendario, del increíble Peregrino de la Grecia inmortal y del Asia Menor, del clarividente, del MEDICO, el Maestro: ¡Hipócrates!

Tal vez los Salmos de
David sean sus pares.

A Hipócrates obedece la primera trepanación craneana de que se tiene noticias en la antigüedad y que sería repetida TREINTA SIGLOS MAS TARDE. ¿Qué instrumentos utilizó el Sabio, de qué anestesia, de qué elementos dispuso?

Hay que considerarar que jamás la ciencia médica fue bien entendida y la superchería tropezó con sus exámenes y dictámenes en un choque sin cesar de edades. Transcurriría el tiempo, mutarían los cuerpos, evolucionarían las especies. Empero, aunque mil centurias modificaran las estructuras sociales, una situación psicológica permanecerá casi inalterable, intrínseca, inmanante dentro del alma humana: ¡La vida!.

Superior a toda ponderación ha sido la tenaz lucha de quienes se han interesado en los misterios de la salud y por ende, de la vida humana.

¿Pero qué ha sido de Hipócrates? ¿Qué monumento se le erigió? – Florencia, la cuna de las Letras y las Ciencias, posee un Campo Santo monumental, como si la montaña de Carrara se hubiera trasladado para esculpir sobre ella…De todos modos es un merecido Homenaje a la memoria de tantas egregias personalidades que han asombrado al mundo con el empleo de sus facultades, muy especial bajo la mirada atenta de Lorenzo que no supo escatimar esfuerzos ni dinero para apoyar a quienes HABRIAN DE LEGARNOS una herencia tan maravillosa mediante el concurso de sabios y aristas de la época. Pero allí no está Hipócrates. En algún punto del mundo, mariposa sutil revoloteando entre flores de un extraño jardín, jugará su alma inmortal.

Otros tambien de su Arte se irán sumando al carro infinito, en tanto se multiplican las voluntades desafiando a la muerte y estudiando cada caso de SALUD con la vehemencia y la honestidad que demanda el Juramento Hipocrático.

Con motivo de haber dedicado esta Obra Literaria a la historiografía del querido Hospital San José de Santiago de Chile y para complementar su estudio, quisiera comenzar el relato de la Ciencia Médica en nuestro pueblo; pero antes, en apretada síntesis, esbozaré una información sucinta acerca de los más sobresalientes investigadores que fueron abriendo las ventanas mágicas por donde observar el mundo invisible de la microbiología que con tanta alevosía, con tanta furia ha atacado al hombre, deteriorando inclementemente la perfección divina de esta maquinaria humana, convirtiendo en horrible figura su belleza.

DESDE SPALANNZANI
A LA FILOSOFIA

(Todo ser viviente nace de
Otro ser semejante a él)

Lapidaria frase conque Pasteur destroza la teoría de la generación espontánea propiciada por un naturalista que en brillante lenguaje sostenía que: "Poner en duda que los escarabajos y las avispas son engendrados por el estiércol de vaca, es poner en duda la razón, el juicio y la experiencia".

A Lázzaro Spalannzani –oriundo de Scandiano, Italia del Norte – le tenia reservado el destino en sus arcanos designios barrer las superchería relativas a la creación espontánea, es decir, la aparición espontánea de la vida…haciendo de sí mismo un tabernáculo donde la meditación ocultaba al hombre, Spalannzani, en su brillante paso por este ingrato mundo, deja de manifiesto qu los microbios nacen de los microbios; que por repugnantes criaturas que fueran, deberían tener progenitores… Su genio le susurraba martillándole los tímpanos que las extrañas criaturas de este Nuevo mundo tenían una enorme importancia quizás desconocida, pero a la vez muy grande para sus hermanos mayores los hombres.

Y en la espesa nebulosa de lo desconocido hemos de admitir que una gran cantidad de microbios son impresionantemente necesarios para el hombre, tal como ocurre en todo órden de la naturaleza; pensemos, por ejemplo, en que las levaduras son elementos microbianos de extraordinaria utilidad, como tantos en una inmensa variedad en nuestro cosmos. Pero el ingenio humano al descubrir la manera de tratar esos bichos repugnantes y al domesticarlos, pudo ponerlos al servicio del hombre: He ahí la vacuna, veneno contra veneno.

Qué admirable que este ser tan indefenso llamado Homo Sapiens, que requiere de tanos años para poder valerse por sí mismo, cuya salud es un delicado cristal, carente de cascarón, plumas, coraza o caparazón; cuyo cerebro es inferior en volumen al de muchos animales vivos en la naturaleza; que por su incuria es el único animal que comete dos veces el mismo error; que corre menos; que tiene menos fuerza física, etc., pueda desarrollar tantas facultades, superando con pasmosa agilidad mental cuanta barrera obstaculiza su avance: ¡Es el Rey! – corrijo – Es el amo y señor de la Naturaleza! Ved su hipotálamo, pertícula en la eregión del encéfalo en la base misma del cerebro y, más aún, su hipófisis, diminuto órgano de medio gramo de peso, pero de vitalidad tan extraordinaria, como que regula y promueve los asuntos sexuales y de crecimiento, controlando entrambos un complicadísimo Sistema de Glándulas endocrinas demostrándonos la más asombrosa perfección y poderío en el grave y profundo misterio de la vida. Y si habláramos de alguna neurona en particular productora de la inteligencia, tendríamos que acercarnos a la superpotencia de nuestra maravillosa esencia, eslabón infinitecimal entre lo humano y lo Divino, consecuencia, aunque pálida, de los recónditos valores sensoriales, como si en algún modo fueran un reflejo de Dios. Este Homo – Lúdere, el hombre juguetón, travieso, supo desde remotísimos tiempos, manifestar dedicación, afecto, amor. Será éste el punto de partida de todos los sentimientos y facultades que pronto le llevarán a los más profundos misterios desentrañando los de natura y los propios, penetrando su comportamiento y su psiquis, recorriendo su propio mundo, cada vez impulsado por los raudos elementos de su invención y en la postrimería de este SIGLO lanzándose a la conquista del cosmos a la distancia sidereal en un ímpetu audaz, que la Torre de Babel resultaría un flaco favor a la inteligencia y a las aspiraciones inmanentes

La Física y la Biología han sido motivos de observación acuciosa; el psicoanálisis también. El comportamiento científico es preocupante si se considera la complejidad del secreto equilibrio molecular y atómico que va desde lo ininteligiblemente pequeño hasta lo inconmensurable del macro-cosmos que la aquilina mirada no descuida ni un instante de cuánto nos rodea, demostrando una fuerza monstruosa que hace que el campo de la física requiera la mayor, la más urgente atención de nuestros investigadores modernos. Y en el campo de la biología hasta la perfección misma provoca las más indefinibles confusiones, atendida situación de la interdependencia de todo ser viviente que ha debido ser controlada por el hombre, como es el caso del accionar de los microbios y bacilos de la TUBERCULOSIS. Aún más, la genética determinará tales cambios que los siglos, antes de controlar, serán testigos del portentoso desarrollo que adquirirán nuevos y evolucionados cuerpos biológicos, a cuya atención el hombre habrá de aplicar todos los conocimienos científicos, como el resumen total de su experiencia.

La Antropología, en si misma motivo de discusión, nos muestra la figura humana terminando su especie desde el punto de vista biológico, para luego proponernos el difísil temario "Bioquímico y Psicosomático" hasta el empirismo dogmático y teológico, de cuyo influjo no es posible se desprenda el hombre.

La "Antropología" del Lenguaje es de otra preponderancia vital, porque los grupos étnicos debieron comunicarse bajo peculiares circustancias. Ello es que no será igualmente rico el lacónico Lenguaje del esquimal solitario al del habitante de zonas más pobladas.

Armas, utensilios y herramientas serán reducidos en unos, como que les será preciso a los otros aumentar, especialmente a partir de la negra etapa en que el hombre descubre la manera de cazar al hombre.

Una criatura recién nacida en algún recóndito rinconcito de su masa encefélica tendrá la facultad de percibir y grabarse los sonidos que un día serán su voz y su palabra. Esa palabra será en la modalidad de la Lengua Materna, por difíles que sean las modulaciones e inflexiones bulaces; la génesis de los idiomas puede conducirnos a inauditas bifurcaciones; aunque por ahora sea utópico pensar que toda esa complicación remontándose al mismo orígen llegue un día a una sola expresión; ya a finales del Siglo Próximo pasado al Dr. Zamonhof en solo 16 reglas ensaya el ESPARANTO, suerte de idioma universal para todos los hombres del Planeta ¿Utopía? ¿Locura? – Desde que existen hombres sobre Tierra de alguna forma se comunicaron: Hasta los sordo-mudos han logrado su lenguaje.

No obstante, cuando nos hemos creído frente a una forma común de lenguaje hemos de aceptar la realidad del ultramoderno computacional, cuyos signos y desinencias colocan en crueles disyuntivas a la familia humana…Aunque debiera ser considerado alrevés, puesto que ello contribuye al manejo de maquinarias inventadas para el mejor servicio de la humanidad con su rápido almcenamiento de ideas y conocimientos: desentrañarlos ha de constituir una Carrera contra el tiempo y la ignorancia, siendo menester, entonces, más y más perfeccionamiento y especialización…Es como si la especie humana hubiera entrado en la etapa en que ya no se debe a sí misma, sino a las modernas leyes de la mecánica que van movilizando al mundo transformándose en todo y en NADA, ES COMO SI SE DIJERA UTIL MIENTRAS SIRVA, PORQUE NADA ES NECESARIO. Tal vez entremos a la civilización del Tercer Milenio como si entráramos a un TIFON, gigantesco embudo capaz de derribarlo todo, conteniendo en su seno millones de objetos diferentes que aumentan peso y fuerza en el vertigo de la más peligrosa traslación. Detenido el Tifón cada cuerpo reposará en determinado sitio y, aislado, solitario y débil, otra vez construirá su ambiente…

¿Qué irá a pasar con la psicología y qué con las facultades emocionales como el Amor y la Ira, la meditación y la Contemplación? - ¿Con qué filosofía se observará la belleza y la armonía?... Cuando cansadas las neuronas nos llamen al reposo intelectivo, un relajamiento en las ideas y en los hábitos, tal vez lleguen a alterar las conductas…Para ese momento lo futuro habrá pasado y alguien podrá exclamar:

¡Heric Rex fiebat!
¿Hodie histrio sum?

¿Es que ayer no era un Rey y ahora solo soy histrión?

DISCULPAD CARO LECTOR

No se trata de una premonición, pero ¿no lo fue lo abundoso de Verne?… Solo sé que lo posible, ventana del ensueño, no tiene límites… lo premonitorio puede llegar a concretarse. Pese a lo obvio, sigo penando en el significado de "Ciencia-Ficción" …

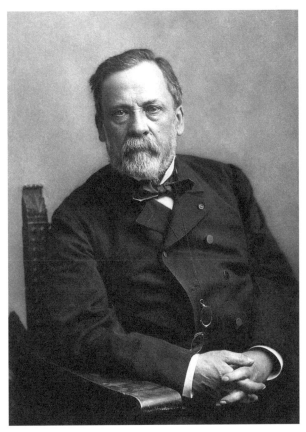

LOUIS PASTEUR (1822 – 1895)

Louis Pasteur, un científico francés, Químico – Microbiólogo, se dedicó al estudio de varias enfermedades y concluye como un proceso anaerobio causdo por bacterias específicas, lo cual produjo gran repercución en la economía industrial, en los lácteos y vitícolas y en la cervecería.

A él obedece la hoy muy conocida pasteurización que consiste en esterilización por calor. Recomendó la asepsia médica. También descubrió varias vacunas, pero la de mayor impacto fue la ANTIRRABICA en1885.

Combatió la fiebre puerperal, situación provocada entre la finalización del parto y la primera menstruación, estado conocido por puerperio. La humanidad está en eternal deuda con tan ilustre sabio: Es el creador de la ciencia bateriológica de la Vacuna Antirrábica

DE LEEWENHOOK A PASTEUR Y KOCH

Finalizaría el Siglo XVIII y Napoleón bajaría Solemnemente el telón del acto tras un escenario de conquistas heroicas y románticas y de revoluciones sangrientas…En tanto Beethoven daría la Bienvenida al Siglo XIX con sinfonías colosales y magníficas, mientras la élite ovacionbaba a Fidelio.

Europa, rectora del mundo, vibraba sobre los teatros al son de los conciertos grandiosos y a América llegaban sus ecos y compases; este Cono Sur del Globo se lanzaba a las Campañas de la Independización y los Héroes de Los Andes y Chacabuco serían los Lehengrin'S atravezando las rocas del tiempo…Todo estaba impregnado de un sentimiento pletórico Heroico, de elegante romanticismo y de una fuerza que manaba a raudales del Sordo Inmortal.

Y era, además, la hora nona cuando Lázzaro Spalanzanni cerraba los ojos para dormirse…eternamente…¡Oh, desgracia!... ¡70 años de vida! Un promedio bastante normal para llegar a la muerte: Sólo que el Sabio con ella comenzó la vida…Desde niño había disfrutado examinando y disecando insectos, al tiempo que descuatizaba lagartijas en un intento infantil de examinarlas, en vez de abrumar con preguntas a sus mayores: ¡Spalanzanni, a su manera comenzaba a descubrir!

Cambió los infantiles juegos por el estudio y con la inocencia del ángel no sintió fatiga y fue in niño feliz. Mas, dejará como estupenda herencia el fruto magistral de sus investigaciones científicas, figurando entre las principales el haber descubierto la acción disolvente de los jugos gástricos por una parte y por la otra, demostrar lo infundado de las creencias acerca de la generación espontánea. Y, por último, broche de oro conque se anticipaba cien años, sería en precursor de la inseminación artificial.

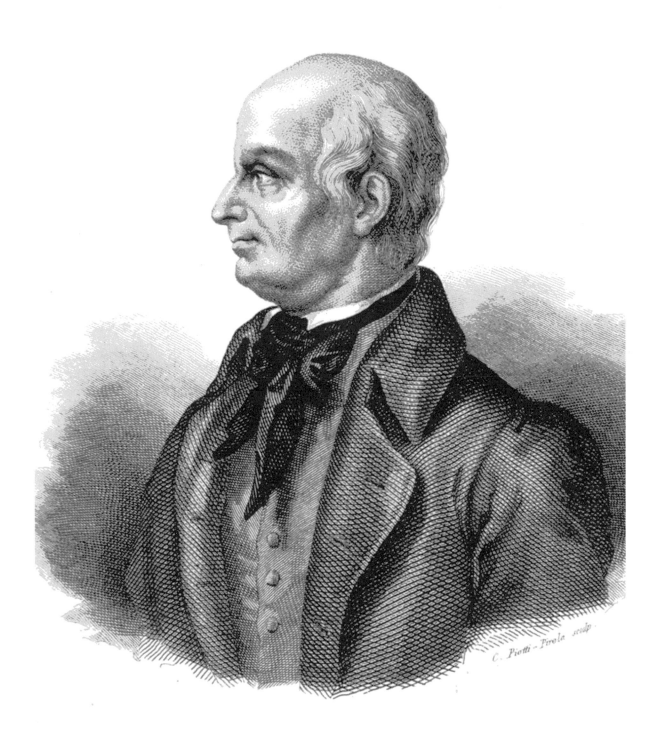

Lázaro Spallanzani (Italia, 1729-1799)

En cuanto al extraordinacio Holandés de ANTONIO VON LEEWENHOOK me remito a lo siguiente, pues en la relación que voy desarrollando es prudente entregar aún dos datos más acerca de nuestro admirable "Descubridor del Micro-Mundo, el tenaz personaje que ignorando las burlas de su pueblo, Antonio Von Leewenhook prestó al mundo un favor incommensurable: SU CARRO FUNERARIO IBA ENVUELTO EN ROSAS, COMO CONVENIA A LA NOBLEZA DE SU ALMA DELICADA.

Pero como el mundo es algo sencillamente inexcrutable, me permito hacer una comparación de la manera como suelen terminar esta vida terrena los más valiosos elementos que —en calidad de genios — han venido a este mundo. ¡Qué diferencia con la Carrera final de otro grande hombre! Walfgan Amadeus Mozart. Su muerte fue virtualmente ignorada por la misma sociedad que en el triunfo del Genio se gozaba haciendo galas de vanidad en los magníficos escenarios del Arte. Pero a su muerte, en un triste y lluvioso día invernal, un "carromato" tirado por un caballo que más parecía un triste jamelgo, sería llevado al Campo Santo. Nadie le acompañaría, solamente un perro callejero que se ubicó debajo del carretón, mientras llovía y llovía…y allí trotó y trotó hasta llegar al cementerio. No tuvo una tumba ni mausoleo… por lo contrario, su cuerpo debió ser trasladado de lugar y así fue de tumbo en tumbo hasta desaparecer para siempre… ¡Qué penoso Dios mío!... Pero regresemos a Leewenhook:

- Fue tildado de "Loco" siendo que de estos Locos se alimentan los conocimientos.
- Fue mirado con indiferencia por estar "Chiflado", siendo que su chifladura, como la de Colón, le susurraba las grandezas que se ocultaban más allá de la Mirada humana, del horizonte estrecho de las mentalidades supinas.

- Como los Grandes hombres, su genio se elevó a tanta altura que sus contemporáneos no le pudieron ver…Como los Cóndores del Ande, él iba solitario por su querida Holanda

- Fue sencillo, pero majestuoso: los gorriones parleros siempre irán en bandadas…

- Fue longevo, aunque su edad cronológica ya no cuenta: Vivirá para siempre, eternamente, al través de sus lentes, las que ayer laceraran sus manos, sus yemas, sus uñas, despiadadamente…

- En el paraíso de los dioses sus sufridas, laceradas y laboriosas manos cultivarán rosas…

… / … / … …

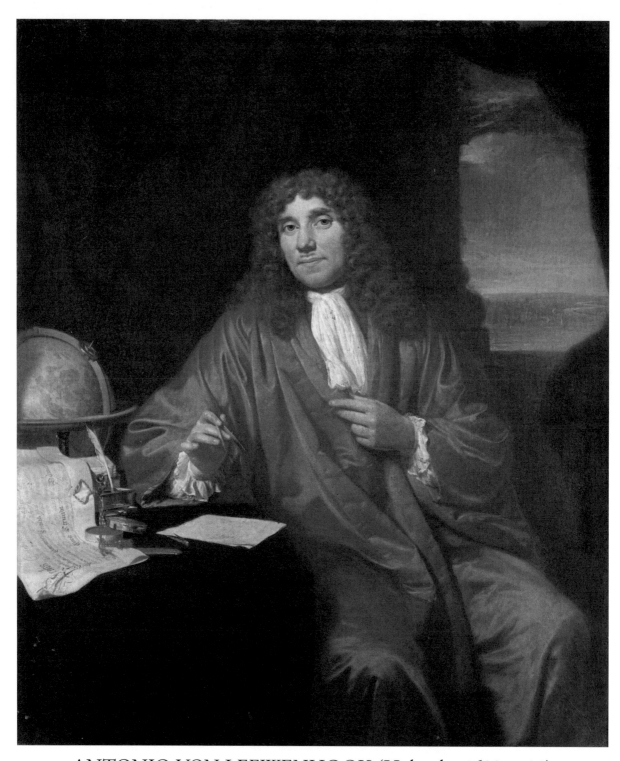

ANTONIO VON LEEWENHOOK (Holanda, 1632-1723)

Cansado y solitario, dejará de latir su corazón. Su amada hija y su inseparable pobreza le acompañarán en el cortejo fúnebre…Como sus cristales, el otoño de 1795 era frío y blanco… blanco…

Pero el Gran Dios, entusiasmado con el tesón de sus hijos, cuando nos quitaba uno por demás invaluable, allá a 1500 kilómetros, en Scandiano, como quedó dicho, no transcurrido un lustro aún, nos regalaba un Lázaro Spalanzanni: 1829. Ya dijimos algunas cosas acerca del itálico vástago, faltando lo final. Nada quedaba ya para clausurar el Siglo XVIII cuando en Gloria y majestad 1799 Spalanzzani cruzaba los atrios de la azul eternidad.

Empero, nunca más el hombre quedaría abandonado. Pareciera que la Divina Providencia, conocedora Omnisciente, preparaba a los Titanes cuando la lucha contra los males que diezmaban al hombre arreciaban y solo parecían comenzar.

Llegaban las horas difíciles hasta para los animales: La Rabia – el Carbunclo – la Difteria Crup – el Tifus – el Cólera – la Pebrina, etc. Por los formidables descubrimientos de los fementos de la leche, las cerveza, los vinos y vinagres, como que la agricultura se beneficiaba en alto grado.

¿Y a qué genio debemos tanto? ¿A un Médico? No, porque ni siquiera fue doctor: Fue Científico de tomo y lomo. Este incansable "Luchador" se llamó Louis Pasteur. El demarcaría las rutas por las que habrían de caminar con gran suceso y fortuna otros eminentes como Koch, Belwin, Roux, quienes a su tiempo darían paso a tantos más que marcarían verdaderos hitos en las ciencias médicas de que se beneficiaría la sufrida humanidad.

Un día 6 del Sexto mes de 1885 Pasteur llevaba a efecto la primera inoculación antirrábica. Químico y biólogo, credor de las fermentaciones, de la microbiología, de todo tipo de enfermedades contagiosas, profilaxis de la rabia y el carbunco. A él se debe el descubrimiento de las vacunas y por él comienza la fantástica era de la medicina.

Uno de sus más eminentes discípulos, el Doctor Alejandro Emilio Juan Jersin, nacido bajo los cielos de titilante azul en Morges, Suiza en 1863 y que casi llegaría a compartir con nosotros la mitad del Siglo XX – pues fallece en 1943 – será el creador de la formula contra la Peste Bubónica, tras excelentes estudios microbiológicos sobre esa peste. Aplicará su suero por vez primera en la fecha memorable del 26 de Junio de 1896 con éxito rotundo, salvando la vida del paciente.

Jaime Ferrán Clúa, español natural de Corvera del Ebro, nacido el 2 de febrero de 1842, casi se nos pasa desapercibido por culpa de nuestra constante irreverencia; y a pesar que figura en las Efemérides Nacionales – edición de 1953 del Ministerio de Educación de Chile, no es difundido su nombre en las Escuelas, tal vez por ser período vacacional, aunque éstas no deberían existir para los Programas de la Enseñanza: A Ferrán y Clúa obedece el descubriemto de la vacuna contra el Cólera Morbo Asiático que tantos estragos provocara en la humanidad. Ferrán se recibio de médico en la Universidad de Barcelona a los escasos 21 años de vida y ésta la consagró a la investigación de la horrible enfermedad y el modo de atacarla, logrando por ello figurar entre los grandes cerebros en medio del "Siglo de la Medicina".

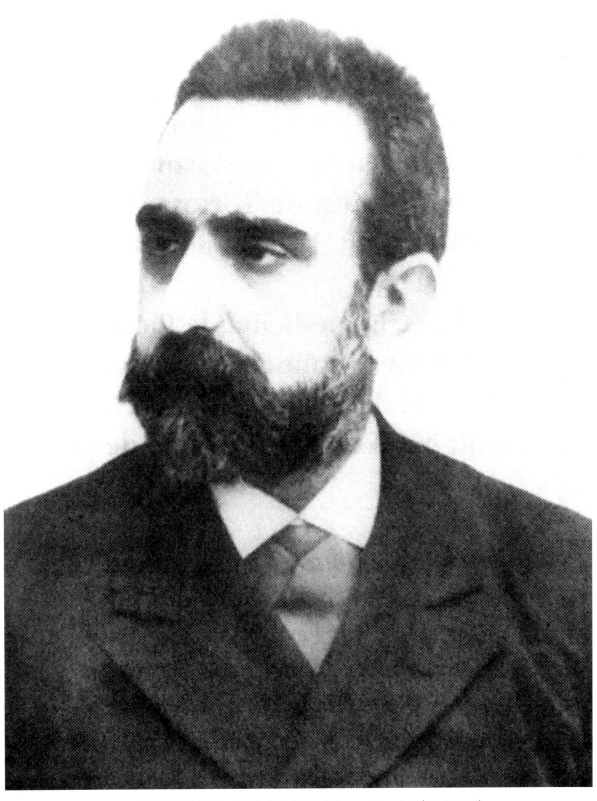

JAIME FERRAN CLUA (España, 1842-1929)

Louis Pateur llegaba al mundo allá por 1822 en Dole-Villanueva-L'tang, para partir de él en Marnes - L Coquete, cinco años antes de terminar el Siglo XIX (1895).

Químico y Biólogo francés llega a ser profesor de la famosa Universidad de La Sorbona y director del Instituto que lleva su Ilustre Nombre a partir de 1889 hasta el final de su generosa vida. Sus múltples investigaciones pueden resumirse en tres grandes conquistas para la medicina universal:

- Tratamiento preventivo para las enfermedades infeciosas.
- Asepsia
- Patología bacteriológica

El año 1885 será el de su mayor triunfo por su descubrimiento de la Vacuna Antirrábica, la que realiza exitosamente. Pero comentaremos, finalmente, lo conocida que es en nuestros días la "Pasteurización". ¿Pero qué sabe nuestro pueblo de ello? Muchas veces vemos un tarro de leche en polvo y basta conque leamos en su Hermosa etiqueta la palabra "Pasteurizada", para que ciégamente creamos en su nobleza y bondad. Tal procedimiento fue ideado por Pasteur consistiendo en eliminar mediante el calor las bacterias patógenas de los líquidos alimenticios, tratando de alterar en el menor grado posible su estructura y composición química.

... / ... // ...

En pos, otro Genio de la Investigación seguía los pasos de Pasteur. Fueron coetáneos y no se conocieron. Aquel era alemán, éste Francés.

Por una extraña causa, uno deparó grande odio al otro. Sin embargo, hubo de llegar el momento de conocerse personalmente, aunque para ello el destino se valiera de un hecho luctuoso y fatal, siendo que seguramente ambos genios hubieran deseado conocerse, o ser presentados bajo circunstancias menos dolorosas.

Ocurrió que siendo Pierra Paul Emile Roux discípulo de Pasteur tomó a su vez su propio discípulo, el cual poseía las más relevantes condiciones: Corrección, perseverancia, laboriocidad en el estudio y pulcritud en su personalidad, adornaban su inteligencia y juventud, siendo suficientes condiciones para realzar su poderoso intelecto. Este buen compañero y discípulo de Roux, Thuilliers, cuyo nombre había sido inscrito con anticipación en los Libros Eternos, fue el primer Mártir de la lucha de los estudios microbianos.

Muchos sabios se congregaron en la necropolis para despedir los restos mortales del insigne amigo: Allí se conocerían Pateur, el francés y Koch, el alemán.

Al momento de depositar unas flores en el sencillo atud de Thuilliers, Koch dijo estas bellísimas palabras: "Son muy sencillas, pero son de laurel como las que se le ofrece a los dioses".

Robert Koch no buscó la Gloria, pero ésta permanentemente le tendió su manto. Dolido y preocupado muy sinceramente por tanto flagelo que azotaba al mundo, Koch no tuvo ni buscó otro afán que el de servir, pero servir siendo útil de una manera cabal, decisiva… También supo de la soledad…y ¡Fué un nómada! Lo mismo se le veía en la India como en el Africa, o como en las tierras faraónica.

De pronto el mundo se estremece…Llanto y desolación cunde por doquier: La muerte se enseñoreaba en mil partes a la vez. ¿De dónde provenía?… ¡Misterio!… ¿Qué la causaba?… Misterio… El terrible azote era un bichito invisible como que era microbio y así como lo era inmenso por dañino y mortal. Como agente de la muerte era terriblemente escurridizo y sutil.

El grande investigador le persigue con tenacidad suicida, pero se le escapaba de las manos…Mas, el momento se acercaba…Y un día, uno de aquellos fríos días berlineses, el pequeño alemán de hirsuta barba anunciaba al mundo que había descubierto al causante de la muerte pálida: el terrible BACILO DE LA TUBERCULOSIS. CORRíA EL AñO 1882.

¿Dijimos 1872? - ¿1882? Un Libro sagrado como la misma Biblia nos arranca lágrimas en 1890 – 1892 – 1899 – 1929? Ah, señores ¡Qué rápido es el tiempo y en términos de Historia!

Fleming, Sir Alexander Fleming, en el último año reseñado arriba, abriría el horizonte de humanas esperazas y de par en par las ventanas de una Nueva Era: La Era de la Antibiótica. Un año antes, en 1928, Fleming, el gran bacteriólogo británico, anunciaba su descubrimiento de la milagrosa PENICILINA. Un año después este "Bálsamo de Fierabrás" era depositado en manos el futuro y, como el grito repetido por los ecos, hasta este Viejo rincón del San José", (que fuera también llamado San Salvador) a este reposo de las pobres víctimas tuberculosas, llegaría su benéfico favor.

Al grande hombre casi le hemos tenido entre nosotrros, habiéndosele distinguido con el Premio Nóbel en 1945, declarándolo con mención en Fisiología y Medicina.

Nacido en 1881, Sir Alexander Fleming dejaría para siempre su nombre grabado en letras de oro a partir de 1955 al exhalar el inexorable postrer suspiro.

(Y pensar que el autor de estas humildes páginas cursaba -1945- sus primeros años de estudios primarios o preparatorios cuando Fleming recibía el premio Nóbel…Y cuando uno dejaba la vida, el otro comenzaba su Carrera como un joven Maestro en una escuelita casi rural. Han pasado los pícaros años y hoy escribo estas páginas con los ojos anegados en lágrimas y un temblor de emoción en las manos de las que han brotan poemas para los niños y las juventudes. Pero debo agregar que este libro está saliendo sumamente atrasado porque lo quiso el destino, habiendo transcurrido alrededor de 40 años…Ya he cumplido 84 años de vida y con alegría y nostalgia declaro que hace un par de años obtuve la "Nominación al Premio Nóbel de Literatura… solo la nominación y Dios sabrá si debo recibir este galardón en vida o en muerte, pero para honra de mi Patria Chile que hoy se rifa su existencia..

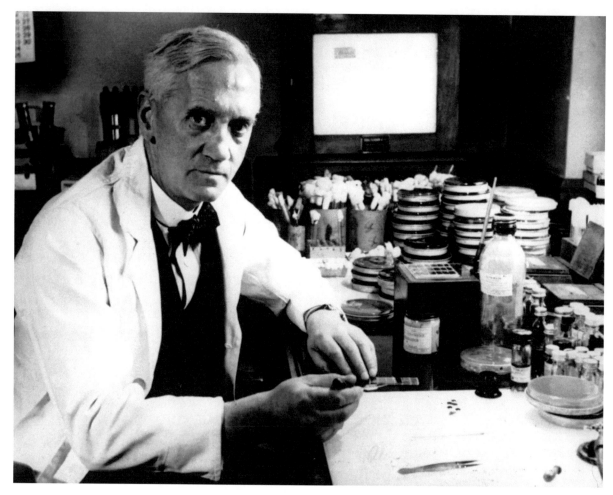

SIR ALEXANDER FLEMING (Escocia, 1881-1955)

Pero, volvamos a Koch. Su gobierno le encomendará investigar acerca de la enfermedad del Cólera que amenazaba con invadir Europa; entonces Koch, frenético, alzará el raudo y poderoso vuelo y recorrerá el Egipto y la India y se cubrirá de Gloria descubriendo los agentes malignos: El Bacilus Vírgula o Vibrón Colérico.

Este moderno César pudo anunciar ante el Senado su Victoria: "Vini – Vide – Vinci" = Vine – Vi – Vencí".

Su nariz de fino olfato, que además le servirá para sostener enormes y burdas gafas, le guiará en dirección al Africa.

Luego, al rojo las pupilas sobre el inseparable microscopio, escudriñará por las sombrías regiones del demonio del Paludismo –de la peste- poniendo especilísima atención en las serias enfermedades provocadas por el Tripanosoma ensayando en su contra el poderoso proyectil del Atoxilio. Tanta actividad minaría su slaud, pues considerando escas las horas del día, con débiles luces martirizará sus cansados ojos.

Robert Koch, nacido en Claausthal allá por el año 1843, tras sufrir el embate agotador d una lucha sin cuartel, como el roble en la montaña más abrupta doblará el recio tronco y el quejido lasatimero del frondoso follaje que iracundo cierzo no amainado abate, caeráa por fin en Baden – Baden en el primer dece nio de este siglo (nótese que escribe esta Obra a merdiados del Siglo XX) era 1910 (cuando Chile con solemnes actos celebraba el Primer Centenario de su Independencia y el padre de este autor desfilaba como excelente y robusto military en las filas del Glorioso Ejército de la Patria). Por haber descubrierto en 1882 el Bacilo de la Tuberculosis, que desde entonces llevará su ilustre nombtre; por haber logrado la localización del Cólera y el micrococo Tetrágeno; por ser considerado, finalmente, como el fundador de la Bacteriología moderna, el mundo de la ciencia laurerará sus sienes con emblemáticas diademas y recibirá el Premio Nóbel en Fisiología y Medicina. Un lustro depués el sobrio peregrino empredería la última jornada de donde jamás se regresa.

¡Qué herencia imponderable dejaba el Sabio para las ciencias y la salud del hombre!

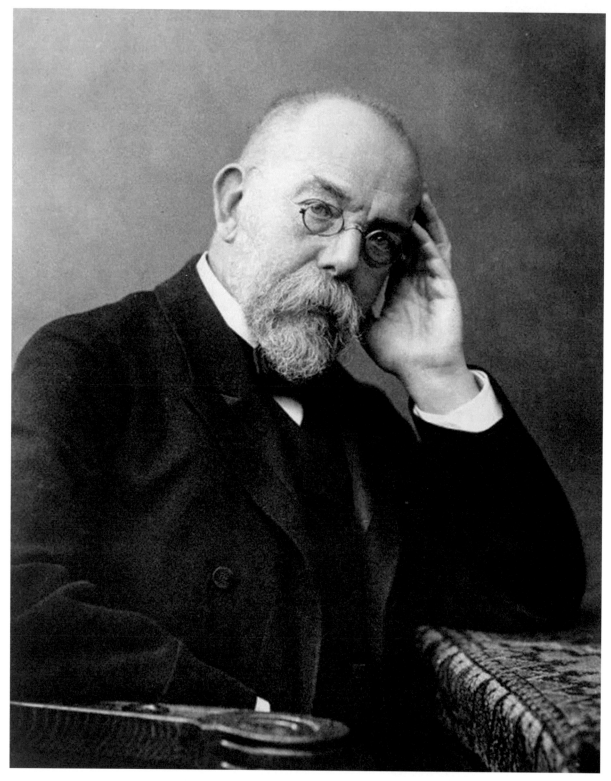

ROBERT KOCH (Alemania, 1843-1910)

LOS DISCIPULOS

DOS EMILIOS Y UN ELIAS

Dos "Emilio" han marcado hitos en la Historia de la Ciencia médica, a saber: Emilio Roux, francés Pierre Paul Emilio Roux discípulo de Pasteur y el discípuoo de Koch, Emilio Bering, alemán como sus maestro.

Ambos Emilios, lanza en ristre, Quijotes sin adarga ni Rocinantes, arremeterían con inusitado empeño: Solo que esta vez no sería contra molinos de viento, sino contra el maléfico Merlín del microbio de la Difteria. Innumerables conejillos de Indias serían los mártires cuadrúpedos, cuyo holocausto logra al fin la salvación de millones de niños en el mundo.

Tan mortífero era el veneno de la Difteria que un solo gramo de la mortal destilación hubiera bastado para aniquiilar la vida de mil quinientos (1500) desventurados perros. El mundo siempre inconformista atacando a Koch por su cuasi fracaso sobre el terrible BACILO DE LA TBC. Pero a su lado, sin vacilar permanecerá el noble discípulo, además poeta, Emilio Bering, quien descubre en la sangre de sus mamíferos conejillos un extraño poder que hacía inofensivo el poderoso veneno de la DIFTERIA. Los dos Emilios germanos por fin harían realidad el descubrimiento de la Antitoxina Diftérica

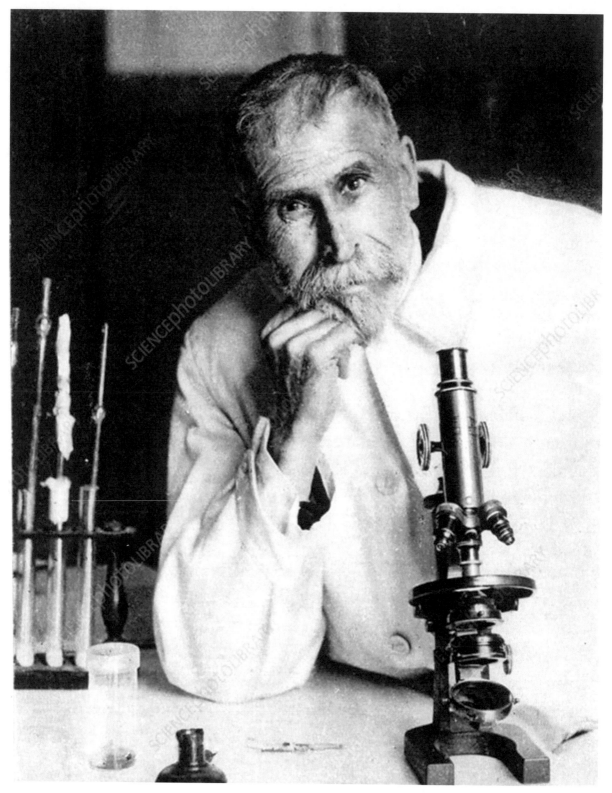

PIERRE PAUL EMILE ROUX (Francia, 1853-1933)

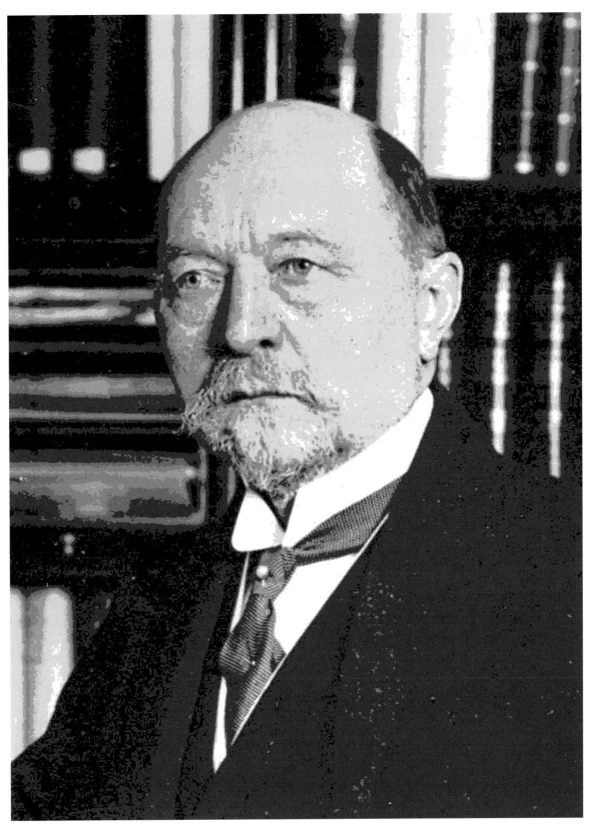

EMIL ADOLF VON BEHRING
(Prusia, 1854-Alemania, 1917)

Estos hombres eminentes, aunque ignoraban las formas de atacar al enemigo, mantendrían viva y latente, como los taumaturgos, la idea de salvar vidas humanas: Sería la sublime obcesión de tan férreas voluntades. Las más extrañas experiencias les colmaban de entusiasmo, tanto así que sus laboratorios parecían verdaderos campos de batalla donde miles de soldados caían heroicamente: "Eran sus Conejillos".

Pero no nos es dable, por ahora, continuar el relato de tan esforzados generales en la silenciosa Guerra contra la enfermedad: Señalaremos, como para ir finalizando este brevísima semblanza, al destacado Loeffer y a Paul Enrlich, quienes, en honor a sus orígenes germanos, auscultaban y escarbaban con la más empecinada meticulosidad.

Kitasato —el Bueno- sería un japonesito de reciedumbre ejemplar en los estudios maravillosamente apasionantes, cuya herencia iba dejando cada maestro que le precedía en la gloriosa caravana.

(Un Elías)…

Un "Ruso-Judío" –Elias Metchnicoff, que sin saber palabra de microbios se lanza a la caza de ellos, como si con los ojos vendados se lanzara a la mar bravía, sin importale cuánto sacudiera el huracán su bébil esquife…Pero se aventuraba no más, por el proceloso mar de las ciencias de la medicina.

Metchnicoff, nacido en 1845, a muy temprana edad haría su entrada en las aulas de la Universidad Kharkoff. Su madre era una santa y a ella le diría un día: "Me interesa tanto el estudio del protoplasma…pero en Rusia no hay ciencia".

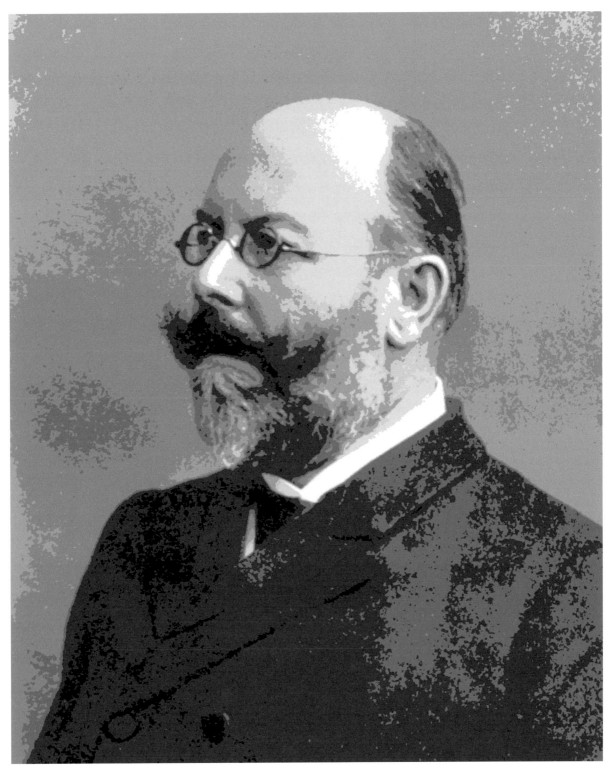

FRIEDRICH AUGUST JOHANNES LOEFFLER
(Alemania, 1852-1915)

Unido a Emilio Roux se aplicará apasionadamente al estudio de la SIFILIS y al "por qué" del endurecimiento de las arterias. Y con mucho que lo era, el joven Elías no sentiría fatigas ante el arduo trabajo, ni las incruentas vigilias parecían aletargar las fuerzas del Titán, ni adormecer su cerebro; tanto es así que, casi paralelamente –sin descanso- se lanzaba al estudio de los famosos "Fagocitos", esto es, de las células que se comen, quiero decir que se comen así - mismas". Larga e infructuosa la tarea; pero él, con obcecada tenacidad proseguiría su elevado vuelo, subiendo y bajando, tropezando y cayendo y aún tropezando, dictaba cientos de conferencias, arriesgándose innumerables veces a cambiar de ideas respecto a lo que ya llevara escrito. En muchas ocasiones debió retractarse -con la sinceriadad de un niño- de lo que un día antes había aceverado. Por lo demás, siempre hubo de vencer penas y desalientos, planeando y planeando en su elevado vuelo sin poder aterrizar, ni colocar firma la planta de su colosal estructura espiritual de nobleza sin igual.

Tras dar tumbos y más tumbos, ambular y ambular; tras dejar inconclusas cientos de conferencias, como abandonar miles de artículos y diarios y revistas, nuevamente alzaría su porfiado vuelo para no retornar jamás: "Tenía 71 años de vifda" y solamente ayer parecía haber comenzado su afanoso trabajo el niño bacteriólogo: tenia 71 años de vida y era como si ayer solamente el joven anheloso se arrimara tesonero y humilde a sus Maestros…o a los brazos de su madre generosa.

Fue Icaro acercándose al sol… fue el extraño Juan Salvador Gaviota que desafiando al águila descubriría la filosofía del vuelo, un vuelo científico, matemático, observador, analítico… y soñador… Pero sus picados y buceos en la ciencia lograron con mucho sus anhelos y encendiéndose los fuegos del ímpetu ajeno, pronto se alzarían llamaradas de variada suerte en la oscuridad del boscaje proceloso de la CIENCIA.

ffff

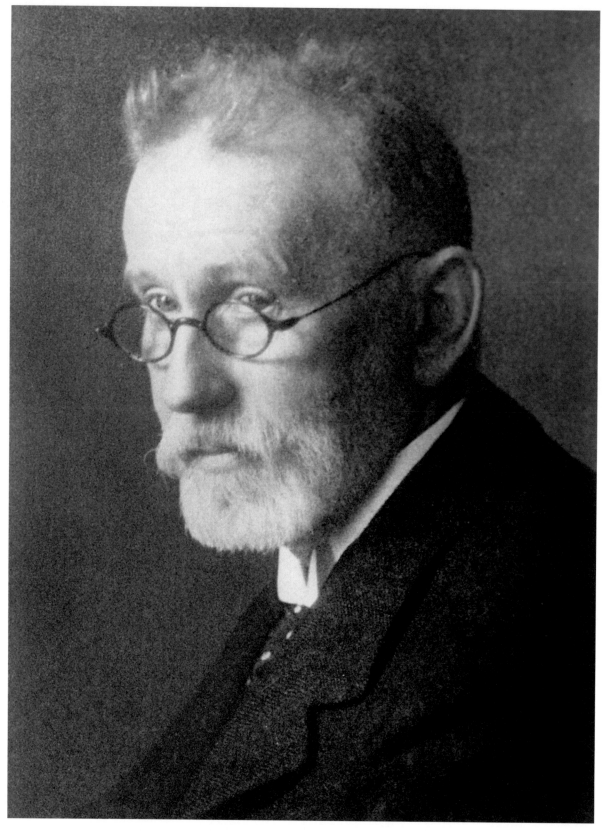

PAUL EHRILCH (Alemania, 1854-1915)

DE LA FIEBRE DE TEJAS DE LA TSE – TSE Y ALGO MAS

ALGUNOS PREMIOS NOBEL
LA PRIMERA MUJER SUDAMERICANA
DOCTORA EN MEDICINA

En la Universidad de Corwell (USA) a los 25 años de edad, pletórico de juventud, se recibiría de bachiller en Filosofía el generoso muchacho Theobaldo Smith, quien fuera además, doctor en medicina de la Universidad de Albany. Correría como un atleta. Con voluntad inquebrantable, tras esa nube de garrapatas que asolaba los campos de Norteramérica, diesmando los rebaños de bóbidos. El, Theobaldo, descubre la razón de por qué enfermaban y morían los animales con la terrible "Fiebre de Tejas". Doquier que volviera la Mirada se vería llanuras sembradas de ganados…entre agónicos y muertos…

Aunque casi desconocido, Theobaldo Smith dio poderoso impulso a la humanidad, ya que gracias a la perseverancia en sus estudios, como al tesón jamás menguado de sus esfuerzos, casi me atrevería a decir "gracias a su buen olfato y a su lógica", día llegaría en que se le consideraría como el Capitan de Los Bacteriólogos en la gran Nación del Norte, los Estados Unidos de Norteamérica.

Natura no se cansaba aún de presentar horrendas sorpresas: Y he aquí que va apareciendo la terrible enfermedad del sueño: Tsé – Tsé.

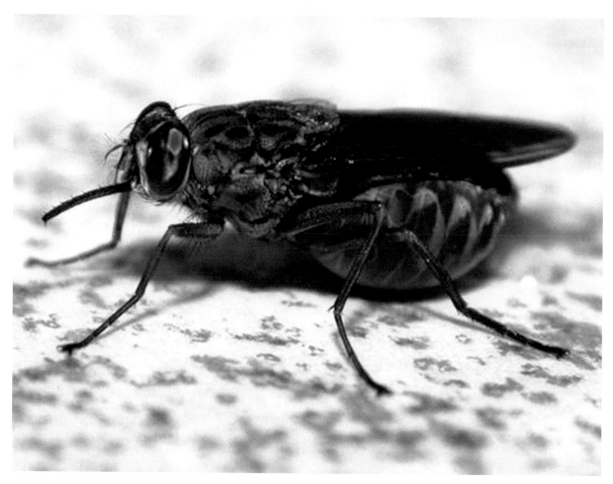

FOTO MOSCA TSE-TSE

DE LA MOSCA TSÉ-TSÉ, LA DE LA FIEBRE DE MALTA.

Para esa enfermedad violenta y brutal, cuya veloz Carrera es mortal, era necesario un verdadero Titán: La Ciencia no habría de escasear en su cerebro, como que no habría de ser de ánimo flaco. Para tal enemigo aparecerá un gigante llamado Sir David Bruce.

Sin detenernos en la narración de sus experiencias y experimentos, nos remitiremos a manifestar que su titánica maratón involucra las más asombrosas aventuras, las que otra pluma de mejor ventura que la mía, tal vez un día querrá escribir para deleite del más austero de los científicos buscadores de microbios.

Escrito está que así habrá de proseguir esta inacabable lucha en los permanentes destinos del hombre; las estrellas chocarán, cometas como el Halley correrán errabundos y solitarios el espacio sidereal y perdidos en la nebulosa irán alumbrando la noche larga con sus estelas, regresando a visitarnos cada cierto tiempo…Se levantarán vientos y huracanes; comentarán la comadronas del acabo de mundo; montañas de oleajes sacudirán las entrañas oceánicas; terremotos rasgarán la tierra; nacerán trillizos, quintillizos y sextillisos; nacerán los niños en probetas; nos quejaremos que el Globo Terráqueo está super-poblado; los pueblos se conquistarán y se destruirán los hombres…Pero en los turbios designios del destino asomará una mosca gigantesca, que parece mosca y no lo es, que parece tábano y no lo es e irá atormentado a los seres humanos y a los animales oriundos del Africa, aquel Continente enigmático y formidable: Es la MOSCA TSE-TSE. Se estima que son 22 las especies que viven en Africa Subsahariana y siempre son macho y hembra. Poseen un aguijón en la trompa y una vez localizada su victim se lanzan con la velocidad del rayo clavando su punzón con absoluta certeza. Breves instantes le bastaráa para succionar la sangre de la que se alimentan con terrible voracidad, tal es así que en escasos minutos son capaces de tragar hasta tres veces el volumen de su cuerpo y su habitat es más grande que todo Los EEUU, estimado en más de 11.700.000 K2. Africanos. No zumban y pese a la velocidad conque se desplaza su aterrizaje es tan silente y suave que nadie puede dares cuenta de su llegada.

Curiosamente sus animales favoritos son el buffalo, el antílope el jabalí berrugoso; pero estos parecen inmunes y los que sí sucumben a su mortal aguijosn con los caballos, bueyes, burros, cebras, camellos, cerdos, mulas ovejas y perros.

Un cazador masai nos hizo la siguiente reflexión: Los MASAIS somos valientes. Lanceamos al león. Nos enfrentamos a las acometidas del Búfalo; aporreamos a la mamba negra y nos encaramos a un elefante enfurecido, pero ¿qué hacemos ante la **"Orkimbai –Tse-Tse?**

A los seres humanos casi no los ataca y pareciera que los humanos son inmunes al tripanosoma de la "nagana"y el mal que produce es La Enfermedad del Sueño con muy serias consecuencias…inflamación del hígado y vaso, formando parásitos farmacoresistentes. La enfermedad del sueño se llama TRIPANOSOMIASIS. Y los animales domésticos mueren por causa de la epidemia de la enfermedad del sueño igualmente que los humanos alcanzados por el tripanosoma, lo que se llama TRIPANOSOMIASIS.

¿Qué torpezas anquilozan las noblezas del alma?

¿Qué locura nos embarga?

¿Qué obnubila nuestra mente?

¿Qué cerrazón nos ceguece y qué mal nos precipita?

¡Oh, torpeza…!

¡Oh, genial desvío de la facundia humana!

Sin embargo, la vida habrá de continuar con sus virtudes y defectos; hombres buenos, hombres malos; hombres ricos, hombres pobres; hombres sanos, hombres enfermos… hombres robustos, hombres flacos, enclenques hombres inmensamente ricos y los inmensamente pobres. Ante la adversidad siempre habrá alguien quien levante el espíritu caído…"Aún tenemos Patria ciudadanos"…se oyó gritar a un hombre en nuestra Patria un día no tan lejano, levantando la voz hasta el delirio fabricante de Héroes…

Así fue cómo pronto aparecerían quienes habrían de enfrentarse al Paludismo: Batista Grassi, el italiano, y Donald Ross, Sir Donald Ross. Ambos se transformaron en los campeones europeos de la medicina que buscaba la manera de acorralar esos bichos provocadores del paludismo. La tarea era ardua y peligrosa… pero aquellos dos hombres lograrían dar gloriosa cima a sus vehementes trabajos de investigación

Giovanni Battista Grassi, nacido en 1854, fue uno de los más destacados parasitólogos italianos de su época. En 1898 demostraba que la "Malaria" era producida por la picadura de un mosquito transmisor: Era del género Anópheles". Este Sabio, según se dice, era en extremo bondadoso, falleciendo a los 71 años de trabajada existencia, justamente al finalizar el primer cuarto de este Siglo (XX) 1925.

A muchísima distancia, Sir Donald Ross sostenía la misma tesis de su colega Grassi, en el sentido de que el paludismo era el resultado de la mordedura de un mosquito de la familia y género "Anópheles". Su tesis la defendió con tal argumentación y fuerza, que comparadas sus aseveraciones y vistos los extraordinarios resultados científicos, en 1902 se le concedía el Premio Nóbel de Medicina.

Tras larga y azarosa vida muere en Londres en 1932, a la edad de 75 años, ya que habría nacido en el año 1857. Donald Ross, official al Servicio Médico de la India, en genial complemento con Giovanni Battista Grassi, lograban, entonces, un triunfo decisivo sobre el Paludismo.

En la lucha tenaz entrará muy pronto el incomparable Edward Jenner, médico inglés, con su extraordinario descubrimiento de la vacuna contra la terrible Viruela.

En 1749, en Berkeley, vendrá este hijo dilecto de Gran Bretaña y allí mismo, amante fiel de su terruño natal, terminará sus días a la edad de 74 años: Corría el año 1823. Pero en 1796 ya había descubierto su famosa vacunación y dos años después expone sus resultados en una "Obra-Ensayo" que intitula:

INDAGACION SOBRE LAS CAUSAS Y LOS EFECTOS DE LA VACUNA DE LA VIRUELA".

Por acá nos encontraremos con Grajales, campeón en la organización de la "Junta propagadora de la Vacuna Jenner". Esta campaña tan combatida llegaría a extenderse hasta las australes zona chilotas: 25.000 personas serían Vacunadas. Gracias a Dios hubo éxito al grado que fray Pedro Manuel Chaparro vacunaría a 5.000 personas más en las puertas mismas de la Catedral de Santiago de Chile.

Y llegará una noticia al Doctor Wallach –Hnolulu- Haway realiza el descubrimiento genial del remedio contra la asquerosa LEPRA. Si este milagro se hubiera producido en los lejanos tiempos en que la plaga horrípila asolaba a la vieja Europa ¡Cómo hubieran dormido una sola noche con tranquilidad los Comisarios de la Lepra, que los Reyes de España hicieron trabajar a Yugo puesto desde las épocas pasadas del 1477! ¡Aún no se descubría el Continente Americano!

El 27 de marzo de 1845 nacerá Guillermo Roengent a quien la humanidad le debe un Monumento: Descubre los rayos Catódicos, común y universalmentre conocidos como los rayos

X. (¡Cuántos alguna vez habremos sido favorecidos por las extraordinarias cualidades de tamaño instrumento!)

¿Y cómo ponderar a Sir Alexader Flemming? Es el descubridor de la PENICILINA, mágico bálsamo en las alforjas del Caballero Andante, con la que cura miles de heridas producidas a diario en descomunales y desiguales combates. Este eminente investigador también será galardonado con el Premio Nóbel de Fisiología y Medicina en 1945, justa recompensa a su genio inmortal y colosal.

Y como acotación al margen recordemos que en ese mismo año de 1945 recibe también un Premio Nobel nuestra Gabriela Mistral, que de humildísima "cuna" y criando chivos –cabras– por los faldeos de los cerros del Elqui, al norte de Chile en una región llamada Vicuña, se elevará a las mayores Alturas engrandeciendo a su Patria, nuestro hermoso y querido país CHILE, HOY PASTO DE LAS FIERAS DEL TERRIBLE COMUNISMO DIRIGIDO SOLAPADAMENTE POR UN APATRIDA LLAMADO GABRIEL BORIC, hijo de unos inmigrantes AL PARECER RUSOS, quien pasará a la Historia como el Presidente Apátrida y Traidor destruyendo sistemátricamente a la tierra que le vio nacer y que él debería amar como a su Patria, una patria de cuya historia él ni su familia nunca podrán conocer, y que se afincaran en las zonas sureñas de Punta Arenas, la región que fuera azotada por la

TUBERCULOSIS EN TIEMPOS NO LEJANOS, hecho que relato en este libro.

Gabriel Boric debería estar gadecido de la tierra que le vio nacer y que le ha dado a él y a su madre, que probablemente sea una santa, al margen de toda su familia, si es que la tiene, el bienestar del cual ahora disfrutan, máxime con la inmensa fortuna que su hijito le estará aportando y que de seguro guarderán para irse a otro exilio.

¡No me explico la razón por la cual nuestro Ejército no toma todavía las riendas de la defensa del territorio nacional CHILENO, siendo que el Ejército nació para defender a la Patria de los enemigos de fuera y de dentro, vinieran de donde vinieren.

(NOTA- agregar una toma fotográfica de la región magallánica en el resto de esta misma hoja a continuación de la nota expuesta…)

Y otra cosa, amigo lector, Ay, cuántos males a zotan a la humanidad penetrando el organismo por los intersticio de la dentadura.

Creo que la Ciencia odontológica es como la mano izquierda de la Medicina: William Thomas Green Morton tuvo el privilegio de demostrarnos el beneficio del empleo del "éter" como anestésico. Pienso que cada 3 de Octubre, cuando se **"Celebra el Día de la Odontología",** destinada a divulgar LA HIGIENE Y CONSERVACIóN DENTAL, se debería tributar los más clamorosos homenajes ¡Y por una Ley! Ley que debería manar de las fibras interiores del alma por la más pura y Cristiana gratitud, demostrando la gratitud chilena! En nuestro país el Dr. Germán Valenzuela Basterrica fue el Fundador de la Escuela Dental y creador de la disciplina odontológica.

Para el Día del Médico cumpliríamos con un gran deber recordando los méritos de la distinguida dama doña Eloíza Díaz, a quien en 1887 la Universidad de Chile le confiere el Título de Doctora en Medicina, para nuestra honra y saludable ejemplo, pues se trata del Primero en Chile y en Sudamérica. A su inspiración benefactora y filantrópica obedece la Fundación del Servicio Médico y Dental Escolar de la República de Chile. Por considerar de elevado valor didáctico y de hondo sentido social, me permito introducir en las páginas de esta pequeña Obra el poema de la inspiación de la Gran Poetisa doña Rosario Orrego Uribe, quien nos ha legado un poema tan conmovedor y tan didáctico:

A LA INSTRUCCION DE LA MUJER

Instruid ala mujer si queries pueblos
Que se eleven felices, soberanos
¡La mujer! ¡La mujer! Dios en sus manos
La cuna puso del humano ser

Su mágico atractivo, su alma tierna
La hacen irresistible y ponderosa
Y en el modesto hogar, dulce, amorosa
Crea un mundo a su imagen la mujer

La vida misma de los grandes pueblos
Como un espejo se refleja en ella
Si es instruida y virtuosa antes que bella
Allí habrá dicha, libertad, unión

La mísera ignoracia es para su alma
Ruda maleza que la flor marchita
Y al abismo tal vez la precipita
Manchando la virtud del corazón.=

PACIENTE LECTOR

Baste, por no pecar de prolijidad, la enumeración de tantos genios que a mi mente ocurren en la hora de ahora. Ya sabemos cómo una flamante columna de preclaros talentos crece y crece, mientras el glorioso carro de la inmortalidad transporta, atravezando el empíreo celeste, a la eternal paradisíaca mansión.

De ahora en más correrá mi pobre y pecadora pluma por los amplios pasillos del antiguo LAZARETO de EL SALVADOR -o lo mismo- el Viejo Hospital San José, Sí, si, le llamo "Viejo" cariñosamente, románticamente, porque es antiguo…es antiguo y es generoso en historia, en esfuerzos y en virtud, pues guiada por la rosa de los vientos surca a velas extendidas el mar de la apremiante salud de su pueblo, izando el Emblema Nacional en el mástil mayor de la Patria, yendo asido al timón su incansable timonero, el distinguido Médico Dr. Maximiliano Montero Val Risenberghe, de cuya sapiencia se nutre el corazón del Hospital, como de la bondad de su pueblo que le sabe pulcro, generoso y comprensivo y, por qué no decirlo, con esa cuota de humildad que hace más grandes a los hombres de talento.

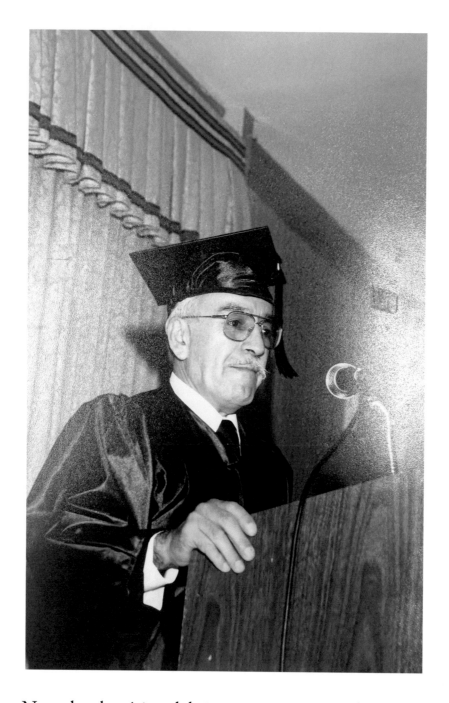

No cubra la pátina del tiempo vuestro nombres no haya temblor en vuestra voz. Vendrán días halagüeños y otros grises como los inviernos cansadamente fríos.Pero no os harteis de la prédica ciceroniana.

" Amicus Plato, sed magis amica veritas.

"Amigo de platon, pero amigo de la verdad."

DEL ASPECTO MASIVO TRAUMAS CONSECUENCIAS DEL DEFECTO COLECTIVO

Cuánto hasta aquí hemos leído ha dejado de manifiesto un hecho evidente: Preocupación por la salud. Sin dudar un momento, el hombre en sus diferentes medios se ha tenido que enfrentar con los enemigos de la salud, los cuales se han transformadio en virulentas epidemias diesmando varios terrotorios del Planeta. Y el ser humano en las diferentes etapas de la evolución ha observado al enfermo con impotencia, con temor y hasta con reverencia. Brujos y Machis han elevado a una categoría superior las manifestaciones del paciente y la metafísica ha jugado su papel.

No ha sido desconocido que en ciertas épocas LA EPILEPSIA era vista como una manifestación divina y hasta la torpeza, la tartamudez y aún la hemophilia, resultaban ser de orígen divino. Y como curriera que tales males hicieran presa 8/2/2023religioso que ayudaba a ocultar de tal modo la vergüenza familiar y el dolor del desvalido paciente. Octavio, sobrino de Julio César y después llamado César Aiugusto sufrió de gravísimos males y fue considerado por tal razón más divino aún. Esto se manifestó aún más cuando se le consideraba retardado mental, resultando ser uno de los más inteligentes de la Roma Imperial, siendo este calificativo el bautismo conque es ungido todo su Imperio. Aumentó todos los funcionarios civiles y para aplicar mejores los censos y los impuestos concibió la genial idea de dividir a toda Italia en regiones que recibieron el nombre de provincias senatoriales y provincias imperiales. Ayudó a todo movimiento intelectual; por su propia unidad triunfa en casi todas las campañas militares; se transforma en mediador ante los dioses y ayudado por Mecenas y Agusto el intelectual puede producir obras geniales: Las Letras, la Poesía y la Elocuencia reciben tanto favor que llegan a ser la más alta expresión del genio latino, contribuyendo a la esplendorosa gloria de la época, llamada por la Historia el Siglo de Augusto: Virgilio – Horacio – Tito Livio – Salustio – Ovidio, etc. y toda esa magnificencia donde crece la agricultura bajo el reinado imperial de un hombre enfermo, tartamudo, con traumas de epilepsia y que era considerado casi estúpido, pero "Divino"...

Son estas cosas como simples ejemplos que la Historia puede presentrar, pues en el trasfondo siempre hubo preocupación por sanar al desdichado. Crito hzo andar al paralítico y ver al ciego; arrojó demonios de los cuerpos y resucitó muertos...Pero él era Cristo el Mesías, el Hijo de Dios. De todos modos con su ejemplo nos deja el mandato de preocuparnos por la salud de los demás. Claro que miles de años antes de Jesús, tal preocupación era un hecho, como lo demuestran los sacerdotes egipcios y el mismo Moisés que en medio del éxodo ha de levanter una cruz con una serpiente enroscada que ha quedado como distintivo universal de quienes luchan por la salud de los pueblos.

Con el tiempo las cosas han sido diferentes, pues la madurez cívica ha cambiado profundamente, coronando este ultimo

Milenio con un Siglo XX saturado de adelantos tan increíbles, que la maquinaria y la tecnificación van dejando atrás al hombre y nunca jamás de los jamases se vio tanta capacidad de la inteligencia, ni tanto esplendor de las Ciencias, de las Artes, en las Letras y e la Filosofía.

Sin embargo, lo reseñado en este párrafo dista bastante de las consideraciones que sería preciso ampliar, aunque por ahora debanmos frenar nuestro mejores propósitos, siendo que aún ni siquyiera hemos tocado la fisonomía filosófica en relación con la fisonomía psicológica. Pero no se piense mal, ya que esta aparente omisión es con el propósito de lograr un mejor desarrollo en futuras consideraciones, ya que el psico-análisis jugará un papel de suma importancia, siendo conveniente a lo menos bosquejar en prevención del estudio que atendemos.

Al través de una Carrera ininterrumpida de accidentes, el cuerpo humano irá mostrando deterioros que obedecen a multiples factores e incidencias, obviamente con multiples consecuencias. Doquiera volvamos la Mirada una persona con muletas afirmará una pierna como queriendo equilibrarse en ella; otra contemplará al mundo que la rodea por la ventana de una sola pupila; acá otra ocultará su sonrisa por temor a mostrar su deteriorada dentadura; acullá alguien irá como enojado mascullando maldiciones por un dolor de estómago…y quien por la misma razón no querrá abrir la boca para no hablar temiendo el mal aliento; no faltará en la media cuadra aquel con una mano menos, o un pié equino, en tanto un bigotito se esforzará por ocultar un labio leporino. Cuellos cortos; obecidad; arrugas prematuras; abundancia de lunares; sobra de bellos en la piel femenina, diferentes prótesis y hasta el cabello desteñido y quemado por las muchas veces que ha cambiado de color…En fin, una interminable gama de defectos físicos que irán dando una fisonomía diferente al aspecto sicológico del individuo, dejando la secuela de algún trauma: ¡Cuántas personas gesticulando y hablando solas por las calles, en tanto sus contraídos rostros acusando, quizás qué tremendos problemas!... No olvideis, carísimo lector que:

EN EL ROSTRO SE DESCUBRE
CUANTO EL PECHO HUMANO ENCUBRE.

Entonces, el padre del psicoanálisis
nos alertará acerca de las
conductas y éstas
evidenciarán
tendencias que ejercerán su influencia
en la sociedad humana.

(Un comentario ad Hoc):

"Se comenta que Hitler sufría de graves dolores de muelas y ese defecto más otros, unidos a su genio portentoso, promovieron un movimiento tan diabólico que poco faltó para que terminara con la humanidad".

"Quizás si Paganini, neurótico por no cambiar su aspecto de Satán, llega a la mayor expresión de la genialidad en el violín", "como en el piano el terrible Sordo, cuya inspiración sublime pudo ser fruto de su desesperado defecto".

"La sífilis devora al lascivo Mozart y de su alma brotará la excelsa respuesta de su genialidad: Morirá y su cortejo solo será un perro vagabundo y su cuerpo, otrora amado con mil pasiones, desaparecerá para siempre en el más oscuro y desolado cementerio.

¿Que no es preocupante el tenor psicofísico?

¿Que no influye en lo psicosomático?
¿Que la antropología descuidó a la voluntad, a
la aptitud y hasta al lenguaje?

HOMO SUM: HUMANI NIHIL A ME
ALIENUM PUTO
HOMBRE SOY, POR LO TANTO
NADA DE LO QUE ES
HUMANO
ME ES DESCONOCIDO

Estupendo mensaje del gran poeta cómico latino: en su Obra
Magistral "El Verdugo de Sí mismo" exclama con la frase ya
citada; solamente debemos recordar que sus comedias, aunque
a las veces no hayan sido reputadas de muy graciosas (la época
lo exigía) son recomendables por la pintura delicada de los
caracteres de sus personajes que van encarnando una sociedad a
la cual, divirtiendo, deseaba entregar una tendencia moral.

"Homo sum,
Humani nihil a me, alienum puto"

"Arrogante la expresión; sin embargo véasela como se la viere y
habremos de aceptarla por su gran figura carismática.

¿Que el mundo común que nos rodea entienda siquiera el alcance
antropológico y su relación psicosomática? ¡No! De ninguna
manera. Pero es tarea muy importante crear conciencia acerca
de la importancia de la salud individual y colectiva por estar
íntimamente ligada al desarrollo de los pueblos, siendo tan
insidentes en lo conductual.

(A continuación una reflexión poética).............................

MAESTRO

Tu que sabes hablar dime la forma
En que en lenguaje se expresara Apolo
Mas, sabiendo sentir, cuenta la norma
Que rija al hombre del uno al otro polo
Y teniendo conciencia ¿Cómo entorna
Transmaterial lo de justicia y dolo?
¿Por qué destruye el alma lo que adorna
Y en una multitud va el hombre solo?

¿Es que hemos de vivir siempre implorando
Errando, cuestionando y corrigiendo
Creando la justicia y rechazando
Si en un soplo de paz, ludibrio entiendo
Que es espíritu el hombre y es materia
Llamado a ser eterno … y es miseria…?

(Nota – improvisación del autor de esta Obra)

POLITICA
PARA LA ADMINISTRACION AMBIENTAL

POLITICA
PARA LA ADMINISTRACION ALIMENTARIA

Como ya decía, la Política de la salud íntimamente ligada al despertar y desarrollo de los pueblos, pronto nos revelará su grado de preparación psicológica, pues no bastará con entrenar personal administrativo, ni crear "Ministerios ni Ministros, ni destinar dineros, ni apostar en cada esquina una persona con delantal blancoi para tpmar la presión mediante un évolo cualquiera, ni levanter una carpa con primeros auxilios, ni crear postas centrales, rurales o clínicas, o policlínicos urbanos o suburbanos, ni apostaderos periféricos para atender casos de urgencia, ni siquiera construir un SUPER – HOSPITAL: ¡No! ¡No! ¡No…! ¡…/…!

Lo que se necesita es atender con la mayor urgencia el aspecto alimentario, su grado vitamínico, su valor proteico observando su procedencia; purificar las aguas de riego; descontaminar los ambientes urbanos – suburbanos - Rurales – semirurales, como otear y vigilar los ambientes cordilleranos y costeros.

Desinfectar establos y revisar los TAMBOS; desinfectar utensilios y revisar los animales: Desmoscar, desgusanar, destetar a tiempo, despiojar, despulgar – "Desgarrapatar" …

¿No estaba por allí arriba la terrile

Tsé-Tsé que es la mosca del sueño?

¿No se vió la tenaz lucha contra las garrapatas de la fiebre de Tejas?

La salud está en muchas de esas cosas que son desconocidas, porque de ellas provienen las contaminaciones, como está en el cuidado de nuestros animales caseros; pero muy por encima de todo, la

Salud está en lo que El Gran Creador ha colocado a disposición del hombre para su alimentación: Animales y Plantas. Flora y Fauna. Las hortalizas regadas con aguas contaminadas son unas bombas de impredecibles consecuencias: Lo mismo los árboles frutales que anidan miríadas de insectos y moscas, si no son altamente cuidados y desinfectados.

Las ubres de las vacas han de ser tratadas con religiosidad, respeto y meticulosidad, como igualmente las manos laboriosas de quienes las ordeñan. Si el TAMBO está más tecnificado y la maquinaria reemplaza a la mano de obra, todo este elemento ha de ser fabricado con material quirúrgico del más purificado acero, de modo que ninguna infección pueda adherirse al tiesto o instrumento.

¿Por qué se confía tanto en los alimentos (lácteos) Pasteurizados"? –ya lo dijimos – pero cuidado con los envoltorios o envases de latón, nylon, de acero ó simple Fierro, de aluminios, de galvanizados, etc…Bueno, éstas y mil preocupaciones más en esta Era de la Gran Tecnología, han de ocupar Las facultades del hombre como primera prioridad y…¡Absoluta! Que a la postre diga que un Sistema Político de la Salud, el más idóneo, el más ecuánime, el más limpio… El más desinteresado… el más Humano y el más Divino… cubra tan sagrada misión.

¿Cómo lograr el milagro?
¿Con créditos en dólares que lleguen de lejos?
¿Con aumentos de empleos públicos?
¿Para qué?
¿Para mayor burocracia y tramitación?

¿Cómo lo hicieron los Conquistadores en las grandes hambrunas?

¿No cuenta la Historia del cuidado de un puñado de maíz? Si siempre se rec urre al crédito para tener medios para sembrar y cosechar el alimento, entonces siempre se estará cancelando ese crédito tan nefasto como una epidemia. Se dirá que con mayores ingresos en dinero y divisas habrá una superación del Standar de Vida en las poblaciones y yo creo que esa es la equivocación más monstruosa por la que camina especialemente hoy la administración de la sociedad humana Nadie puede alimentarse con dólares y divisas, con monedas de cobre y de oro, pues como decía el Protomédico Ochandiano de las aguas depravadas y malvadas del Río Mapocho: - "No sirven ni para praparar alimento ni para desleirle en el bentrículo" ni para beber los animales por muy sedientos que anden – por el conocimiento natural que tienen de su daño…" Pero sí podría servir ésto que llamamo capital para emplear toda la mano de obra de todos los pueblos, erradicando con ello la flojera, los vicios, la promiscuidad y el robo…El más asombroso movimiento agrícola despertaría tanta admiración, porque el hombre trabajador comería de su propio fruto y con "buena y saludable hambre" tras una tarea deplegada en el transcurso de las horas del día. Las enfermedades mismas tienen menos cuerpos donde radicarse, pues el organismo al aire puro, con pulmones sin contaminaciones, con un corazón robusto y un torrente saguíneo fluido, en primer lugar es menos propenso a enfermar y en Segundo lugar se descongestionaría los grandes centros poblados en buena y saludable medida, habida consideración de la alegría que despertaría una actitud masiva que en estas páginas son rayanas en la locura y la utopia…

Pero no importa: siempre es conveniente manifestar las buenas intenciones, poque ellas están dirigidas a Gobernantes y Gobernados y hasta me saben anticipadamente a miel los agradecimientos de la fauna y los de la flora que se verán tratadas sobre la buena tierra, como en la generosa mar.

A continuación podremos aplicarnos a la preparación intelectual de los médicos y a apoyarles en todos sus estrudios e investigaciones, prorocionándoles salas e intrumentos de acuerdo a las más modernas y sofisticadas técnicas; además, un tiempo remunerado con holgura para que atiendan con dignidad y sin resabios "Horas – Familia y Pacientes; un sitial de tal preponderancia en la sociedad que él mismo observe sonriente y afectuoso a cuántos le rodeen; prepararles tan deferente situación económica que "jamás huyan los cerebros"…Todo medicamento habrá de ser gratuito y así toda atención como el mismo Hipócrates lo ordena en su TESTAMENTO ORACION "SER HONRADO PARA LOS HOMBRES…"

Si todo fuera al revés, o simplemente siguiera siendo como es ¿No estaremos permanentemente viendo con impotencia acercarse hacia nosotros una muerte disimulada tras una mirada lánguida bajo la mano limosnera, entre los pliegues arapientos y mugrosos?

Si todo fuera al revés ¿De qué política de la salud hablaríamos a un pueblo incapaz de reacciones psicológinas férreas solo por no estar correctamente alimentados? Así, a la postre, una desnutrición será destructiva como la misma epidemia, multiplicándose las secuelas al límite del CAOS, arrojando las fuerzas volitivas a la pavorosa sima y anulando las Áreas divinales de la creatividad… ¡El cerebro desnutrivo está obnubilado! ¡Eso es simple! ¡Sí…!

Una sociedad desnutrida pronto presentará el aspecto traumatizante y los hospitales, reflejos de esa "Sociedad", con el alma transida de dolor y hasta de pesadumbre y vergüenza ajena, nos entregarán una respuesta espeluznante…Entonces, el Hospital, rostro de la ciudad, clamará por científicos y médicos y enfermeros especializados y anestesistas y agujas hipodérmicas y vendajes y medicamentos y microscopios…y… otra vez clamará por medicos, por estudiosos y por sabios… Pero como el bello cisne de los cañaverales del ensueño, para ese entonces habrán emigrado a otras regiones, porque acá… (Oh, colega Gustavo Adolfo Winter, querido amigo, ocurridme con tus versos…)

**REINA EN EL LAGO DE LOS MISTERIOS TRISTEZA SUMA
LOS BLANCOS CISNES DE CUELLO NEGRO DE TERCIOPELO
Y DE PLUMAJE DE SEDA BLANCA COMO LA ESPUMA
SE HAN IDO LEJOS**
Se han ido lejos
PORQUE DEL HOMBRE TIENEN RECELO

**AUN NO HACE MUCHO QUE SUS BANDADAS
ERAN RISUEñOS COPOS DE NIEVE QUE SE MECíAN CON SUAVIDAD
BLANDOS Y HERMOSOS COM LOS SUEÑOS
COMO LOS SUEÑOS CONQUE SE SUEÑA LA ABELLA EDAD**

(Qué hermosa metáfora para cuánto quisiéramos lograr de ella) Si se quiere atacar las enfermedades, una reestructuración en Economía y Hacienda se precisará con suma urgencia…los "Ultimatum" ya los ha recibido la sociedad. Las demoras en asunto de tanta importancia solo prolongan la agonía de los pueblos y éstos, huérfanos de apoyo, sin fuerzas por desnutrición, un día doblando la cerviz, dejarán penetrar al anemigo mortal en el cuerpo y en el alma, HACIENDA PRECIOSA que mandó el Criador Cuidáramo.

Desde dentro llegó la desnutrición a Roma.

Leonidas vence moralmente al Rey Persa, aunque cae bajo la superioridad numérica (y una traición) del enemigo. Los atenienses triungfaron moralmente, porque estaban físicamente preparados: Eran Fuertes y su slogam era Mens sana in Corpore sano – Mente sana en cuerpo sano. Uno de tantos valientes soldados escribirá sobre la roca con la sangre de su propio dedo, desconociendo el dolor: "Pasajero, vé y dile a Esparta que aquí hemos muerto por defender sus sacras leyes". Otro de esas huestes fue capaz de correr sin Descanso 42 kilómetros por entre pantanos y bosques: ¡Estaba fuerte de alimentación física y moral!

En otro lugar los hermanos Graco tuvieron la visión de los pueblos bien alimentados y fuertes, por cuya razón defendieron con ardor las Leyes Agrarias en Roma, para que las riquezas no se acumularan en unos cuántos políticos y cónsules. Si hubieran sido débiles ¿Habría habido tantos Héroes? Las leyes agrarias ¿No significaban la defensa del pan para los pueblos? ¿O sería que tántos estaban equivocados? ... De haber sido así ¿quién de nosotros hubiera deseado ser uno de ellos? Al hablar de "desnutrición" es preciso conducír la mente por otros caminos, puesto que una cosa lleva a la otra en una sucesión de íntima relación, aunque a las veces en apariencia esas cosas estén desligadas.

Fuente de graves enfermedades ha de ser la desnutrición y el hambre; de ello Buena prueba nos dan las antiguas referencias a nivel mundial. No obstante, a guisa de ejemplo, veremos los excesos a que se expone una persona, lo mismo una comunidad, si el hambre comienza a hacer sentir su fatídico peso: Se podría llegar a la antropofagia, como le ocurriera a los deportistas que cayeran con su avión en la Cordillera de Los Andes, de cuyos sobrevivientes la televisión anoche (sábado 7 de enero de 1989) trajera a uno con su familia desde el Uruguay para presentar un programa que recordaba los 60 días de angustia en plerna ordillera de los Andes donde solo había vientos huracanados y nieve: la muerte era inmnninente para todos, pues carecían de víveres. Terminados éstos, solo se esperaba la muerte de algún compañero (o familiar) para poder comerlo –crudo además- y sobrevivir…y toda esa tragedia en pleno Siglo XX y entre personas de cultura superior – incluyendo médicos – o estudiantes de medicina.

En épocas pasadas en nuestro País (Chile) las cosas fueron simplemente horrendas, especialmente tras la muerte de Valdivia (don Pedro de Valdivia El Conquistador) claro que se trataba de gente incivilizada como el araucano, aunque tenían una organización estricta y soberana e inviolable. Por eso el hecho que voy a relatar es tan dramático que ara creerlo (y también para dudarlos) remitámonos a la Historia: --- "Era mediados del Siglo XVI - 1553 – Valdivia había sido derrotado y muerto en la Batalla de Tucapel, según don Alonso de Ercilla y Zúñiga, de un garrotazo muy certero que el indio Leocato le asestara en el "recio cogote" –undiéndole la celada que los indios no pudieron o no supieron quitarle de la cabeza; según el cronista Mariño de Lobera el matador fue Pilmaiquén, siendo sus palabras (de Lobera) "Y viendo ésto un cacique llamado

Pilmaiquén"…Bueno, el caso es como sigue: --- Francisco de Villagra, quien había permanecido en La Imperial, procedió con rapidez a fortificarla y luego, en victoriosas incursiones, destruyó diversos Fuertes de los mapuches.

Por su parte los mapuches no oponían mayor Resistencia y la razón no era otra que la MISERIA – EL HAMBRE Y UNA EPIDEMIA DE TIFUS (Chavalongo) que cegó vidas a millares. Los indios habían dejado de cultivar sus tierras para privar al español de alimentos y provisiones; pero esta medida, a la postre, se volvió contra ellos mismos que debieron padecer peores aflicciones. MARIÑO DE LOBERA RELATA ESTE EPISODIO TERRIBLE en términos que parecen estractos de leyendas: ------

ANTROPOFAGIA: "Y así vino la tierra a tanta esterilidad y hambre que padecían los españoles y también sentían la falta los mismos indios. En resolución vino la cosa en términos que andaban matando unos a otros para comer el matador las carnes del que mataba. Lo cual duró…/… (lo que sigue ya ha quedado claramente escrito en la relación de un artículo anterior)

No será el caso de ANTROPOFGIA lo que nos preocupe en medio de esta moderna sociedad en que con tantos avances de la civilización se vive, sino en haber hallado en la leyenda que junto con el HAMBRE y en razón de otras MISERIAS, el hombre debió enfrentarse al flagelo del TIFUS (llamado entre ellos Chavalongo).

De igual modo se ha ido enfrentando a otras enfermedades de alta peligrosidad, combatiendo la desnutrición tanto como el desaseo, base de múltiples infecciones y plagas.

Ha declarado el Dr. Alberto Edwards (12) que en nuestro siglo se han visto dominadas muchas enfermedades gracias al milagroso descubrimiento de la Penicilina y más recientemente de la Streptomicina en el año 1944, la cual cuatro años después ha dado orígen al tratamiento antivacilar específico. En el campo clínico han sido muy cautelosos para aplicar este fármaco, pero han conseguido excelentes resultads por la acción antibiótica. De este modo se han notificado de recuperaciones de casos en Meningitis Tuberculosa, a la fecha de pronóstico mortal. Otras enfermedades con compromisos pleuropulmonares, las neumonías cacerosas, pleurecías, broncopulmonías, la temida diseminación – agrega el artículo para la Revista Médica ostearticular, genito-urinaria, etc. etc.

Claro, al encontrarse con nuevos y sorprendentes productos para atacar las enfermedades, los Médico van recobrando la Fe en que Dios habrá de otorgarles una oportuna luz sobre las calamidades y epidemias que tan dolorosamente han asolado a la humanidad.

El Hospital San José ha asistido desde la distancia a todas las inclemencias de los azotes sufridos por el mundo entero en materia de enfermedades y al llegar éstas a nuestra Copia Feliz del Edén, este betusto caserón, reliquia colonial y primer refugio de quienes angustiados buscaban su protección contra la Tuberculosis, abriendo sus puertas generosamente ha enfrentado los duros abatares con sus nobles médicos residentes que, aún a riesgo de la propia vida, han querido salvar la ajena. Dios bendiga a los que ayer cayeran por defender tan Santa Cruzada, como que proteja a los que aún siguen luchando por erradicar los males de nuestra sociedad desde ese bello y señorial centro asistencial que de LAZARETO ha llegado a ser HOSPITAL GENERAL digno de ser inmortalizado como un VERDADERO MONUMENTO NACIONAL.

A guisa de paréntesis dejo constancia que esto, como lo del Mercado Central de Santiago de Chile yo se lo solicité al Ilustre General Don Augusto Pinochet Ugarte y sé que él cumplió con mis anhelos. Claro que nadie lo hace constar como méritos del Dr. Emilio Galán, un compatriota chileno que admira la integridad de su País como lo más sagrado después d Dios y la Madre, luego los hijos y finalmente todos los descendientes de la Noble Patria, la culta y delicada Navión Chilena, orgullo del Continente Americano, una Tierra que tantos talentos ha dado ha dado al Mundo.

Rev.Méd. Chile pág.316 Nº111 - 1983

LA HIGIENE SOCIAL

LOABLE INFLUENCIA DEL HOSPITAL SAN JOSE

Refiriéndome a las "Conductas y la Religión", ha quedado establecido que grandes grupos de la Comunidad estaban circulando en un medio casi adverso, puesto que mucho de lo que nos rodea tiende a conducirnos por una senda marcada por la difusión que avanza con los anuncios de carteleras cinematográficas o televisivas en campañas altamente comerciales, pero sin curarse de lo masivo del anuncio, o la ausencia de moralidad. Por eso, en escasas líneas expuse que "La situación de los menores y las juventudes en marcha a un porvenir tornado angustioso y delirante podría radicar en los mismos progenitores".

Sin embargo, termino el capítulo respectivo con una marcada cuota de optimismo al expresar que el grave conflicto de la medicina y la ciencia, la responsabilidad de los médicos, su amor al prójimo, un día al vez logren el milagro de la recuperación de la salud.

¿Pero qué entendemos por SALUD? Ella es un cúmulo de elementos ordenados que, como las piezas de un reloj, deben marchar sincronizadamente, so riesgo de alterar todo el funcionamiento de la gran maquinaria de precisión confundiendo hasta la exsistencia del tiempo si un desnivel cualquiera provoca una marcha desenfrenada o drásticamente concluye con paralizar todo ese sincronismo en un Stop Total.

Más allá del aspecto físico hay que observar con atención la salud de la Voluntad, la de la Mente, la de los Sentimientos. Si se anquilosa el corazón la insensibilidad no nos permitirá percatarnos del valor de la vida ajena. Si la mente atravieza por una crisis se trastocarán las potencialidades que engrandecen al individuo y por último, sin voluntad ningún principio se concretará y toda actividad quedará tronchada malográndose la creratividad y el esfuerzo por hacer un BIEN, si no se hace, redundará en un mal acaso provocado involuntariamente.

La otra parte de la Salud es aquella intangible, la cual no se ve de momento, pero cuyos resultados llegarían a palparse: Esa es la Salud Moral.

Los Hombres de la Antigüedad que quisieron guiar a la humanidad por los senderos del bien recurrieron con insistencia al gran sentimiento de la cordura en las Conductas, pues cuando los pueblos degeneraban en las vías del vicio la Salud Moral decaía al punto de nefastas consecuencias.

Los médicos han sido a la vez filósofos descubiendo que solo programando la virtud el cuerpo estaría preparado para enfrentar los males físicos.

Por ende no es desacertado condiderar que las enfermedades han sido el resultado de graves desórdenes sociales y mentales. Entonces los médicos enfrentan la problemática sin que nadie se cuide por entender los superiores desvelos. Ellos enfrentarán los problemas de la salud cultivando cuerpos que ahoguen el bacilo del contagio social.

Deseo pensar que hoy los males están en marcada decadencia por dos razones elementales:

1. Siendo el Siglo XX dueño del mérito de los más extraordinarios adelantos científicos, también lo serán de los morales, puesto que en una sociedad de alta civilización estará puesto el AUTOCONTROL y las leyes serán abundantes en estrictos controles de la salud pública en bien de una HIGIENE PUBLICA MENTAL.
2. Los microbios patógenos han sido casi erradicados por la sabiduría de la ciencia que pudo descubrir y desentañar los gérmenes y en definitiva neutralizarlos, si no extirparlos y extinguirlos.

Sin embargo, jamás el hombre permanecerá en casta reclusion porque siempre tiende a hacer lo prohibido…Así Despertará la enfermedad que se presumía debidamente controlada.

Y como siempre se repetirá la historia, procurando un alerta traeré a colación un artículo que, aunque centenario, cobra inminente actualidad. A saber:

"Estudios higiénicos en algunas partes de Chile"

En el año 1874, 15 años más de un siglo, el Dr. Elías Fernandes comentaba el siguiente artículo: "Creo que siempre, siempre, debe anteponerse a una moral mal entendida el bienestar de los pueblos. Incúlquese en hora tras hora sus sanos principio, procúrese sacar de ellos Buenos esposos, Buenos padres, etc., pero debe darse también garantías de salubridad.

(A continuación expone el caso del desarrollo de la Sífilis en aquellos lejanos tiempos y sus palabras no han perdido, en mi opinión, vigencia).

Decía: ¿Se protegerá de esta manera el vicio? Los pueblos más santos no podrán resistir de tiempo en tiempo sus inclinaciones mundanas. La Sífilis obra sobre la salud pública por los accidentes que le son propios y por los fenómenos que resultan de ella, por las alteraciones, las degeneraciones que trae al organismo, por los desórdenes morales que le acompañan, o que la siguen en la clase obrera; por la suspensión de trabajos; por aumento de gastos que necesita; en fin, por el cargo enorme que hace pesar sobre toda la sociedad entera".

Luego, el articulista enumera siete cláusulas que fueron aplicadas en Francia y coloca como ejemplo aquellos casos más calificados por la importancia de los pueblos que abrigaron ese horroroso falgelo, el cual llegó a nuestro País vía Valparaíso.

El Hospital San José no pudo estar ausente en el esfuerzo por combartir esa enfermedad, puesto que a la sazón era un neo centro médico inaugurado a propósito de trágicas pestilencias.

Actualmente se guardan celosamente los libros que atesoran tan vívidos recuerdos y sus nobles enseñanzas, a los que este autor reconoce con humildad haber tenido el privilegio de accede.

Las Siete Cláusulas son las siguientes:

He aquí ahora las conclusiones del Dr. Saudouville que han tenido la sanción y el apoyo de la Academia de Medicina de París.

La Inscripción en todas las localidades de Francia de las mujeres que se entregan a la prostitución.

Ser visitadas por médicos cada cuatro días, y el empleo Speculum para examinarlas

La Visita hebdomedaria en todas las villas de guarniciones hechas por sus cirujanos respectivos de los hombres que pertenecen a las tropas de mar y tierra y el envoi de los enfermos al hospital

La admición de los enfermos en los hospitales jenerales sin suprimir por esto los servicios especiales

Mejorar el régimen de ciertos hospitales especiales

La multiplicación de consultas públicas con distribución gratuita de medicamentos

La prohibición absoluta de toda provocación sobre la vía pública.

(Y sigue la nota, ahora haciendo relación –prudente- de los pueblos que, por devoción a la veracidad de esta Obra, incluyo)…

"En Bélgica es donde la protitución está mejormente reglamentada, habiendo servido de modelo para muchas naciones que han querido disminuir los estragos de la Sífilis y la desmoralización consiguiente".

En Holanda se ha reglamentado definitivamente desde 1855"

Las mujeres de algunos barrios casi arrastran por la fuerza a los hombres para introducirlos en sus inmundas habitaciones. Igual cosa sucede en Liverpool, donde también, como en Valparaíso, es uno de los lugares donde más estragos hace la Sífilis.

"Otro tanto se puede decir de Manchester I Edimburgo, siendo en la priimera menos turbulentas, I en la segunda más distinguidas, puesto que todas tienen alguna ilustración y gastan un lujo admirable. Tardieu agrega que hay menos rameras y más concubinaje. Pero hai mucha corrupción, no desdeñándose los hombres de la alta sociedad de presentarse con estas mujeres en los paseos públicos. Es una cosa aceptada en la sociedad."

"Se ve aún a Ministros de la Iglesia que tienen casas de prostitución públicamente". (por considerar duro ejemplo heme saltado un párrafo que va entre uno de estos puntos aparte, pero que es relatado así:)

"En Londres dice TARDIEU, es sin límites, haciendo estragos la SIFILIS desde la edad de los 10 años, de tal manera que se ha podido observer 2.700 casos en muchachas de 10 a 14 años".

"En resumen, la mejor manera de evitar en gran parte la propagación de la Sífilis en VALPARAíSO DE CHILE, teniendo en vista los resultados que arrojan las ciudades ya mencionadas, será adoptar en cuanto sea posible las bases que han adoptado ya tantas naciones, que más arriba se expresan"…

"La inscripción en registros de policía de todas estas mujeres que quieren dedicarse a ese ejercicio junto con la vista semanal a lo menos de algunos médicos, será a la vez, una medida correctiva en cuanto a la moral pública, I a una medida hijiénica de importantísimas consecuencias".

"POR OTRA PARTE PUEDE ESTIMULARSE A LOS HABITANTES DE VALPARAISO para fundar Establecimientos análogos algunos en Santiago (de Chile) I a casi todas las grandes ciudades de Europa".

"Quiero hablar de los lugares de refugio que tienen las mujeres perdidas que quieren abandonar su oficio por otro más honrado y moral, ya sea para amparar a alugunas jóvenes desgraciadas, a quienes la miseria arroja casi siempre a esa Triste Carrera". (13)

Aunque con respeto nos induce a mirar con admiración a todos los pueblos del mundo, muchas veces resulta constructivo para la Historia recordar viejos acaeceres que por sus alcances mórbidos suelen pertenecer a todas las comunidades humanas donde sus sacrificados médicos luchan contra la enfermedad y en bien de la moralidad y la felicidasd a la que está llamada la creatura humana. Y que los archivos del Hospital San José conservan tan valiosos documentos nos hace pensar que actuó activamente en bien de la floreciente sociedad de Santiago de la época, como lo sigue hacienda hoy en sus diferentes áreas de atención médica, donde se advierte grande actividad y honda y humanitaria preocupación. Honra pues a nuestro pueblo el prestigio siempre sostenido de este Centro Asistencial de la Salud que esmeradamente cuida, atiende y persevera, ilustrando con su ejemplo y existencia centenaria a toda la pujante Nación Chilena.

- Imp.Nac.Calle de la Moneda N° 16– Rev. Méd. de Chile. Tomo I 1872- 1873.

DONDE SE ADVIERTE DEL ASEO EN PREVENCION DE LAS PLAGAS

La Historia de Chile, variadísima en acontecimientos, va dejando en el espíritu del que se interesa por su estudio una grata impresión, puesto que no habría de ser fácil organizar una población enteramente nueva, con ponderosa tendencia a la absoluta libertad, de la que, como los niños desordenados, no pocas veces se hizo abuso. Sin embargo, el buen criterio de sus Gobernantes fue imponiendo la Justicia y el Orden que irán caracterizando a este pueblo joven y robusto, cuyo amor al terruño solo es comparado al amor por los hijos y las cosas de Dios.

En la Colonia y hasta bastante entrada la Independencia, fueron denodados los esfuerzos por corregir los malos hábitos y exaltar los valores morales y cívicos. Esto sigue siendo una permanente preocupación de todos los Gobiernos, tal vez consecuencia de los muchos ejemplos de probidad de los de antaño.

Tanta sería la preocupación de nuestros predecesores que, conscientes de estar frente a la tarea de la reestructuración social, política, cultural, religiosa, en los comienzos de la vida independiente de nuestra Patria, no escatimaron recursos para ennoblecer su participación; así fue cómo el 15 de Septiembre de 1849 se instituye el premio a la moralidad que obedece a la inspiración bellista siendo el sabio Rector de la Universidad de Chile. Las Fiestas Patrias de aquel año se verían engalanadas con ese broche diamantino, galardón que estimularía anualmente a quienes hubieran realizado dignas y laudables acciones en beneficio del prójimo. Bien exigente debió ser, sin embargo, el Jurado, pues a la Maestra de una Escuelita Gratuita para niñas pobres, doña María Romero, se le concede el 2º Premio, siendo que con caridad y abnegación de santa e impulsada por su filantropía, ella misma preparaba diariamente el almuerzo para 40 de sus pequeñas alumnas sin recursos. (14)

Uno de los grandes Gobernadores que tuvo Chile fue Don Luis Muñoz de Guzmán, sucesor de Avilés y Del Fierro: Lo acompañaban su esposa doña Luisa y su hija.

Luego de su arribo a estas costa en Solemne Sesión en la Universidad de San Felipe fue informado de las sanas aspiraciones y propósitos de la ciudadanía, haciendo mucho incapié en la conclusión del enlozado de las calles y compostura de las mismas, arreglo de plazas, su aseo y comodidad; también que se arbitrara para su entera iluminación por las noches; que los cuarteles tuvieran permanentemente serenos y que las acequias tuvieran constante agua corriente y limpia y que al registrarse los abastos no les fuera permitido vender lo que no estuviera en sazón, retirándose los pescados de la plaza pública. Que además se velara sobre el exceso de bebidas alcohólicas productoras de tantos daños y desastres…Que se construyera el Canal San Carlos, etc. etc. luego se referiría al petitorio a que "EL AIRE ES PRINCIPAL Y TAL VEZ EL UNICO VEHICULO DE SALUD Y VIDA".

Pero había en esta relación algo que para esta Obra resulta de Gran Trascendencia, pues al Gobernador entrante se le advertía: ";Qué no han declamado los sabios contra los hospitales y entierros en los poblados?... ¡LA ATMOSFERA QUE NOS CIRCUNDA IMPREGNADA DE

TANTA PARTICULA PUTRIDA NO NOS DEJA RESPIRARA EL AIRE VITAL...!

(Y continuaba...)

Algún día nuestros postreros adoptarán ideas tan sensatas y serán entonces incalculables la bondad y la excelencia del País Chileno".

Fue así transcurriendo el tiempo y la historia, de modo que vino a suceder que cuando altamente urgente por la gracia de Dios pudo llegar a nuestro suelo la salvadora VACUNA ANTIVARIOLICA.

Cuando se repetía nuevamente la terrible embestida de la epidemia de la Viruela hacia el decenio de 1870 y 1880 (nótese cómo nos acercamos al final del siglo) el HOSPITAL SAN JOSE aún estaba en pañales y sin embargo el destino le tenia rerservada la ímproba tarea conque se ilustraría su nombre de gladiador invencible, Joven aún este hospital, cuyo nombre original ya hemos señalado como EL LAZARETO DE EL SALVADOR, tal como lo dicen los magníficos libros que hoy son su reliquia y cuyos Primeros CUATRO TOMOS advertimos estar extraviados al presente, las miradas angustiadas de un pueblo asolado por la "Plaga" se volvían desoladas a este Plantel casi inconcluso, pero cuyas generosas puertas se mantuvieron abiertas proclamando el altruísmo y generosidad de sus Directores.

Los años transcurrirían con rapidez y a comienzos de este mismo Siglo XX el Lazareto ya denominado Hospital San José cobra una imponderable relevancia y trascendencia. Médico del Lazareto era el Dr. Ricardo Dávila, quien en un ejemplar de la Revista Médica relata la aparición de la enfermedad bronceada y como lo aclara en la misma Revista el Dr. Edwards, el Sr. Dávila "Solicita La Ley de Declaración obligatoria de las enfermedades infecciosas". Gravísima situación era la de la TUBERCULOSIS y allí estuvo la gran participación de nuestro Hospital.

Comparado con este aparente lejano pasado, el estado de nuestro Hospital siempre presenta condiciones saludables e higiénicas, por lo que su valor moral asciende a incalculable cima.

Hoy, viejo y todo, y pese a sus falencias económicas, es una de las joyas de la atención para un público eminentemente pobre, lo que redunda en mayor mérito para los muros que han sido mirados con recelo permanente, solo por haber sido destinado esencialmente para el tratamiento de esa pálida enfermedad que motiva la romántica introducción de una carta de la hermosa Margarita Gautier.

¿Cuántos hospitales se mantienen en el mundo con una trayectoria tan original? ¿Cuántos pueden decir en el mundo que en un barrio antiguo de la ciudad Capital de un País se promueve un trabajo escrupulosamente higienizado?

En pleno Siglo XX he leído un artículo periodístico que me ha consternado hondamente y que hoy transcribo aquí como una comparación que violenta mi ánima, pero de irrefutable lógica para ponderar los beneficios que presta este Centro Asistencial de la Salud —aún con sus estrecheces económicas - donde se deja ver que mi comparación con lo que se leerá se bien fundamenta.

- Efemérides Nac. Minist. Educación – 1953 -

Título del Artículo

ITALIA: "CRITICO CUADRO DE SITUACION DE HOSPITALES

... Médicos asisten a las guardias sólo a dormir y los ratones y cucarachas circulan libremente por las cocinas de los nosocomios.

ROMA 18 – REUTER).

Hospitales en los que los pacientes mueren por la noche sin cuidados adecuado, donde los médicos asisten a las guardias exclusivamente para dormir y donde ratas y cucarachas circulan libremente por las cocinas.

Este es el cuadro del servicio hospitalario italiano que emerge no solamente una horripilante investigación privada, sino también de la propia palabra del Ministro de Salud, Carlos Donat Cattin.

En un reciente debate parlamentario sobre informes en el Sistema de Salud Pública el Ministro provocó conmoción y una aguda controversia al declarar: "Los pacientes mueren durante la noche en los hospitales como consecuencia de falta de instalaciones, especialmente de personal.

Donat Cattin, quien considera que Italia necesita de 12.500 nuevos médicos, continuó con su prédica y declara en un reportaje a un diario que "Es impensable que en la Italia de 1988 uno pueda morir sin ayuda médica. La gente está abandonada.

El Ministro expresó durante el reportaje que las investigaciones realizadas ante la reciente muerte de una mujer en el hospital, revelaron que muchos médicos siempre trabajan en guardias nocturnas; en mi opinion eso significa que esos doctores tienen otras preocupaciones y que van al hospital exclusivamente para dormir…Desgraciadamente el Sistema de Salud de este país está lleno de historias como ésta". Un grupo de presión independiente denominado "El Tribunal de los Derechos de los Enfermos" publicó recientemente el resultado de una investigación realizada por su secretaria, Teresa Petrangolini, tras una recorrida de 13.000 kilómetros que comprendió 99 de los hospitales públicos de la peninsula.

Los resultados son alucinantes. El cocinero de un hospital del sur de Italia dijo que las ratas emergen de un resumidero frente a la cocina desde hace años, a pesar de haberse instalado recientemente una cubierta, se halló una rata en la sopa.

Petrangolini dice que "pelotones" de cucarachas son huéspedes habituales de la cocina de otro nosocomio.

En Cerdeña los productos que se descartan de las diálisis de pacientes hepáticos caen al piso desde contenedores inadecuados.

En otros establecimientos las criaturas recien nacidas son bañadas en los mismo recipients utilizados para enjuagar los trapos de piso". (15)

- Diario El Mercurio –lunes 19 de Dic. 1988. Santiago-Chile

ENTONCES PIENSO:

¿Qué hubiera sido –enmiendo- qué hubiera hecho el Gobernador don Luis Muños de Guzmán en la Colonia de aquel tiempo tan lejano y a la vez tan cercano?... ¿Alguna vez podría alguien acusar a uno solo de los más modestos de nuestros hospitales de tamaña barbaridad?

Los "Derechos Humanos" tan vapuleados en nuestro "Pequeño Gran País desde que estábamos en pañales coloniales tuvieron toda la importacia que se merecen sus hijos. Y los médicos de nuestros Hospitales jamás se darían el lujo de dormirse ni siquiera "en los laureles", dando pruebas feacientes de su grande interés por la ciencia, al extremo de competir con los mejores del mundo en conocimientos, en honorabilidad y en aciertos sobre tratamientos de investigación patológica moderna. Ello es que estaremos en cinco años, si las afirmaciones periodísticas no me engañan, aplicando terapias capaces de controlar el terrible SIDA, horrible Caja de Pandora en la Era de la Gran Tacnificación. Hoy, tras 30 años de mi aceveración, creo haber acertado con mi ponóstico (aquella vez…) de los cinco años.

El interesante trabajo varias veces citado aquí del Dr. Alberto Edwards – Luciano Vercovici y José Santamaría, nos ponen rebosante de alegría y sano orgullo cuando en un artículo que es preciso transcribir, comenta, además, que "en 1939 (apenas nacido por ese tiempo este autor) inició su labor investigadora sobre drogas en el ahora inexistente laboratorio experimental del Hospital San José y que LA DOCTORA DOROTHY CHYNOWET RECONOCE AL DR. BUENO

LA PRIMERSA PUBLICACION MUNDIAL DE LA ACCION ANTITUBERCULOSA DE LA TIOUREA de la cual deriva el TB 1 descubierto por Domagk, la DIFENILTIOUREA de la cual se obtiene el CIBA 1906 usado en la Lepra y la Tioamida que se incluye en la droga 1314 o Etionamida usada en la TBC.

Esta línea de investigación se interrumpió al fallecimiento del Dr, Bueno en el año 1978, habiéndose sintetizado 128 derivados químicos y estando en progresión exitosa los denominados AK 203 y AK 235.

La pesquisa de la Tuberculosis hasta 1968 se hacía en base al Abreu. Desde esa misma fecha se inicia con ese mismo objetivo la INVESTIGACIóN BACTERIOLóGICA y nuestro Laboratorio de Investigación del Bacilo de Koch es el único en Chile que en la actualidad efectúa estudios de sensibilidad en Pirazinamida, cultivos y test rápidos en medios líquidos y en láminas".

Bien largo sería entusiasmarse con las citas que se supone serían de importancia, pero que para honrar al Hospital San José verdaderamente huelgan palabras.

Retomando el hilo de la pasada historia, cuando la Viruela se gozaba en sus estragos, el pobre fraile Chaparro ya se había esmerado en practicar la vacunación en Chile, contribuyendo de ese modo desde las puertas de nuestra Catedral a derrotar con su santa cruzada tan hórrido flagelo, el que habría DE HUIR CON ESPANTO DE NUESTRAS FALDAS ANDINAS.

Quisiera proponer desde estas páginas que el ilustre "Nombre – CHAPARRO" sea colocado como justa retribución, si no a un Hospital completo de nuestra ciudad, a lo menos a una nueva y moderna Planta de Laboratorio en este benemérito "Lazareto de El Salvador" de ayer, HOY HOSPITAL SAN JOSE DE POBRES Y NECESITADOS

Haber comentado lo referido en el Artículo del diario

El Mercurio de nuestra Capital no es para llamar a controversias, sino para conmovernos gratamente sobre las cualidades higiénicas conque se trata de ADMINISTRAR LA SALUD PUBLICA mediante procesos de alimentación generosamente tratados en base a una limpieza que signifique en la debida dimensión una entrega generosa hacia los pacientes que esperan todo lo mejor de nuestra participación organizada y civilizada.

Un enfermito es como un niño, siempre ansioso de la caricia que un día fuera el manantial de una palabra, de una mirada, de una atención imponderable…Ohhh, madre mía, dirá un enfermo, protégeme desde la altura, si ella ya no existiera entre nosotros…y ese lamento va directo al corazón de quienes le atienden, o atiendan en lo futuro…

El aseo, como el aire puro, es el primer alimento para la salud quebrantada. La comida sabrá mejor, cuando el amor resulta ser su primer condimento. Por lo tanto, los utencilios han de guardar una interrelación permanente entre la actitud física y la actitud moral…

El Hospital San José tiene los méritos que le acreditan sobradamente, pues su espíritu de bien anima el quehacer de quienes suministran los ingredientes y su preparación.

La cocina, como el altar, ha de verse pletórica de luz y de bondad; ha de contar con personal adecuado, idóneo en su profesión y conocedor de los ingredientes que componen la alimentación y con utensilios útiles. Cualquier descuido podría proporcional incomodidades cuyas consecuencias solo podrían descubrirse tardíamente, como si el exquisito trato lo dirigiera.

Permita el Supremo Hacedor que una conciencia muy sana sea la guía indestructible de los que proven el pan, porque ellos (as) son los sacerdotes que administran la Hostia que alimenta, en definitiva, el alma y el cuerpo.

Aquí una foto COCINA

EPIGRAFE de la Cocina

Espaciosa, aseada y sobria, simboliza la preocupación del funcionario que tiene conciencia de su delicada función: EL ALIMENTO. Puntualidad rigurosa y una alegría a flor de labios demuestran el amor conque se prepara ese sustento que Dios jamás deje faltar en nuestra Patria y muy especialmente en el nosocomio. Ello será permanente expresión de pulcritud y de agradecimiento a la Divina Providencia.

REMINISCENCIAS Y REFERENCIAS DEL PASADO

Horrorizado con la noticia que citara en el Capítulo precedente, quise buscar nuevas relaciones que postularan en una competencia –si no es una irreverencia el calificativo- con las medidas de inmanante preocupación observadas en el Viejo Y QUERIDO HOSPITAL objeto de esta historia.

No fue en vano el esfuerzo. Lecturas de acá y acullá fueron abriéndome los ojos develando un pasado que honra la diligencia de quienes hace un siglo lucharon a brazo partido con la muerte. Sus horrores eran tales que, al escribir este mal hilván de líneas, un extraño frío me recorre la columna vertebral y gotas de candente admiración fluyen a la vez agradecidas de los párpados cansados…

Víctimas inocentes de las plagas del Siglo XVIII y XIX fueron los niños de nuestra amada Patria. La Viruela bajo diversas denominaciones clínicas fue diezmando la sufrida población, como igualmente la implacable TUBERCULOSIS. Contra estos males lucharon con admirable afán nuestros fieros gladiadores que no se permitieron descansos, ni descuidaron cuidados. Barrios completos eran examinados con prolijidad, sensurando el estado de las calles, de las edificaciones y de los hogares. Los centros asistenciales surgidos a doquier fueron auscultados como si se tratara de pacientes y la paciencia no halló reposo cuando fue preciso el trabajo y menester la crítica.

De la ausencia de nombres de aquellos abnegados campeones se deduce su magnífico altruísmo…IVAN Y VENIAN EN LAS PESQUISAS DEL MAL ANOTANDO CON ACUCIOSIDAD ENCOMIABLE EL ESTADO DE LAS CASAS Y LAS COSAS QUE SURGIAN A SU PASO. Si fueron religiosos o seculars quienes denunciaban el estado del habitat general, nada sabemos; pero sí nos llega la noticia alagadora que cantidades de estudiantes se enrolaban en la cruzada humanitaria. Este era un Acto tan ejemplificador que fuerza es de esta pluma señalarlo como un HECHO HEROICO, DIGNO DE LOS LAUROS HELENOS: Los hijos que viera nacer esta tierra sufrían y los jóvenes adalides con ellos.

Hoy cuando la más avanzada civilización nos adelanta hacia el futuro de una tecnificación imponderable, es posible despertar la Fe dormida…

> *(hago paréntesis pues era el año 2020 cuando fui recorriendo las calles de Santiago habiendo recorrido otros lugares de Chile y fue terrible impacto ver el asalto en los caminos, incendios de vehículos de trabajo, asesinatos y una juventud corriendo en pos del Malse me había extraviado en tanto viaje y con gran pesadumbre de mi espíritu chileno se fue dilatando el tiempo…Pero lo entregaré a la vida tal como lo escribiera cuando yo ilusionado esgrimía la pluma lanzando mis anhelos con 50 años menos de mi larga y pesarosa vida…Todo cae en su tiempo…)*

Continúo tras la frase "FE DORMIDA"… cuando una nueva conciencia de responsabilidad cívica, donde quedan depositados el esfuerzo, el estudio, el respeto, la solidaridad; estos conceptos solo pueden manar de los hogares rectos, donde no escasea el amor. Ello es patrimonio del buen juicio y un vigoroso músculo moverá los engranajes del progreso creador si en el lugar que ocupa el desorden surge el orden, como la diligencia do yace la decidia…

¡Jóvenes, observed vuestra América, buscad en los anales del pasado y encontrareis ejemplos que emular!

Antiguos maestros nos legaron la ciencia de sus conocimientos como agua brotando de la Fuente inagotable y de ella se ha de beber el caudal.

Las horas frente a un televisor deberían emplearse frente a un libro y las que sirven al "Paseo" ó la "Protesta" cancelar su tiempo: ¡Es hora de estudiar! Hemos corrido más de un Siglo y si observamos con mirar retrospectivo la columna de Sabios que nos precediera, VEREMOS CON ANGUSTIA LA ENORME DIFERENCIA INTELECTUAL.

¿Qué causas promueve tan lamentables efectos? No las busquemos en atrabiliarios conceptos políticos, sino en lo interior de nuestro "Yo" pensante.

Los viejos LAZARETOS consultaron muchas deficiencias, pero colocadas éstas sobre el tapete, fueron superadas. Cierto que se precisó cerrar muchas puertas de antaño por insalubres y que dieran acceso al otro mundo. Pero no fueron insalubres por abandono de sus ADMINISTRADORES, sino por la fuerza de sus improvisadas aperturas: Las epidemias hacían estragos y cien galpones se fueron habilitando en la emergencia…con rapidez se les privó su asistencia a los que acusaban deterioros en insuficiencias para la adecuada y presta finalidad, Los lugares aptos fueron dando orígen a los verdaderos hospitales y centros asistenciales tan humanitarios.

Por imperio de la necesidad, cuando en pleno Siglo XX, por estas mismas fechas se difundían noticias tan salvajes donde la salud es abandonada a su suerte con olímpico desprecio por la persona humana al extremo de llegarse a establecer los "Derechos del Enfermo", resultará provechoso en grado sumo tornar a nuestra Historia desentendiéndonos un poco del caso horripilante de la moderna Italia. Luego entonces, con placer cubriré alguna páginas con las noticias de nuestro Viejo pasado.

Como hoy, hacia la finalización del Siglo precedente y a partir de 1872 y siguientes hasta el inico del actual, las preocupaciones por la salud e hygiene nos colocarán a la altura de un país civilizado y Cristiano.

Empero, incendios, terremotos, ratones, plagas, lluvias, inundaciones y sequías, hanse dejado sentir con graves consecuencias en esta geografía caprichosa; súmese a nuestras desventuras el torbellino de la "Guerra" que nadie deseaba (y en la cual muy poco se creía) donde el "guano" parecía ser el fruto de la Discordia. Pero nada fue ébice suficiente a la gran campaña que se desató de modo espontáneo en este pueblo que luchó decididamente contra la adversidad ofrecida por los Cuatro Jinetes del Apocalisis: Tres ya cabalgaban coceando la tierra propalada un día como "Las Copia Feliz del Edén", ellos fueron:

- HAMBRE, hacia los tiempos coloniales
- PESTE, hasta bien entrado el tiempo de la conrtrovertida Independencia; y
- GUERRA - curiosamente llamada "Del Pacífico" (16)

Los otros movimientos internos fueron depositando en el devenir histórico un lastre de aciagas circunstancias, las cuales tuvieron sus momentos álgidos cada treintena de años: 1830 – 1860 – 1890 – En esta última occasion se escuchará el estampido que pondrá fin a la vida de un hombre que por sutilezas era más un poeta que politico, pero que la Política conviertiera en Presidente de la República (17)

- *Y acotación al márgen me permito incluir en esta parte la noticia de que el Dr. Prado que acompañara a las huestes chilenas en el avance arrollador en la épica jornada de Chorrillos y Miraflores hasta llegar a las puertas mismas de Lima fue cirujano y cirujano su hijo y el hijo de éste y este mismo del otro hijo, etc. en el siguiente orden: -*

ABSALON PRADO MARIN – glorioso cirujano, prócer de la Guerra del Pacífico. Descendiente suyo fue: ABSALON PRADO LE-FORT – quienb vendría a ser padre del eminente cirujano tambien doctor PREDO ABSALON PRADO SANCHEZ – quien se desempeña actualmente en el Hospital San José de Santiago de Chile, gozando a la vez de merecido afecto por su carisma humano y ponderada sapiencia

- *Presidente DON JOSE MANUEL BALMACEDA – mártir a quien le cupo una triste tarea: debió enfrentar la Revolución del 91.*

Deploro profundamente la pérdida de algunas páginas donde otras informaciones eran valioso acopio; sin embargo, continuaré la relación de esta Obra según la tengo reservada, aunque registre alguna mutilación: ---

TITULO XIII – que en breves palabras termina con la referencia a las medidas de Higiene que convenía adoptar en el establecimiento mencionado…luego Meteorología…Mineralogía… Razones de periódicos, opúsculos y folletos… y finalmente, por no incurrir en mayor abundamiento, MEDICINA.

MEDICINA –　　　　　　　　　　*Observaciones de la gangrena llamada espontánea. En el Discurso de don Pablo Zorrilla, con motivo de la incorporación a la Escuela de Medicina en 4 de Mayo 1864.*

CUANDO leo y escribe estas cosas del pasado y comparo a esos grandes hombres de los guiñapos de la porquería humana de hoy, cuánta indignación envenena mi alma por la rabia y la impotencia, sobre todo al contemplar la indiferencia de las autoridades chilenas y nuestras Fuerzas Armadas y de Orden que parecen estar atadas de manos para defendernos de esa lacra y del lumpen que se pasea por nuestras calles que fuewran ayer hermosos paseos: ¿NO ME CREEIS, CARO LECTOR? Oh, Dios mío he sido testigo ocular de la manera oprobiosa de cómo unos atorrantes sin Dios ni Ley van echando abajo los monumentos que son el Homenaje a nuestros Maestros… Aquellos apátridas deben ser exterminado, son unas mierdas que ponen en peligro a toda una Nación que se precia de ser Libre y Soberana, y culta su ciudadanía.

FRAY ANTONIO DE SAN MIGUEL

FRAY JUAN PEREZ DE ESPINOZA

SOLICITAN AL REY INSTITUIR EN UNIVERSIDADES

SUS ESTABLECIMIENTOS

SE DIRA DE ASEO Y CULTURA

HOMENAJE A DON ANDRES BELLO

COMO SE INTENTA LA CREACION DE UN PERIODICO

QUE REPRESENTASE LOS INTERESES DE LAS CIENCIAS

NATURALES Y DE MEDICINA

Cada vez que un capítulo se acerca al extremo de esta pobre y pecadora pluma, la imaginación vuela hacia el ignoto rincón donde se ocultan los bellos recuerdos del ensueño y como confundido en un amanecer dorado todo el colorido de la aurora jugueteando entre las flores de un jardín penetra las pupilas de mi ánima.

La creación de este Hospital San José que ha dado algo más en qué pensar, puesto que olvidados del tiempo cruel y las desesperanzas, depositamos en el arcón sagrado de la Historia los acaeceres que han servido a la experiencia, la cual, llegado el momento necesitará del apoyo de otra y desgraciadamente pocos serán los predestinados a abrir las páginas antiguas.

La creación de Lazaretos, Hospicios y Hospitales, fueron obras de la Cartidad en gran medida, pues no resulta fácil ver la muerte tan cercana y permanecer impávidos. El hombre ha luchador contra ella desde que aparece sobre la faz de la tierra y la evolución de sus conocimientos logra un despertar grandioso en todas las ciencias.

Se ha dado en citar como fecha de fundación del Hospiatal del Socorro –Hoy San Juan de Dios – el año 1552. Mas, habida consideración que don Pedro de Valdivia halla la muerte en la Batalla de Tucapel, por los faldeos de Cañete, bajo un CANELO A CUYA SOMBRA HA DESCANSADO ESTE AUTOR, pero hacia 1553. Y nos vemos en la imperiosa necesidad de remitirnos una vez más a la controvertida cuestión de la "Fundación de Hospitales" por el Conquistador, reiterando que existen apreciaciones que estiman improbable tal aceveración en lo relativo a Santiago, aunque sabemos que él funda un hospital en la sureña ciudad de La Concepción de María Santísima de la Luz poco antes de su muerte.

El del Socorro serviría, además, para dar gratuita sepultura a indios menesterosos; claro que oportunamente hablaremos de los Cementerios, recordando que en el Siglo XVIII es habilitado entre las calles que hoy ocupa el sector de Santa Rosa, Diez de Julio y San Francisco; además, tal vez sea bueno recordar que en 1760 se funda la Cofradía de San Antonio de Padua, la que levanta un cementerio de la Caridad para esos mismos indios menesterosos, pero agregando los reos ejecutados, los fallecidos víctumas de enfermedades infeccionsas. Por otra partre ha de saber que en los comienzos del Siglo XIX Chile contaba ya con 31 ciudades, consignando entre ellas las que fundara o hiciera fundar don Ambrosio O'Higgins y que fueran Santa Rosa de los Andes,

Nueva Bilbao (hoy Constitución) Linares y Parral, siendo todas poco pobladas. No obstante se ceñía sobre ellas el peligro de los contagios por la precariedad de sus construcciones y las deficiencias en lo que respecta a servicios públicos e higienización. Por eso agradezcamos al Gobernador Luis de Guzmán que tanto e preocupara del "Aire puro y Vital"…

> Por haber sido el Lazareto de El Salvador el antecesor inmediato del Hospital San José, comenzaré por entregar la copia fiel de los documentos que hasta hoy yacieron en espera de ver la luz para ilustración de nuestra sociedad. Esta circunstancia me ha hecho rcordar las postreras frases con que concluye la Obra Magistral el Ingenioso Hidaldo don Quijote de la Mancha.
>
> > Estos son los versos que se pudieron leer: Los demás, por estar carcomida la letra, se entregaron a un académico para que por conjetura los declarase. Tiénese noticia que lo ha hecho a costa de muchas viglias y mucho trabajo y que tiene intenciones de sacallos a la luz, con la esperanza de…"

Aunque para mejor comprensión del texto creo ser de oportunidad el comentar que dentro del espectro educacional no fue precisamente la "medicina" la disciplina que ocupara el primer lugar. Ello es que la escueta evidencia presentaría en el siguiente ordenlas Carreras Catedráticas, considrando que a partir del lejano 1569 fray Antonio de San Miguel tuvo el buen juicio de sugerir Su Majestad el Rey de las Españas que se fundara Universidades en las Diósesis, misma petición que fray Juan Pérerz de Espinoza elevara en 1602.

Esta laudable idea que manifiesta inquietud por la Enseñanza Superior fue observada con tantas reticencias que tardaría no menos de un Siglo en cristalizarse. No obstante los frailes dominicos y jesuitas lograrían del Papa que a partir de 1625 y hasta clarear el 1684 se instituyan como Universidades Pontificias de Enseñanza Superior sus Establecimientos impartiendo desde entonces los grados de Bachiller, Licenciado y Doctor en Filosofía y Teología, grados que también el Seminario de Concepción, dirigido por los frailes Jesuitas, impartiría en 1730.

Don Máximo Pacheco, que en 1965 fuera Embajador en la Unión Soviética, como Catedrático de la Universidad de Chile, expone en su excelente Obra "La Universidad de Chile" – Edición de 1953 – que…"Hasta entrado el Siglo XVIII los estudios universitarios estaban circunscritos en Chile (solo) a la Filosofía y la Teología. (Agregando) El Derecho, las Matemáticas y la Medicina carecían de cátedras superiores. De ahí que los interesados, por ejemplo, en seguir la profesión de abogado, muy bien mirada por la sociedad de entonces, debieran trasladarse, con gran sacrificio económico, a la ciudad de Lima, para realizar los estudios en la Real Universidad de San Marcos.

Al referirise a la Universidad de San Felipe el erudito Medina nos presenta la cifra de 1788 alumnos que habían pasado por ella hasta su extinción en 1839 y los distribuye de la manera siguiente: Folósofos, 620; Teólogos, 569; Legistas, 526; Médicos, 33; y 40 Matemáticos. Luego coloca como dato de significación, que las aulas no estuvieron cerradas para LA MUJER Y ES DE SUYO DESTACABLE LA FIGURA DE DOñA DOLORES Egaña (apellido que se habrá de investigar por estar muy borrosa a letra en el original) que en 1810 se matriculara en la Facultad de Filosofía (17)

Deduzcamos por los datos anteriores la escacez de interés que se ofrecía a la salud, pese a los crueles impactos de las Epidemias; en los álgidos momentos se recurría a medicos (en jergas campesinas "meicos") hierbateras o yerbateras y curanderos, pero amainado el peligro una leve capa de olvido tornaba acubrir las conciencias…¡Vea usted, solo 33 alumnos para Medicina frente a 620 para Filosofía!

Tal desproporción mucho habla de la tendencia cultural de nuestro viejo siglo, rectifico, de nuestro Viejo intelecto. Aunque en otro pasaje ya hice mención de doña Eloíza Díaz, quien fuera la primera mujer en Chile y segunda en América en obtener el Título de Doctor en Medicina. Este hecho marcaría un hito de influencia en los avances de la pfreocupación por la salud pública.

Siendo el comportamiento de la salud altamente incidental en los hábitos que crean la costumbre, se preecisaría, entonces, predicar a más y mejor cuanto pudiera considerarse oportuno y eficaz remedio contra los males, puesto que ellos son por lo general el fruto de variados desórdenes que fuerza es corregir en su oportunidad, o las ocultas fuerzas de la Naturaleza azotarán con violencia.

- Fortín Gajardo – Hria. General de Chile pág.430 / 31

ASEO Y DESASEO

Aseo y desaseo, cultura e incultura, por desgracia caminan demasiado cerca como para no permanecer alertas ante la inminencia de un desnivel. Se dice que en la planta de los pies se refleja todo el estado de la salud de una persona…¡Pero cuántos pocas veces se los lavan!

Se dice que la cultura es el reflejo de la personalidad en permanente perfección…¡Pero cuántos la desatienden! Y a propósito de todos estos cuestionamientos traeré a colación una "Crónica" aparecida en la Revista Médica del año 1872 A 1873, que por tratarse de quien se trata me ha parecido cnveniente transcribir completamente y dice así:

> El día 15 de Septiembre a las dos de la tarde tuvo lugar un meeting en el salón la Universidad a que asistió una numerosa y escogida concurrencia.
>
> Aquella reunión tenía un fin muy laudable: elevar a la memoria del Sabio don Andrés Bello un monumento que fuera una expresión del reconocimiento público; los hombres de Letras no podían faltar a la cita. Los oradores que tomaron la palabra predicaron a convertidos; elevar un monumento al Sabio Escritor, al prudente Diplomático, al Pensador Ilustre que

fue el Maestro de una generación entera, era un pensamiento que estaba en la mente de todos, que todos debían acoger con aplausos.

Un Sabio es para la humanidad una antorcha que le muestra el endero en el desierto de la vida, como una Estrella misteriosa que nos guía hacia el Bien de la verdad".

Este era otro de los nobles gestos conque se ha engalanado la opinión del pueblo chileno, reputado de amable, hospitalario y generoso; es la parte de la cultura no ensombrecida y de las plantas que reflejan la salud del cuerpo…

Pero hoy, cuando cuando hemos caminado siglo y medio de distancia, asistidos de una civilización superior, hemos olvidado registrar en nuestras computadoras una de las más elevadas enseñanzas del sabio Bello, la cual, por la brevedad de las frases, se hace aún más grande: EL DIA DE LA MORALIDAD. ¡Sí! Es el caso que don Andrés de Jesús María y José Bello López, preocupado por incentivar en la major forma a nuestra juventud en una Patria que asomaba activa, fuerte y vigorosa, establece que para honra de las futuras generaciones se ha de establecer el DIA DE LA MORALIDAD, premiando anualmente a un joven que por sus buenas costumbres se hubiera distinguido: Ese día fue creado el 15 de Septiembre de 1849. (18)

Hemos de suponer, entonces, que aquel joven que se hiciera acreedor a tan destacado galardón, habría de cubrir geneosamente las espectativas de costumbres elevadas en todos los órdenes, ora fuera en lose studios, ora en los hábitos de hygiene, de donde vendríamos a considerar el aserto espartano Mens sana in Corpore sano – pues en un cuerpo sano huelga pensar habrá una mente sana. Y aunque circunstancias deterioraran lo físico, quedará lo espiritual sano y puro: pero todo cuanto sea formación se ha de propalar, desgraciadamente también se propala cuanto se relaciona con la deformación moral, despertando con ello ese animal que existe dentro de la esencia humana que siempre tiende a hacer lo prohibido…

"Hace ya mucho tiempo que se ha reconocido la necesidad de cuidar sostener en esta Capital un Periódico que represente los intereses de las Ciencias Naturales en general y especialmente de la medicina en nuestro País: en diversas ocasiones se ha intentado hacerlo, pero no han tenido resultado alguno los esfuerzos, o si los llamados a tenerlo, el periódico que se ha organizado, ha hecho una Carrera corta y casi esteril…El desarrollo rápido que toman en este país las ciencia naturales o médicas, la importancia de estos estallidos en el bienestar general de la Nación; la necesidad de que su cuerpo médico, inteligente como es, tenga un medio de comunicarse recíprocamente los resultados e sus observaciones; los deberes que éste tiene de satisfacer de satisfacer las aspiraciones de la estudiosa juventud, que día a día aumenta alrededor de las cátedras de medicina…él (periódico) hará conocer el estado sanitario del país y se aplicará a

173

dilucidar las cuestiones más importantes de salubridad pública... él proporcionará datos estadísticos precisos sobre el movimieno de los Hospitales en toda la República, dándonos una base fija para juzgar sobre las afecciones endémicas o epidémicas de más fácil desarrollo entre nosotros... "

Firmaba este artículo intitulado "PROSPECTO" el distinguido médico, Dr. Germán Schneider. (19)

29) Rev. Méd. De Chile Tomo I de 1872/ 73. Imprenta del Mercurio de Tornero y Garfias. 1873

Como se puede apreciar, la preocupación por la salud era un hecho de relevancia tal que hasta los medios de comunicanción se consideraron imprescindibles en una época en que informarse era difícil y lento. Por lo demás, con tales elementos culturales al alcance de todos se crearía una atmósfera de superación intelectual que iría aumentando en alto grado, colocando a la Patria Chilena en un sitial preponderante en el concierto Americano.

Y como aquellos fueron tiempos de "Urgencia", cuando el pobrecito desgraciado era alcanzado por el TIFUS y la viruela quedaba virtualmente condenado a una muerte segura cuando, además, la TUBERCULOSIS diezmaba las poblaciones de una manera espantosa: Toda preocupación parecía insuficiente. Pero el ánimo jamás decayó en quienes truvieron la responsabilidad de velar por la salud de sus hermanos. Aquello fue una verdadera cruzada, cuya lucha no se puede describir sin llegar a la emoción...Y un pueblo que se precia de agradecido como el nuestro ha de ensalzar los valores de quienes se esforzaron en la titánica labor cuántas veces anónimna y silenciosa.

El Dr. W. Díaz escribiría en su tiempo:

INTRODUCCION

LA EPIDEMIA DE VIRUELA EN SANTIAGO

"La epidemia de viruela que actualmente reina en esta ciudad, nos obliga a dedicarle una "Atención" especial… nos ha dado pequeñas treguas, pues la actual epidemia no es más que una recrudecencia de la que empezó a fines de Septiembre de 1863"

(Doy gracias a Dios por haberme elegido para traer a la memoria en estos momendos los recuerdos de tantos, como el doloroso trance que haga surgir nuevas inteligencias)

Mas, pereciso es propalar cómo este Hospital ha demostrado hasta el extremo la honda preocupación por el buen servicio, tanto que desde las puertas mismas se visualiza su eficiencia, pues el personal con quien primero se relaciona el público en general está ahí, muy presto, muy cortés, en esa amplia portería; estos hombres, laboriosos y gentiles, respetando las disposiciones internas del Plantel, no escatiman esfuerzos ante el luctuoso trance de la hospitalización para otorgar a los deudos que desean saludar a sus pacientes, la mejor atención. Prueba de esta caritativa acción la dará el siguiente saludo que, en reconocimiento, agradecidas personas han hecho llegar en los siguientes términos:

(la nota de agradecimiento está manuscrita en original con excelente caligrafía, en tanto procuraré la manera de incluir su fotocopia mecanografiada);

"Sergio y María Angélica Valenzuela Cordero, saludan atentamente al personal de portería del Hospital San José y les agradecen sinceramente todas las facilidades para ingresar al hospital mientras nuestro querido padre Amadeo Valenzuela A. (Q.E.P.D) permaneció en él".

"Porque me dio hambre y ustedes de dieron de comer; me dio sed y me dieron de beber. Fui extraño y me recibieron hospitalariamente; desnudo estuve y me vistieron. Enfermé y me cuidaron.

Mateo 25: 35; 36

Santiago, Julio 1989

He aquí, pues evidenciado el progreso espiritual que no es posible separar del intelectual, científico y social que aun en estos tiempos modernos me hace memorar los lejanos y románticos del Viejo Lazareto de "El Salvador".

Sergio y Ma. Angélica Valenzuela Cordero, Saludan atentamente al personal de portería del Hospital San José y les agradecen sinceramente todas las facilidades para ingresar al hospital mientras nuestro querido padre Amadeo Valenzuela A. (Q.E.P.D) permaneció en el.

Porque me dio hambre y ustedes me dieron de comer; me dio sed y me dieron de beber. Fuí extraño y me recibieron hospitalariamente; desnudo estuve y me vistieron. Enfermo y me cuidaron.

Mateo 25: 35; 36

Santiago, Julio/1989

EN DONDE SE DIRA DE MORTALIDAD Y OTROS INDICES UNA INDIA LLAMADA BEATRIZ CONSIDERACIONES

Cuanta situación se haya planteado ha hallado una solución a sus dificultades, tanto por la diligencia conque se ha obrado, como por el temor que los problemas públicos de la salud amenazada pudo despertar.

Sin embargo, aunque en ocasiones se haya tardado, jamás el pueblo ha dejado de reconocer los servicios prestados por quienes en el cumplimiento de sus obligaciones y deberes se hubieran destacado. Ya vimos en el capítulo anterior cómo fue unánime la decisión de erigir un monumento a la memoria de don Andrés Bello. Y en ocasión de la Sesión repectiva donde se tratara el asunto, el Dr. Valderrama termina en los siguientes términos: -

El mostrar nuestro agradecimiento a esos espíritus privilegiados es no solo un deber, es también un honor para el pueblo que sabe cumplirlo.

Saber apreciar el verdadero mérito es también un gran mérito, porque eso indica una gran elevación de alma y sentimientos de justicia que no tienen sino los pueblos cuyo nivel intelectual ha adquirido una altura considerable. El pueblo se cubre de Gloria, pagando una deuda de reconocimiento a don Andrés Bello.

(Firmado por el Dr. Valderrama)

La razón de sacar a la luz esta faceta historiográfica es en atención a los muchos movimientos que en tal sentido se fueron gestando al través del desarrollo e nuestra nacionalidad.

Sin este sentimiento nacionalista el pueblo hubiera tenido tendencias quizás más frías y las disociaciones que se formulan en tal sentido por lo general debilitan las conciencias, amenazando peligrosamente la Fortaleza de que ha menester una sociedad amagada permanentemente por diferentes contingencias. Mas, sea por el torrente sanguíneo, sea por el aislamiento a que nos somete la alta cordillera, el desierto y el mar…es el caso que la solidaridad y unión caracterizan a nuestra sociedad, haciendo de nuestra gente una familia de raza peculiar: Si somos ricos disfrutamos como el pobre; si somos pobres disfrutamos como el rico; si el terremoto, la peste o la inundación nos ataca prontamente nos unimos y una chilenada (perdónenme los amables lectores) estará a flor de labios: ¡Viva Chile, mierda! Y si tenemos un triunfo lo mismo y…¡Qué mierda! por los aprietos espirituales… Esta es el alma de la idiosincracias y así lo será hasta el fin… Las enfermedades no nos arredran y miles de actos heroicos coronarán los actos de los hombres de esta tierra. ¿De dónde surge el valor?…

Mire, somos hijos del tesón del Arauco y el espíritu ibero. Nadie ha derrotado jamás a tales Titanes. Una civilización completa es el triunfo de aquellas dos fuerzas descomunales; ahora que nos acercamos raudamente al alba del tercer milenio; de nuestros descendientes dependerá la conservación de tan elevados valores espirituales y el engrandecimiento de una sociedad que será en la exacta medida en que la salud sea defendida y proclamada como la reina y trinfadora sobre las drogas y/o los vicios que desfigurando el rostro, aniquilan la vida.

Para muestra basta un botón, reza el adagio; por lo tanto, me permitiré relatar el caso de abnegación, de porfía, de entereza, de Fe y de Amor de una parte y de la respuesta hidalga, generosa, valiente y sincera de un Caballero Hispano…

"Cruenta, muy cruenta había sido la batalla (Cañete?) sudoroso, pero audaz y aguerrido, no cejó en la refiega brutal Pinguilemu, indio valeroso y fuerte. 23 años solamente dicen tenía el fornido atleta y de su rostro Moreno-tostado manaba una simpatía infinita e infantil: ¡Allí perdió la vida! La flor de la existencia había sido arrancada de un solo mandoble…

Esa noche, muy secretamente, sigilosa como los pumas del Ande se escabulle entre las sombras una india de peregrine belleza: Era GUALDA – la novia del mocetón, la núbil que esperaba hacerse su esposa con la fuerza desgarradora del amor, de ese amor de que son capaces las mapuches. Le busca entre los caídos en el campo sembrado de muertos. La obscuridad le impude proseguir su santo calvario.

Sin poder hallarle aguardará las luces del alba y salta de su pecho alborozado el corazón cuando pudo reconocer los despojos del amado. En esos momentos GUALDA era feliz por encontrarle, pero también porque sabía que su novio había hallado la muerte del valiente. Entonces se dirige resueltamente al Gobernador García reclamando el cuerpo de su amado.

García, el caballero español, conmovido por ese gesto de amor heroico de la doncella indígena accede a la petición, exultadas las fibras del valiente. La condición que le impone a Gaulada era hacerse Cristiana mediante el bautismo; ella gustosamente consiente pidiendo Cristiana sepultura para su amado que habría de serlo para siempre...

Pienso que ésta fue la verdadera "Victoria" tras la batalla de Cañete, acaecida un jueves del mes de septiembre de 1557 cuando la hermosa Gualda es bautizada como Beatriz. (20)

Si mis sueños de poeta no me engañan, creo que esta brevísima historia representa en alto grado las fuerzas de que se nutre esta raza nuestra: Amor – Fidelidad – Caballerosidad.-

- Hria. Gral. Fortín Gajardo – tomo I – 1969

Hemos reconocido el valor de una india auténtica araucana dando oídos a lo que relata la "Leyenda"...Pero la heroicidad de muchos actos podrían llenar cientos de página heroicas... en que las protagonistas han sido las mujeres criollas... pero no es ese nuestro propósito por hoy. Empero, fuerza es reconocer a una mujer sublime que también por amor, por patriotismo y amor, lo arrostró todo, sacando fuerzas de su debilidad, porque en verdad esa una mujer de muy débil complexión, pero con voluntad de acero ¡Era una Chilena!

Y no recordemos los hechos de una Leonora Latorre, ni los de una Sargento Candelaria y menos la enteresa de las mujeres de la Batalla de la Concepción, o la cocinera Pérez, si no queremos llenar de lágrimas estos renglones...Dieron cuánto tenían en medio del corazón y del mismo modo se entregaron con patriótico fervor y por la Patria Chilena y en bien de la Comunidad hacen lo mismo aquellos que luchando contra las enfermedades sucumben y sucumbieron por sus gravísimos efectos. Como en las grandes Batallas una columna de soldados yacen en las páginas sin nombre de la Historia de Chile.

Médicos y pacientes cruzaron los umbrales de la muerte y ya estamos ciertos de que ésta se enseñoreó, pues, como se verá, tiempo hubo en que las estadísticas indicaban elevados índices de lamentables defunciones. Bien se dijo en los tiempos de Muñoz de Guzmán que "La Atmósfera que nos circunda impregnada de tanta partícula pútrida no nos deja respirar el aire vital"…

ALGUN DIA NUESTROS POSTERIORES ADOPTARAN IDEAS TAN SENSATAS Y SERAN ENTONCES INCALCULABLES LA BONDAD Y LA EXCELENCIA DEL PAIS CHILENO.

De ellos cuánto genio se desprende, cuánta ciencia, trabajo y paciencia…Alguno tal vez desaparecerá calando profundamente sus huellas, sin rubricar, por desgracia su ilustre nombre, cuánto más si sus obras las cubre el más franciscano anonimato… ¡Qué importa! Hay hombres que como el oleaje depositan en la playa sus tesoros y luego se repliegan en el ondulante infinito misterio…

En un artículo sobresaliente al recordado Doctor Virgilio Gómez el eminente historiador Fernando Campos Harriet, concluye diciendo: "Los Hombres son como naves que pasan en la noche, dejan un reguero de luz y luego desaparecen en las sombras".

(28) Jornadas Hria. De la Medicina – Acad.Chil, de Med–Ed.1989. Pág 81

DOLOROSA VERGÜENZA

Siendo Santiago una ciudad moderna en la hora de ahora ¿ACASO NO OBSERVAMOS CON ALELADA ADMIRACION CANTIDADES DE DESPERDICIOS EN PLENO CENTRO DE LA OTRORA ORGULLOSA CAPITAL DE CHILE? Hoy clamaríamos, como hace tantos años, por los mismos servicios urbanos que con ansiedad se pedían por idénticas normas de salubridad, ornato y aseo. ¿Acáso no resulta preocupante el suicidio colectivo que significa el contaminado aire que respiramos cuando por emanaciones saruradas de tóxicos y de gases expelidos por tanto vehículo motorizado?

En fin, es verdad que nos cabría la buena intención de limpiarlo todo; pero es alarmante cómo aumentaría la construcción de poblaciones junto a un "Zanjón de la Aguada" camino a Maipú de cuyo nauseabundo olor se saturarían los pulmones de toda un apoblación. Los zancudos y mosquitos que surgen por las tardes de aquellas aguas sucias, inmundas, son sin duda una amenaza inconcebible para la salud: ¡Dios nos libre de alguna plaga que pueda desatarse a consecuencias de tan inconsciente tolerancia de las Autoridades que a las veces nos parecen tan obtúsamente ciegas!

Hace unos días solamente, no más de 30 (1987) este mismo autor tuvo ocasión de ayudar a extraer de ese canal de aguas pútridas el cadáver de un hombre que una patrulla de Carabineros se

183

esforzaba por arrebatar al verdoso y hediente caudal. Se decía que el occiso llevaría dos o tres días de ahogado y por las señas deducíamos que los ratones habían comenzado a comerle la nariz y el cuero cabelludo levantado dejaba una perforación profunda que permitía ver los huesos frontales casi hasta los occipitales: ¿De quién se trataba?... no lo sé...Solo sé que de esas mismas aguas se están alimentando las hortalizas que a diario salen en diferentes vehículos para el mercado consumidor...Ese día no pude dormir, ni probar bocado, ni beber un sorbo de agua. Los mosquitos llegaron a alancearnos como todas las tardes. De aquel desconocido (que al parecer era un hombre al cual yo le di cobijo en mi humilde acasita, se haría cargo el Servicio Médico Legal. ¡Otra vez los Médicos! Nuestros magníficos samaritanos se harían cargo de alguien que al expirar nos deja el mensaje de la preocupación y celo que demuestran los bondadosos Titanes Luchadores por el bienestar de la Salud Pública.

EN EL SIGLO PASADO EL 50 % DE LOS INTERNADOS EN EL HOSPITAL SAN JOSE DE SANTIAGO DE CHILE ERAN TRASLADADOS AL CEMENTERIO GENERAL DE SANTIAGO DE CHILE QUE ALGUNA VEZ FUERA DESTINO GRATRUITO DE LOS INDIOS POBRES y MENESTEROSOS.

DONDE SE VERA LO DE LA VACUNACION NICOLAS MATORRAS MANUEL DE SALAS

Hemos predicado acerca de la salubridad pública y también colocado muy en alto la honorabilidad de nuestro Hospital San José, cuya Historia mueve los rectos propósitos de esta modesta pluma ante toda esta honrada relación.

No para la mejor comprensión, puesto que suponemos al lector culto y para avalar lo expuesto una larga lista de carácter estadístico nos ocupará u momento, seguros de exponer ante el conocimiento público una materia que por obvias razones ha permanecido oculta entre las páginas sagradas de las cosas Antiguas y dormidos en los Archivos que se han logrado conservar.

Esta Historia que me embarga sirve de acicate al estudioso y para que mañana otra pluma con mejor plectro que el mío logre los objetivos que anhelo en lo profundo del alma.

En la publicación de los números 1 y 2 de la Revista Médica de Enero y Febrero 1893 leemos un EDITORIAL que dice así: SANEAMIENTO DE SANTIAGO

SANEAMIENTO DE SANTIAGO

El bien citado Artículo del Dr. Zorrilla en nuestro número anterior sobre la Mortalidad en Santiago, prueba con el testimonio irrefutable de las cifras que en nuestra elegante Capital se registra uno de los índices de más alta mortalidad en el mundo entero.

El hecho llega a parecer dudoso, pero es, desgraciadamente, de aquellos que no admiten replica, ni atenuaciones de ningún género, y quien quiera cerciorarse de su efectividad no tiene más que recorrer nuestras estadísticas necrológicas.

Las causas de tan alta mortalidad son múltiples, como el Sr. Murrillo lo supone, y en nuestro juicio no son las principales las que dependen de las condiciones de la salubridad de la ciudad, sino otras más bien sociales y morales que físicas.

Hasta aquí la referencia…firma: Dr. Dávila Boza

Antes de haber informado acerca del contenido de la sintética relación del Sr. Dávila Boza, ya había aclarado en el espacio intitulado "Religión y Conductas" el dramático hecho de la estructura moral de nuestras juventudes, las cuales están llamadas a crear un Nuevo Ámbito bajo las reglas de conducta que ilustren sus memorias, cuando otras generaciones sean sus herederas.

Por allí digo que "los mayores exponentes de la cordura humana se han acercado tanto al Hacedor que han logrado alzarse sobre los altares venerandos. Pero el hombre seguirá sordo porque no quiere oir y ciego porque no quiere ver".

¡Cuánto hemos hablado de los medios de difusión! Y a no dudar es del todo muy singular que los hijos se desmanden…Las juntas de las que surgen los seudo-educadores de nustros hijos, suelen provocar los mayores desniveles sociales y no será por cierto una terapia muy adecuada el que los padres deban ausentarse de sus hogares para subvenir a las necesidades del mismo, cuando el rol de la madre está primordialmente allí, en medio del damasco de sus cuatro murallas: Pero con dignidad y protección económica suficiente para ensalzar las virtudes que yacen ocultas en el corazón de su progenie. Dávila Boza termina asegurando con delicado énfasis que "Las causas de tan alta mortalidad no son las principales de las que dependen la condiciones de la Salubridad de una Ciudad, sino más bien de las MORALES Y SOCIALES - ¡He aquí el meollo de la cuestión!

Pero la vida ha de continuar: ¿Dónde encontraremos sus verdaderos caminos? Hubo uno que desde el Monte de los Olivos propaló la noticia: Ego sum via, veritas et vita – Yo soy el camino, la verdad y la vida…Mas ¿Cuántos le seguimos?

OTRA PAVOROSA SITUACIÓN

Tal vez sea el Flagelo SIDA de los últimos tiempos u llamado a las conciencias, porque la promiscuidad y los desacatos conductuales seguramente no harán brotar jardines oloroso, cuanto más ciénagas que atrapen en pútridos lodazales y ahoguen finalmente en el sofocante humor de sus pútridas pestilencias.

Volvamos, pues, a las estadísticas y con mirar retrospectivo contemplemos pletóricos de ansiedad, pero también claro exponente de la más altruista dedicación en las arduas tareas que demanda el manteni miento de un Hospital, nacido bajo el noble signo de la Caridad al servicio del hermano y de la meditación al servicio del estudio, única ventana por la que un día se habrá de observar al mundo con la amable sonrisa del que con modestia y sinceridad le ve suavemente florecer.

En las postrimerías del tiempo en que le cupo gobernar al Ilustre Gobernador Don Luis Muñoz de Guzmán, España comienza el envío de las Vacunas Antivariólicas, panacea de muchos, condenación de otros. Tantos estragos causaría la Viruela que hasta el remedio contra la misma causaba justificados temores…Los peores estragos fueron sufridos por las poblaciones indígenas. A Dios gracias el Padre Chaparro se había anticipado a practicar la vacunación, lo cual en alguna medida sirvió para despertar la confianza.

Por esos años vino a prestar la más valiosa colaboración un comerciante criollo apellidado Nicolás Matorras, quien convencido de la importancia de la medicación decidió tomar la responsabilidad de una empresa realmente Titánica, pues junto con luchar contra el flagelo despiadado, se habría de luchar contra la resistencia petinaz de la gente ignara. Pero valió la pena, puesto que al cabo de dos años más de 10.000 inoculaciones antivariólica se habían practicado.

CARISIMO LECTOR:

¿Había oído el nombre del digno ciudadano Nicolás Matorras? Bueno, el apellido quizás, pues éste corresponde también al del Gran Libertador don José de San Martín y Matorras. Pero don Nicolás Matorras, que hubo de preparar sus armas de abnegación y bondad y desenvainar la espada sutil de la palabra con la que se llega al corazón de los hombres, fue por su labor un Héroe y... ¡Nadie le recuerda...! Creo que de vez en cuando mucho bien se haría comentando por los modernos medios de comunicación hechos como éste, ensalzando el nombre ilustre de sus Actores: tal el de don Nicolás Matorras.

¡A Nicolás Matorras se le adeuda un Monumento! ¡Algún Hospital, o alguna Clínica debería llevar su nombre generoso y una plancha marmol que lo eternice...pero tendría que tratarse de uno para pobres y menesterosos, no de una soberbia clínica de lujo donde no caben los desposeídos de la suerte...

Foto Manuel de Salas.....................................

DON MANUEL DE SALAS

Otro antiguo pesonaje que también luchara por el bienestar de su pueblo fue don Manuel de Salas. Todos sus ideales pueden resumirse en una orientación humana y solidaria de los "Sevicios de Beneficencia", los cuales consideraba responsabilidad directa del Estado. (a guisa de paréntesis una pincelada)

> El ilustre Don Manuel e Salas, que naciera en 1754, a los 19 años de edad recibe el Título de Bachiller en Sagrados Cánones de la Universidad de San Marcos; a los 20 años - o sea meses después – la misma Universidad lo investirá como ABOGADO.

Su Carrera política es meteórica al ser elegido por ese mismo tiempo como Alcalde Ordinario por el Cabildo de Santiago donde prontamente desempeñaría funciones de abogado y procurador, descontado que todos los cargos le eran otorgados por unanimidad. Luego viajará a España. Dorado sueño de todo criollo. Allí permanecerá 7 años embebiéndose de la estupenda cultura europea. De regreso a Chile colaborará y participará activamente en la gesta de 1810 y formará parte del Congreso de 1811.

Tras el Desastre de Rancagua es hecho prisionero y enviado a la Isla Juan Fernández, de donde volverá luego de la Batalla de Chacabuco, transformándose en el mayor difusor de la cultura y consagrando todos sus esfuerzos al bienestar el pueblo y la salud del mismo como el mayor fin de un ciudadano.

SIRVA ESTO DE NOBLE EJEMPLO PARA NUESTRA JUVENTUD ESTUDIOSA, COMO AZOTE AL ROSTRO DE LOS QUE ODIAN a la Patria, los SIN DIOS NI LEY.

NOTA DEL AUTOR PARA INVESTIGAR, PUES ESTE DATO NO FIGURA EN EL AFAMADO DICCIONARIO ENCICLOPEDICO ILUSTRADO DE GRIJALBO. ¡Seria misión!

Dos grande hombres se distinguen en esta grandiosa tarea:

El Dr. Salk –con antelación había descubierto la Vacuna Inyectable y el Dr. Savin – la misma vacuna, pero oral.

Esto propició la vacunación de millares de niños, lo cual junto con evitar la muerte, evitó el trance doloroso de la temida inyección – 1954 -

VIEJAS ESTADISTICAS LOS LAZARETOS VISTOS ESCUETAMENTE A LA LUZ DE LA HISTORIA

Al contemplar las Viejas estadísticas tristura enorme anuda mi garganta, pues ellas son portadoras de los nombres de tantos niños sobre los cuales se ensañaron las epidemias y plagas. Aunque menos frecuentes entre el primero y tercer año de vida, pero de ahí en adelante hasta los 12, una larga sombra se cierne en los hogares…Como la noche del antiguo Egipto, esa noche fue tocando las puertas y derribándolo todo, aniquilando al hijo del faraón y del labriego, enrojeciendo los ríos de lágrimas que manaban de la Fuente inagotable de los ojos de un pueblo azotado sin clemencia por el hórrido flagelo que cundía a más y mejor día a día por la ausencia de antídotos conque poder neutralizar a lo menos su fatídica ponzoña.

En la edad de los ensueños, cuando la ilusión por la vida se transforma en un precioso arco-iris, jóvenes de 16 – 17 – 18 -19 años eran tronchados por la parca inexorable…Por miles marcharían a la umbrosa senda de ese más allá y otros quedarían, con suerte, exhibiendo de por vida las huellas variolosas de la peste.

Otras graves enfermedades nos aquejan en nuestros días y para luchar contra ellas las instituciones modernas prestan su valioso auxilio. Por medio de la "Teletón" se socorre hoy en Chile a 30 mil niños y esta modesta pluma puso su canto estremedor:

APOLOGIA DEL PADRE NUESTRO

Padre nuestro que estás en los cielos
Santifica al inválido niño
Venga a nos ese pálido anhelo
Y que se haga más grande el cariño

El pan nuestro, Señor, de este día
Dánoslo hoy para así compartir
En la mesa con plena alegría
Con los niños que saben sufrir

Cuando diga: Venga a nos tu Reino
Piense entonces en los desvalidos
Que el cabello del niño que peino
Sea viendo a algún pobre impedido

Cuando vea correr la calzada
A otro niño robusto y Lozano
Rememore la triste mirada
Del tullido ó carente de manos

Si una lágrima viera en los ojos
Del que yace en la silla de ruedas
Caiga yo suplicante de inhojos
Y que ayude, Señor, al que pueda

195

Padre nuestro que estás en la tierra
Haz que se haga feliz realidad
El final de la trágica Guerra
Y que encuentren los niños la Paz

Mudos, sordos, merecen cariño
Como el ciego los bellos anhelos
¡Yo no sé por qué sufren los niños
Padre nuestro que estás en los cielos!

(NOTA-

Doloroso trance: Aquel año don Francisco, hombre muy próspero, frío, calculador, pero excepcional animador de TV y del cual se decía que ayudaba tanto a los niños, despreció a mi hijito de cinco años que subió al escenario dispuesto a declamar este poema, el cual había sido preparado en letra gótica y con gran esmero por unos profesores primarios que allí estaban en las tribunas ansiosos de oir al pequeño poeta declamar con su vocesilla de niño estos versos que don Felipe se había aprendido de memoria. El niño sube al estrado y es aplaudido, le entrega el ROLLO DEL PERGAMINO A DON FRANCISCO, pero éste precionando al niño de la cabecita, lo hace bajar del escenario… Despreciando la "Pifia" del público, el bondadoso don Francisco que ayuda con dinero ajeno y que se hizo muy rico mediante su famoso Programa, ofendió gravemente al pequeño poeta, ocasionándole un trauma que dura medio siglo: ¡Don Felipe no olvida el doloroso trance…)

Hoy aquel niño despreciado por el "ilustre" animador es hoy un notable abogado chileno…Don Francisco (Mario Krosberger) sobre sus méritos como publicador es también un millonario recaudador… de dinero… ¡Pero se lo debe la Teletón!

Con todo, en los altos tiempos de la ilustración, no fue precisamente el estudio de la medicina el más privilegiado, siendo sensiblemente bajo el porcentaje de los que tuvieron ocasión de estudiar y practicar esa humanitaria ciencia, como pudimos apreciarlo en el cuadro presentado en capítulo anterior, quedando en la escala profesional de finales del siglo pasado (S.XX) en un lugar inferior al que ocupara la disciplina de Leyes y, por qué no decirlo: ¡En último lugar!

¿Cuántos Lazaretos hubo? Por la premura del tiempo y la escacez de información (cuando no por estar en la intrincada espesura de las bibliotecas) ignoro si a la lista que presentaré le falta algún nombre, por lo que con humildad presento mis excusas. Ellos fueron y serán para siempre jamás, con toda la gama de las deficiencias, la vigorosa expresión del esfuerzo y la solidaridad de un pueblo que se aprestó a luchar con cualquier medio al alcance, por precario que fuese, contra las enfermedades, especialmente contra la epidemia de la Tuberculosis, de la Viruela y la del Tifus.

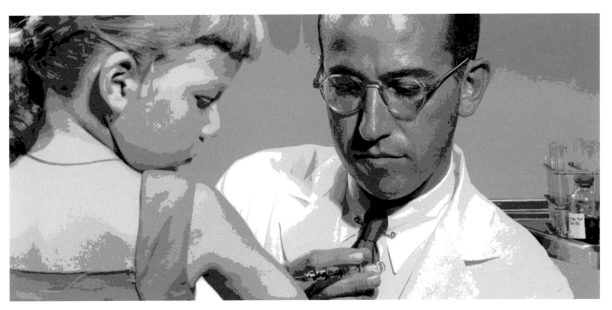

Dr. Jonas SalK (USA, 1914-1995)

197

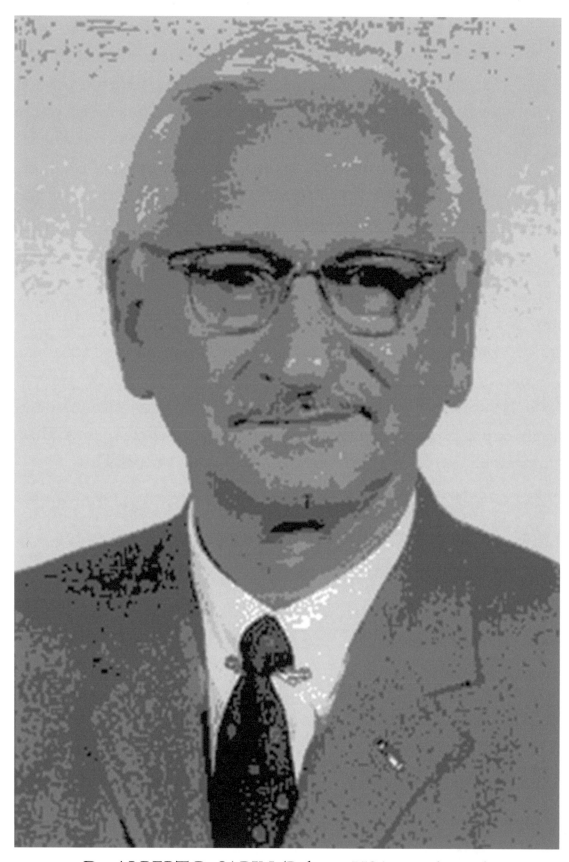

Dr. ALBERT B. SABIN (Polonia-USA, 1906-1993)

LAZARETOS

HE AQUI SUS NOMBRES

El de El Salvador

El de San Rafael

El de la Pía Unión

El de San Januario

El de Ovalle

El de San Vicente de Paul

El de Santa Isabel

El de la Maestranza

El de San Pablo

De la honrosa lista de estos NUEVE, varios fueron cerrados por las deficiencias en sus condiciones higiénicas, medida muchas veces tomada con dolorosa pena, pues en la emergencia todo aporte, todo auxilio, todo elemento de colaboración era válido; pero lógicamente, ejercería, más que la buena voluntad, imponderable imperio la medida de la seguridad de la salud.

PACIENTE LECTOR

Lo que pronto leereis está tomado fielmente de las fuentes oficiales a las que me he remitido en esta ardua investigación histórica. Y valga esta explicación por honesta, para que no se crea que todo salió de mi cabeza envuelto en la ondulante cauda de la inspiración del poeta, ya que por primera vez, para conocimiento general del público, bajará de los altares del corazón del benemérito Hospital San José de Santiago de Chile, una información tan valiosa dormida en las añosas páginas de un siglo.

TAL VEZ EN OTRO SIGLO MAS, CANSADAS DE SU CADENCIOSO VUELO, ESTAS PAGINAS TORNEN AL REPOSO SEPULTANDO EN LO PROFUNDO DEL OLVIDO EL NOMBRE DE ESTE AUTOR QUE, PESE A SUS LIMITACIONES Y FALENCIAS, HA VOLCADO EN ELLAS EL SOPLO DEL DENODADO ESFUERZO Y UNA SUERTE DE ROMANTICO AMOR AL ESTILO SIN PAR EL ADOLESCENTE QUE TODO LO ETERNIZA.

(Revista Médica - Año I - Diciembre de 1872)

LAZARETO DE EL SALVADOR

FUE ESTABLECIDO EL DÍA 24 DE MAYO

	ENTRADAS	MUERTES
Mayo	99	43
Junio	346	166
Julio	262	157
Agosto	54	37
Septiembre	163	51
	924	454

Resulta de lo anterior una mortalidad del 49, 1 %

i las Altas son de un 50,9 % (aunque el porcentaje lleva las palabras "por ciento")

Ultimamente, en vista del gran incremento que tomaba la Viruela, fuen necesario fundar nuevos Lazaregtos que fueron servidos por los estudiantes de medicina. Los Lazaretos fueron los sigientes:

El de San Rafael para adultos y niños

El de la Pía Unión............lo mismo

El de San Januario para Párbulos

El de Ovalle para adultos y niños y lo mismo Lazaretos de San Vicente de Paul y el de San Pablo.

El día 17 de Julio se abrió el Lazareto de Santa Isabel: éste ha sido para mujeres y niños de ambos sexos i ha sido servido por las monjas de la Provicencia y el Clero.

Ultimamente se ha puesto a disposición del Público el Lazareto de la Maestranza enteramente refaccinado y se encuentra servido por "practicantes" del Lazareto de la Pía Unión que se cerro por las mismas y que se cerró por las malas condiciones hijiénicas. Ha sido para adultos y niños

HE AQUI LA ESTADISTICA DE CADA UNO DE LOS LAZARETOS PIA UNION Y SAN JANUARIO

El Lazareto de la Pía Unión de abrió el 17 de Junio. Ha sido para adultos y niños desde 4 merses hasta 15 años. Tuvo 65 camas. Fue para niños de ambos sexos de 3 meses hasta 9 años. Asistido por los practicantes y médicos de la Pía Unión. Ambos se cerraron el día 29 de Julio. He quí el movimiento habido en ellos:

ENTRADOS

Vacunados con éxito	36
" sin "	40
No vacunados	163
Total enterados	239
De éstos 48 soh adultos y	191 Párbulos

MUERTOS

Vacunados con éxito	20
" sin "	14
No vacnados	63
Total muertos	97
De lo scales 24 son adultos y	173 Párbulos

ALTAS

Vacunads con éxito	16
" sin éxito	26
No vacunados	100
Total Altas	142
De éstos 24 son Adultos y	118 Párbulos

De los datos anteriores resulta que la mortalidad ha sido de 50 (%) por ciento; las altas también sn el 50 por ciento. La moralidad de párbulos es de 16 años 7 por ciento y las altas son de un 61, 8 por ciento

Diversas formas y variedades de Viruela
Observadas en estos Lazaretos

	Entradas	Altas	Muertes
Viruela Confluente	130	53	75

Id.	Discreta	99	84	15
Id.	hemorrágica	5	--	5
Varioloide		5	5	--
Suma Total		239	142	95

Salubriad de estos Lazaretos (Pía Unión y Januario) i sus alredores; contajio y difusión de ellos.

El estado hijiénico de estos Lazaretos ha sido muy deficient; sus salas además de de ser poco ventiladas eran húmedas y faltas de luz: a las 3 de la ytarde era necesaia la luz artificial para podr entrar en ellas; tal era la oscuriad que ahí había. Se notaban sobre todo dos salas en as cuales de los enfermos que entraron murieron 12 I de los 6 que salvaron habrían corrido la misma suerte si no hubieran sido trasladados a otra sala; los restates feron atacados de varioloides.

Una de ls salas del Lazareto de San Januerio se ncontraba sin alacantarillas lo cual hacía que fuera más húmeda.

Otra de las causas de la mortalidad ha sido la aglomeración de enferms a tal punto que las camas materialmente unidas. Aun más, huboi camas en las cuales se acumulaban tres enfermos.

Respecto de la hiujiene de los alrededores marchaba a la par con la del Lazareto.

Por esta razón se infectaron los alrededores siendo el foco de infección el mismo Lazareto. Desde los primeros días de su instalación se notó ésto: que mientras exisió no faltaron en dos cuadras a a redonda de 25 a 30 casos de viruela.

SAN RAFAEL

Se abrió el día 15 e Junio con 58 camas y se cerró el día 30 de Agosto.He aquí el movimiento habido el él.

ENTRADAS

Vacunados	96
No Vacunados	164
Se ignora si han sido vacunados	5
Total de entradas	265

MUERTOS

Cavunados	28
No vacunados	84
Se ignora si han sido vacunados	2
Total muertos	114

ALTAS

Vacunados	68
No vacumas	80
Se ignora si han sido vcunados	3
Total de Altas	151

La mortalidad ha sido de un 43 % y las Altas de un 57 por ciento.

Diversas formas y variedades de Viruela que se han observado en este Lazareto.

	Entradas	Altas	Muertos
Sesil, color Gris – plomizo 50	1`	49	
Viruela Confluente			
Levantada o Capitonada	80	74	6
Viruela hemorrájica	26	4	22
Viruela escarlatiniforme	30	6	24
Sesil	4	-	4
Viruela Coherente			
Ordinaria	16	14	2
Viruela gangrenosa	4	1	3
" diacreta	30	27	10
" varioloide	25	24	1
Suma Total	265	151	114

OBSERVACIONES

De los 114 muertos 10 fueron a consecuencia de enfermedades distintas a la viruela como tisis, disentería, adenitis superada, infección pútrida y purulenta, flegnon, etc.

De las 157 Altas, 3 es de creer que no tuvieron viruelapuesto que no hubo manifestación variolosa.

(NOTA - Hay palabras escritas al estilo antiguo, por lo tanto no son causales para que se las considere con faltas ortográficas, por ejemplo la conjunción "Y" va como con punto cual i latina…)

SALUBRIDAD DEL LAZARETO Y SUS ALREDEDORES CONTAGIO Y DIFUSION DE ELLOS

El estado hijiénico de estos Lazaretos ha sido regular en su principio; sus aulas poco espaciosas, por cuyo motivo no se les pudo poner estufas; los enfermos se encontraban aglomerados sobre todo recien se instaló; puesto que fue el 1º que se abrió en circuntancis que hacía 15 días a que no se recibía enfermos de ningún Lazareto; los enfermos llegaban todos con la viruela en períodos ya avandos.

El primer día a las pocas horas de haberse abierto murieron tres, i lo mismo sucedió a los 10 días siguientes.

Respecto del estado hijiénico de los alredadores es de lo peor que puede concebirse, siendo uno de los barrios que ha suministrado más variolosos; sus calles mui desaseadas; en ellas es donde se ha depositrado y se depositan aún, una gran parte de los desperdicios de la ciudad; hai formadas en su totalidad de huano y otras inmundicias y que son estensas superficies en putrefacción.

Con el objeto de mejorar un tanto estas condiciones, la autoridad local ha emprendido trabajos de reparación que solo a medias se ha hecho: zanjando lateralmente las calle hasta una gran profundidad para proporcionarse lo que e llama ripio I con él acomodr las mismas calles, tenindo la esperanza de que esas zanjas sean llenadas con las basuras que aoojan los habitantes inmediatos. En estas remociones considerables del terreno en una época de epidemia, rechazada por todos los tratadistas de hijiene, han contribuido, a no dudarlo, a empeorar el estado lamentable de ese barrio.

En estas circunstancas, a pesar de las medidas que se tomaron en el Lazareto para evitar la difusión del contajio, es indudable que ésta ha sido un foco de infección desde que las miasmas que de él se desprendían encontraban en la vecindad un terreno perfectamente preparado en el que podía jerminar lozanamente.

Por lo que respecta al mismo establecimiento, antes de su clausura ya se encontraba verdaderamente infestado; las heridas consecutivas de los abcesos u otras causas, se hacían fácilmente gangrenosas y cicatrizaban con una lentitud desesperante. La mayor parte de los enfermos acusaban una diarrea tenaz; mui al contrario de los primeros días en los que la constipación era un sistema habitual.

SAN PABLO

Este Lazareto se abrió el día 7 de Julio y se cerró el día 6 de Septiembre. Ha sido para adultos y niños de ambos sexos.

ENTRADAS

Vacunados	222
No vacunados	593
Total entrados	815

MUERTOS

Vacundos	70
No vacunados	262
Total muertos	332

ALTAS

Vacunados	152
No vacunados	331
Total Altas	483

La mortalidad ha sido de un 40,7 por ciento las Altas de un 59,3 por ciento

FORMAS Y VARIEDADES DE VIRUELA
QUE SE HAN OBSERVADO EN ESTE LAZARETO

	ENTRADAS	ALTAS	MUERTES
Varioloide	50	50	2
Viruela discrete	183	166	17
" Coherente	36	29	7
" Confluenete	450	224	226
" Escarlatinosa	25	8	17
" Hemorrájica	62	4	58

" Erisipelatosa	7	2	5
" Gngrenosa	2	-	2
Suma Total	815	483	332

SANTA ISABEL

Este Lazareto abrió el día 17 de Julio. Ha sido para mjeres y niños de ambo sexos desde 1 mes a 5 años, i mujeres De esta edad hasta los 70 años.

Los siguientes son los datos que he popido proporcionarme respect de este Lazareto:

ENTRADAS

Vacunados	151
No Vacunadod	224
Total entrados	375
Muertos	125
Altas	250

FORMAS DE VIRUELA

ENTRADAS

Discreta	46
Confluente	46
Hemorrájica	168
Gangrena	29
Viruela Coroplidada Estado puerperal	14
SUMA TOTAL	375

ESTADO HIJIENICO DEL LAZARETO DE SAN PABLO Y SUS ALREDEDORES

Puede decirse en jeneral que la hijiene de este Lazareto nada ha dejado de desear.

El mayor número de variolosos que en cada sala habia era de 22. La ventilación se hacía perfectamente. Grandes entanas abiertas de día permitían la libre ciurculación del aire; i por la noche las estufas y los ventiladores abiertos en el cielo de cada sala hacían que el aire se renovase con facilidad.

Había otras que gozaban de las mismas condiciones; pero además tenían la ventaja de las carpas y del aislamiento en que estaban los enfermos. Eran cuartos magníficamente ventilados y ocupados por dos variolosos.

En cuanto a los alrededores era mui diverso el estado de la salubridad; se encuentran formados por rancherías i las calles eran vastos lodazales y pantanos que envenenaban la atmófrea i hacian que los jérmenes del contajio se desarrollaran fácilmente entre los infelices que habitaban esos barrios.

Por esta razón el Lazareto de San Pablo fue un verdadero foco de infección. En una visita domiciliaria que se practicó en los alrededores se encontraron 57 variolosos en el espacio de 3 cuadras.

LAZARETO

SAN VICENTE DE PAUL

ESTADO JENERAL

Este Lazareto abrió el día 26 de Junio con 86 camas y se cerró el día 5 de Agosto

ENTRADAS

Vacunados con éxito	34
" sin "	22
No vacunados	96
Total entrados	152

MUERTOS

Vacunados con éxito	9
" sin "	6
No vacunados	39
Total Muertos	54

ALTAS

Vacunados con éxito	25
" sin "	16
No vacunados	57
Total Altas	98

La mnortalidad ha sido del 35,5 % i las altas del 64,5 por ciento

DIFERENTES FORMAS Y VARIEDADES DE VIRUELA QUE SE HAN OLBSERVADO EN ESTE LAZARETO SON:

	ENTRADAS	ALTAS	MUERTES
Varioloide	32	32	2
Viruela discrerta	23	22	1
" coherentre	14	10	4
" confluente	44	29	13
" escarlatiniforme	29	5	24
" Hemorrájica	5	0	0
" gangrenosa	5	0	5
SUMA TOTAL	152	98	54

SALUBRIDAD DE ESTE LAZARETO Y SUS ALREDEDORES

El estado hijiénico de este Lazareto ha sido Bueno con escepción de dos salas que además de ser bajas tenían poca ventilación.

Este Lazareto así como los demás fue un foco de infección i de contajio, aunque no en tan grande escala como lo han sido otros y esto ha dependido de que sus alrededores no se encontraban en tan malas condiciones hijiénicas como ha sucedido en los otros lazaretos; con escepción de uno de sus costados que se encontraba frmado por rancheríos, los cuales deslindaban con la calle pública i con casas de tajas que se encontraban en buen estado.

LAZARETO DE OVALLE
(SITUACIóN DE LA CALLE DEL ARENAL)

Abierto el 24 de Junio, se cerró el 25 de agosto.

ENTRADAS

Vacunados	67
No "	373
TOTAL ENTRDAS	440

MUERTOS

VACUNADOS	44
No vacunados	182
Total Muertos	**226**

ALTAS

VACUNADOS	44
NO VACUNADO	182
ALTAS	226

Ha muerto un 48,6 por ciento i las Altas son de un 51,4 %

DIVERSAS FORMAS Y VARIEDADES DE VIRUELA OBSERVADAS EN ESTE LAZARETO

	ENTRADAS	ALTAS	MUERTES
Viruela hemorrájica	83	-	83
" Sesil	46	-	46
" Escarlatinosa	11	-	11
" Confluente	120	70	50
" Coherente	40	22	18
" Discreta	140	134	6
SUMA TOTAL	440	226	214

ESTADO HIJIENICO DE ESTE LAZARETO Y SUS ALREDEDORES

Las condiciones hijiénicas de este Lazareto no han sido buenas. Sus salas eran húmedas, notándose sobre todo una; esta sala al gran número de enfermos que contenía, que eran 83, agregaba un cualidad peor, la cual era excesiva humedad que en ella había; las causas eran las siguientes:

En primer lugar el piso estaba sin ladrillar, además era muy desigual teniendo en el medio una depresión notable con el fin de arreglarlo un poco que se le puso una capa de barro con paja, lo cual no se secó durante todo el tiempo que permaneció abierto; a ello contribuía el estar más abajo que el piso exterior; así es que cuando llovía entraba el agua por los ventiladores habiertos en la parte inferior de la muralla y llegaba la humedad a tal punto que era necesario el andar con zuecos por el interior de la sala. Todo hacía que la temperatura de la sala fuera mui baja; el termómetro marcaba cerca de las estufas 12º i a 6 u 8 varas distante de ellas 6º o 7º; hubo veces en que bajó hasta 3º.

Los alrededores se encontraban en peores condiciones: A los pantanos que se sumaban cuando llovía y que tardaban mucho tiempo en secarse se agragaban las rancherías por el costado del oriente i los basurales por la parte sur, los cuales hacían que la atmósfera estuviera saturada de miasmas del etéreo. Todas estas causas hicieron que este Lazareto, siendo un foco de infección, así como lo han sido los demás, contribuyese al desarrollo de la viruela en esos lugares. (21)

(continuará)

(Firma esta importantísima información el señor don) :

Hay una firma ....

Pedro V. O'Rian

21) - *Rev. Méd. Tomo I – 1872/ 73. Págs. 208 – 221.-*

......Se me desbordaba el alma... y un océano infinito se desprendía a torrentes por los escabrosos surcos de mi rostro cuando di por concluída la lectura que informaba las condiciones en que se hubo de luchar contra la "Viruela" y otras tantas secuelas...

Ignoro si fue de emoción entristecida, o todo era el fruto de la emoción agradecida: ¡Mis ojos enrojecidos se secaban, al tiempo que manaba una sonrisa que me hacía pensar en el largo pasado saturado de profundas historias de mi Patria!

¡Oh, América, contémplame y verás cómo se funden las virtudes de mis pueblos chilenos en el ardiente crisol de las dificultades!

Mañana cuando mueran los últimos vestigios de la Vieja Edad, una generación nueva y poderosa tal vez pise esta tierra. Y en los postreros tiempos de este Siglo, nosotros, con el alma transida de quebantos, veremos asomarse a la ventana del futuro el rostro de un niño que no supo del esfuerzo desplegado por quienes se esmeraron en cultivar SALUD, VIDA Y ESPERANZA.

Por vigente, he de citar el estupendo artículo "La Tuberculosis y el Hospital San José de Santiago (de Chile) de los Drs. Alberto Edwards M. – Luciano Vercovici y José Santamaría E. (28) que en una de sus partes expresa:

La pesquisa de la Tuberculosis se hacía en base al Abreu. Desde esta misma fecha se inicia con ese mismo objetivo la investigación bacteriológica y nuestro Laboratorio de Investigación del bacilo de Koch es el único en Chile que en la actualidad efectúa estudios de sensibilidad en Pirazinamida, cultivos y tests rápidos en medios líquidos y en láminas.

Muchas acciones del pasado son hoy un romántico recuerdo. La Tuberculosis se ha reducido, se ha controlado, pero no se ha extirpado.

Hoy más que nunca debe reforzarse este programa antituberculoso, pues a ejemplo de otras enfermedades, es perfectamente eradicable. Nuestro Hospital San José es en la actualidad un Hospital General Docente - Asistencial, base de todas las acciones de salud para el área norte de la Región Metropolitana y que colabora en la atención secundaria y terciaria en la III y IV Regiones del País. Es también centro de programas de luchas "Antituberculosis", extendiéndola a todos los consultorios periféricos en su acción de pesquisa, tratamiento y control. Cuenta con un número limitado de camas para la hospitalización y tratamiento en la fase aguda bacilífera de la enfermedad, con un promedio de 25 días de estada y con resultados sorprendentes al aplicar los esquemas actuales que permiten reintegrar a los pacientes prontamente a la comunidad".

(Creo que debo informar mediante comparaciones cívicas acerca de las grandes batallas en el campo de Marte, como las grandes Batallas en el Campo de la Ciencia y la Salud, hechos que deben conocer nuestro hijos y nuestra juvenud que se **deja arrastrar por la ideología comunista y por la ignorancia...**¿Que alguno llegó a la Universidad?... Pero eso no le hace más sabio ni más patriota...y mucho menos al destruir los monumentos de Los Ilustres Próceres que nos dieron Patria y los Ilustres científicos que hasta nuestros días luchan por nuestra salud y el bienestar de un Chile tandecorosamente civilizado).

22) *Rev. Méd. Chile 111: 319.- 1983.*

DONDE SE PROSIGUE CON ALGUNAS ESTADISTICAS Y OTRAS OBSERVACIONES

No nos sería posible proseguir sin acotar otras estadísticas, pues ellas reflejan la honda preocupación por la recta conducción de cuánto se administraba.

Los detalles, aunque a las veces nos parezcan tediosos son, sin embargo, las partes de un todo, porque extremar las diligencias en relación tan importante, alguna significación alcanza en el escaso mérito de estas páginas que por nacidas de la modestia vuelan como mariposa que van de flor en flor sin competir con la belleza de ellas, sobre las que se posa con gran delicadeza, como lo hace esta pluma que al poyarse en la información asume el mayor recogimiento.

En alguna parte hemos hablado de Cementerios y Hospitales y por cierto, aunque someramente, algo se ha dicho de lo Del Socorro. Una nebulosa cubre las referencias habidas sobre las posibles creaciones de hospitales en tiempos del Conquistador, estimándose que ellas fueron muy improbables.

En 1543 se Funda Valparaíso y las primera Capilla de esta Capital es fundada por don Pedro de Valdivia bajo la advocación de Nuestra

Señora del Socorro. Diez Años más tarde se produciría la horrible hambruna y por añadidura se ha de desatar la plaga del TIFUS de resultas, sin duda, de la gran sequía que afectará a esta "Reyno" en el interminable período que abarca los años 1554 y 1557. De los 30.000 mapuches del robuso y fiero Arauco un tercio diezmará la inexorable epidemia: Fue entonces cuando el "canibalismo" abre las fauces de la más bárbara costumbre.

Corregir hábitos fue parte de la ímproba tarea de la Colonización y Civilización. Se sucederán los Goberndores y todos sin excepción mantendrán el más vivo interés por la salud colectiva. En este área poca fortuna tendrán algunos, como que otros llegarán a tan elevado empleo arrastrando de una quebrantada salud, siendo del caso recordar la del piadoso Don Guill y Gonzaga que un 3 de Octubre de 1762 hace su entrada al Gobierno de Chile tan enfermo que, de hecho, practicamente ha de abdicar en la persona del famoso Corregidor Don Luis Manuel Zañartu.

Pero no habrá obstáculo capaz de oponerse al avance de la medicina y su estudio irá vigorizándose paulatinamente hasta lograr niveles de la mayor consideración. Una concienzuda lectura nos permitirá conocer, por ejemplo, lo siguiente: ---

Santiago, marzo 4 de 1864.-
SEÑOR DECANO:

> Comisionados por Usted para asistir a los Exámenes de Anatomía (primer año, que comprende la osteología i mitología), tenemos el honor de informara Ud.: Que dichos exámenes se rindieron en la Delegación Universitaria los días 14 i 15 de diciembre pasado, i hemos quedado enteramente satisfechos del resultado de ellos, pues la mayor parte de los alumnos obtuvieron justamente votos de

unánime distinción. También el último día se presentaron a rendir exámen de Anatomía final dos alumnos que habían quedado del curso anterior, i nos es sensible decir que no demostaron bastante instrucción para poder obtener una completa aprobación.

Los días 21 i 22 del mismo mes asistió a los exámenes de Fisiología, i con excepción de dos o tres alumnus, que manifestaron bastante aprovechamiento i merecieron votos de distinción, los restantes se pueden considerar con una instrucción mediocre.

Dios guarde a Ud.

P. Eliodoro Fontecilla.- Rafael Wormal.- Al señor Decano de la Facultad de Medicina.- (18

Esta información está demás, introducida por una nota de don Vicente A. Padín dirigida al señor Rector de la Universidad.

Pero de ello se desprende también cuan preocupados estaban los examinadores por el rendimieno de los estudios de sus educandos, de donde se deduce que en verdad se deseaba con suma rectitud obtener Buenos futuros Facultativos. Las exigencias, sin duda honran al pasado, como que seguramente lo honran en el presente las que servirán de acicate a los nobles hijos que con honradez prestarán la seriedad debida a tan alta disciplina.

Por aquellos años, que hoy nos parecerán remotos, un movimiento literario científico se dejaba ver en toda nuestra América, siendo el INTERCAMBIO de LIBROS una verdadera panacea que ilustra la memoria de sus gestores. Tal es el caso de las remesas destinadas para nuestra Universidad remitida por la Universidad de San Marcos de Lima. También el Instituto Smitsoniano nos hará llegar sus impresos recibidos a mediados de Febrero de 1864; mas, como la lista resultaría demasiado prolongada, solo se verá aquí lo siguiente; aunque es preciso puntualizar que lo llegado del Perú fue por sugerencias de un convenio suscrito a nombre de la Universidsad de Chile por el Ilustre José Victorino Lastarria.

Y como decía, de la lista del envío del Instituto Smitsoniano mencionamos los siguientes Libros: ----------

"Diario Americano de Ciencias Médicas, 1861, dos tomos"

"   "   "   "   1855,   tres tomos"

"   "   "   "   1853, un tomo"

Revista médico – quirúrgica británica i extranjera, once tomos, es a saber: núm. 24 Octubre 1853; núm.25 enero 1854; núm. 35 Julio 1856; núm. 27, Julio 1854; núm. 29 enero 1855; 31, Julio 1855; núm. 54, abril 1851; núm. 55, julio 1861; núm. 66, octubre 1861.

Diario americano de ciencias médicas, cuatro entregas, enero, abril, julio y octubre 1854.

Desde París el Cónsul General de Chile envía, "Archivos Jenerales de Medicina" – mayo 1863 // y así sucesivamente las remesas…

Nota entre comillas, información hallada en Anales de la U. de Chile – año 1864

Con tan notables incentivos el despliegue de la actividad científica de nuestro país alzaba, entonces, el poderoso vuelo y los sabios de todos los tiempos comenzaron a ilustrar con profusion el robusto cerebro de las juventud estudiosa.

No pocas veces se dio el caso que personajes del ambito social solicitaban ser admitidos en exámenes extemporáneos por la sola razón de no contar con el horario adecuado, como fue lo acaecido al mismo don Abelardo Núñez, quien por trabajar en un ministrio no podía ser alumno regular y sin embargo se esforzaba en sus estudios superiores, siendo que a la sazón era hombre respetable y sin embargo se sometía a los dictámenes de las disposiciones de la Universidad a la que miraba con el más profundo respeto.

Del interés por la ciencia médica de hace más de un siglo bien nos habla el hermoso y enjundioso artículo del Dr. Claudio Bernard cuando se refiere a "Las Funciones del Cerebro" (1)

Y sin descuidar los aspectos metafísicos y religiosos, el artículo se lanza por el camino de la expermentación, otorgándonos la dicha de conocer asuntos tan relevantes por medio de la palabra ágil, filosófica y amena:--

LA ANATOMIA

Ciencia que tiene por objeto el conocimiento detallado de las partes de que se compone el cuerpo de los seres organizados, es una de las más vastas i antiguas ciencias que posee el hombre; hermoso ramo del saber que atrae al hombre de estudio con irresistible encanto a conocer las maravillas de la oranización, maravilla que solo es dado comprender al que ha tenido entre sus manos los sangrientos despojos de la muerte; preciosos restos sin los cuales jamás habría podido penetrar los secretos de la vida; espectáculo que al mismo tiempo le repele con su horrorosa manifestación de cuerpos destrozados, de miembros mutilados; carnes destruídas, por todas partes esparcidos en profusa mezcla de despojos del ser que fue.

Tal es el aspecto bajo el cual se presenta al que se inicia en los grandes estudios de la naturaleza. Como es fácil apreciar, toda la inquietud del espíritu humano se veía compelida al estudio de los elementos que componen la naturaleza en toda su expresión, pero muy particularmente en lo que concierne a la anatomía humana y su fisiología, ya que de ello pendían el triunfo de la salud y la derrota de la enfermedad… Y si no siempre el éxito coronó tan esclarecidas intenciones, a lo menos fue abriendo caminos a futuros logros que van culminando el Siglo XX que al renacer, como la simiente misteriosa se partirá en dos, dejando sepultada la cascara que encierra tanto misterio de vida: Tal vez el Nuevo milenio dé a luz el fruto de la radiosa experiencia que le dejará el pasado y un esplendor —rectifico- "resplandor" alucinante nos proyecte al cenit de los onocimientos, aún a riesgo e conturbar al hombre que comience a ignorar dónde estará el punto final de lo humano y dónde el comienzo del divino...

Pero la anatomía seguirá sirviendo en el campo de las experiencias y mutilados cuerpos mostrarán sus vasos, y preciosos tendones la fuerza del equilibrio...

LA FISIOLOGIA:

Esto necesitará, al revés, del Gran Potencial de la vida, el cuerpo viviente con sus funciones en plenitu, habría de presentarse a la experiencia, aunque las dos ramas de la formula experimental coadyuvarían, en eternal communion, en la búsqueda de la preservación de la salud.

Hablar del cerebro nada fácil ha resultado su complegidad es tan asombrosaque ya resulta imposible penetrar su insondable misterio, pues en él radican los pensamientos y los sentimientos; y si la inteligencia es un Don preciado de Dios, considerarlo como un simple músculo, o una gelatinosa masa a la que se le podrían meter los dedos sin miramiento, era lógico produjera esas reticencias que por su respeto hacen más grande al hombre que los ausculta.

Pero el Dr. Bernard, sin ser irreverente, aguardó el momento de manifestar cómo ha de enseñársele a quienes seguirán el sendero de la ciencia médica. Es así cómo en una parte de su escrito agrega:

> Los fenómenos metafísicos del Pensamiento, de la conciencia y de la inteligencia que sirven a las manifestaciones diversas del alma humana, considerados bajo el punto de vista fisiológico, no son sino fenómenos ordinarios de la vida, y no pueden ser sino el resultado de las funciones del órgano en el cual se muestran. Vamos a demostrar en efecto que la fisiolojía del cerebro se deduce, como la de todos los

órganos del cuerpo, de las observaciones anatómicas, de la experimentación fisiolójica y de los conocimientos de la anatomía patolójica".

Pero se trata del cerebro y por lo tanto ningua objeción al estudio era insuficiente; sería verdad conveniente que quienes se interesasen en tales estudios estuvieran anímicamente preparados de modo que no hubiera trabas en la percepción de los conocimientos; esta mecánica del estudio podría servir un día a la misma gente que osara criticar irreverentemente al estudioso del cerebro. De esta suerte, más adelante dirá el sabio que:

Si las manifestaciones funcionales del cerebro han sido las primeras que han llamado la atención de los filósofos, serán sin duda las últimas que aplicará el fisiólogo".

Y las criticas vendrían, como que llegaron en la épocas de la Santa Inquisición y aún muy anteriormente; por eso creo de elevado valor el transcribir aquí algunas frases que manaron de esa mente equilibrada y científica, pues sin querer caer en el materialismo, evita caer en la espiritualismo y con la fuerza de sus propias convicciones, el Dr. Bernard prosigue su discurso:-

Ah, los tendones...

Se cuenta que Leonardo Da Vinci en cierta ocasión se encontró un caballo muerto en las calles de Florencia. Al momento piensa en la nervadura tan perfecta que pudo haber sido la de ese animal en otrora, cuanto inutil y despojado se hallaba en ese instante: ¡Pobre... Poverello... se diría se diría el ingeno de aque Genio: Entonces ideando maneras lo arrastra, lo impulse, lo transporta hasta su casa y allí procede a mutilarlo para encontrar la razón de las fuerzas de ese animal que en vida es tan útil para el hombre: Esa fuerza está en su nervadura. Y a tan alta llegó su admiración que procedió a bosquejar un monument que finalmente se transformaría enuna estructura colossal del caballo esculpiendo uno bronce y hierro nada menos que de OCHO METROS DE ALTURA… ¡Qué coloso! Con el tiempo muchos artistas se interesaron en la reestructuración de ese "Monumento", el cual se conserva para la Gloria del Genio del inmortal Da Vinci.

La fisiología necesitará, al revés, el gran potencial de la vida; el cuerpo viviente con sus funciones en plenitud habría de presentarse a la experiencia, aunque las dos ramas de la formula experimental coadyuvarían, en eterna comunión, en la búsqueda de la preservación de la salud.

CAPITULO ESPECIAL
PRINCIPALISIMO ESTUDIO
"EL CEREBRO HUMANO"

Hablar del cerebro nada fácil ha resultado, pues en él radican los pensamientos y los sentimientos; y si la inteligencia es un Don preciado de Dios, considerarlo como un simple músculo, o una gelatinosa masa a la que se le podría meter los dedos sin miramiento, era lógico produjera esas reticencias que por su respeto hacen más grande al hombre que lo ausculta.

Pero el Dr. Bernard, sin ser irreverente, aguardó el momento de manifestar cómo ha de enseñársele a quienes seguirán el sendero de las ciencia médica. Es así cómo en una parte de su escrito agrega:

(Reflexiones ad hoc)

> Creemos que los progresos de la ciencia médica moderna permitirán hoy abordar la fisiolojía del cerebro; pero antes de entrar en el studio de las funciones cerebrales es preciso conocer bien el punto de partida. Nuestro objeto ha sido demostrar que es preciso renunciar a la opinión de que el CEREBRO

forma una excepción del organism, que es el subtractum de la inteligenia y no su órgano. Esta idea es una concepción anticientífica, perniciosa a los progresos de la fisiolojía. ¿Cómo comprender en efecto que un aparato cualquiera del dominio de la Naturaleza bruta o viviente pueda ser el sitio de un fenómeno sin ser su instrumento? Evidentemente se está bajo el dominio de ideas preconcebidas cuando se trata la cuestión de las funciones del cerebro. **Los unos no quieren admitir que el cerebro sea el órganos de la inteligencia, puesto que temen ser arrastrados por esta cuestión a las doctrinas materialistas;** los otros, al contrario se apresuran a colocar arbitrariamente la inteligencia en una célula nerviosa redonda o fusiforme para que no se les tache de espiritualismo.

En cuanto a nosotros no nos preocupamos de esto. La fisiolojía nos muestra que, salvo la mayor complicación de los fenómenos, EL CEREBRO ES EL ORGANO DE LA INTELJENCIA con el mismo título que el corazón es el órgano de la circulación, y la laringe el órgano de la voz. Encontramos en todas partes una unión necesaria entre los órganos y sus funciones; es éste un principio jeneral al cual ningún órgano del cuerpo puede sustraerse. La fisiolojía debe pues, a imitación de las cienias más avanzadas, desembarazarse de las trabas fisiolójicas que retardan su progreso. Su misión es buscar la verdad con calma y confianza y establecerla de manera imperecedera sin temer jamás la forma bajo la cual se presente.

Y concluirá tan brillante exposición con un párrafo que sería inexcusable omitir, ya que en él se encierra como en triángulo perfecto la teología, la ciencia y la filosofía y que yo, en audaz movimiento coloco en sentido invertido para aclarar mediante mi torpe lenguaje los elevados conceptos de ese Gran Maestro: Diría, entonces, que la parte superior del TRIANGULO las leyes de las manifestciones, como en los extremos inferiores a un lado las condiciones de las manifestaciones y al otro el estudio de los fenómenos. Esta clase Magistral concluye entonces así: -

> *Para el experimentador no puede haber ni espiritualismo y materialismo. Estas palabras pertenecen a una filosofía natural que ha envejecido... Caerán en desuso por los progresos mismos de la Ciencia. No conocemos jamás ni el espíritu ni la materia, i por ambas partes este estudio no conduce sino a negociaciones científicas.* **No hay para nosotros sino fenómenos que estudiar, conocer las condiciones de sus manifestaciones y determinar las leyes de estas manifestaciones. (23)**

Verdaderamente asombra descubrir cómo nuestro antecesores buscaron la manera de llagar con sus conocimientos a todo un público espectante y atemorizado por concepciones arrastradas por siglos y que tanto impidieron en su momento el esclarecimiento de ciertas enfermedades. Pero el Maestro ha de enseñar a sus Alumnos.... / "hay un borrador **extraviado y así lo dejaré por ahora"***...*

> *Los fenómenos metafísicos del pensamiento, de la conciencia y de la inteligencia que sirven a las manifestaciones diversas del alma humana, considerados*

bajo el punto de vista fisiológico, no son sino fenómenos ordinarios de la vida, i no pueden ser sino el resultado de las funciones del órgano en el cual se muestran.

Vamos a demostrar en efecto que la fisiología del cerebro se deduce, como la de todos los otros órganos del cuerpo, de las observaciones anatómicas, de la experimentación fisiológica y de los conocimientos de la anatomía patolójica".

Pero se trataba del cerebro y ninguna objeción al estudio era insuficiente; sería en verdad conveniente que quienes se interesasen en tales estudios estuvieran anímicamente preparados, de modo que no hubiera trabas en la percepción de tales conocimientos; esta mecánica del estudio podría servir un día a la misma gente que osara criticar de irreverente al estudioso del cerebro. De esta suerte más adelante dirá el sabio que: ---

"Si las manifestaciones funcionales del cerebro han sido las primeras que han llamado la atención de los filósofos, serán sin duda las últimas que esplicará el fisiólogo".

Y las críticas vendrían, como llegaron en las épocas de la Santa Inquisición y aún muy anteriormente; por eso creo de elevado valor el transcribir aquí algunas frases que manaron de esa mente equilibrada y científica, pues sin querer caer en el materialismo, evita caer en el espiritualismo y con la fuerza de sus propias convicciones el Dr. Bernard prosigue su discurso:

Creemos que los progresos de las ciencias modernas permitirán hoy abordar la fisiología del cerebro; pero antes de entrar en el estudio de las funciones cerebrales es preciso conocer bien el punto de partida.

Nuestro objeto ha sido demostrar que es preciso renunciar a la opinión de que el cerebro forma una excepción en el organismo, que es el substractum de la inteligencia y no su órgano. Esta idea es una concepción anticientífica, perniciosa a los progresos de la fisiolojía y de psicolojía. ¿Cómo pretender que un aparato cualquiera del dominio de la natutraleza bruta o viviente pueda ser el sitio de un fenómeno sin ser su instrumento? Evidentemente se está bajo el dominio de ideas preconcebidas cuando se trata la cuestión de las funciones del cerebro. Los unos no quieren admitir que el cerebro sea el órgano de la intelijencia, puesto que temen ser arrastrados por esta concesión a las doctrinas materialistas, los otros alcontrario se apresuran a colocar arbitrariamente la inteligencia en una célula nerviosa redonda o fusiforme para que no se les tache de espiritualismo.

En cuanto a nosotros, no nos preocupamos de ésto. La fisiología nos muestra que, salvo la mayor complicación de los fenómenos, el cerebro es el órgano de la intelijencia con el mismo título que el corazón es el órgano de la circulación, i la laringe el órgano de la voz. Encontramos en todas Partes una unión necesaria entre los órganos y sus funciones; es éste un principio jeneral al cual ningún órgano del cuerpo puede sustraerse. La fisiolojía debe pues, a imitación de las ciencias más avanzadas, desembarazarse de las trabas fisiolójicas que retardan su progreso; su misión es buscar la verdad con calma y confianza, i establecerla de manera imperecedera sin temer jamás la forma bajo la cual se presente"

Y concluirá tan brillante exposición con un párrafo que sería inexcusable omitir, ya que en él se encierra como en triángulo perfecto la teología, la ciencia, la filosofía y que yo, en audaz movimiento coloco en sentido invertido para aclarar mediante mi torpe lenguaje los elevados conceptos de ese Gran Maestro: Diría, entonces, en la parte superior del TRIANGULO las leyes de las manifestaciones, como en los extremos inferiores a un lado las condiciones de esas manifestaciones y al otro el estudio de esos fenómenos; siendo la base del triángulo el tablero para la red infinitamente bien calculada de la inmensa cablería de kilómetros y kilómetros de longitud que en línea recta no podríamos contar. Esta Clase Magistral concluye entonces así:---

> *"Para el esperimentador no puede haber ni espiritualismo ni materialismo. Estas palabras pertenecen a una filosofía natural que ha envejecido; caerán en desuso por los progresos mismos de la ciencia. No conocemos jamás ni el espíritu ni la materia, i por ambas partes este estudio no conduce sino a negociaciones científicas. No hay para nosotros sino fenómenos que estudiar, conocer las condiciones de sus manifestaciones y determinar las leyes de estas manifestaciones". (23)*

(Cierta vez escuché una frase que me impresionó hondamente cuando en una comedia romántica él le dice a ella: ¿Qué tiene tu cerebro que en 20 años no te decides por nuestro amor? – y ella replica: ¡Es que el amor no se piensa con el cerebro…solo se siente con el corazón!)

Verdaderamente asombra descubrir cómo Nuestros antecesores buscaron la manera de llegar con sus conocimientos a todo un público espectante y atemorizado por concepciones arrastradas por siglos y que tanto impidieron en su momento el esclarecimiento de ciertos fenómenos relacionados a ciertas enfermedades…Pero el maestro ha de enseñar a sus alumnos y la comedia de la vida continua, como que la sesión académica ha de entregar el fruto de sus experiencias, ya que de ellas manan fuerzas y herramientas de incalculable valor.

Con el tiempo el conocimiento del hombre ha llegado a demostrar que muchos de los males que diezmaban a la comunidad humana han sido erradicados, pero no eliminados…Por lo tanto, el dominio de esos secretos naturales ha de provenir de los recónditos asilos de la entelequia humana, razón que obliga y por medio del estudio impenitente, cuya responsabilidad es la de las generaciones presentes y futuras, mucho más hoy cuando la técnica nos aporta esos valiosísimos auxiliares sin los cuales sería imposible el avance de la ciencia moderna.

> ***Evidentemente, toda especulación respecto al conocimiento del órgano que llamamos "Cerebro" va a ser insuficiente, pues no se trata solamente de un órgano, sino de un elemento indescifrable que solamente una MENTE SUPERIOR a toda ponderación pudo organizar dentro del ser humano. Y es por esta razón por la que estoy totalmente en desacuerdo con el aborto, ya que un ser humano está allí expuesto, absolutamente inerme, al que se le puede manipular, eliminar, triturar, etc. pero lo que intrísecamente se está asesinando es algo que no se puede ver, ni palpar, ni oir, porque sus conexiones neuronales son infinitas y nadie podrá definir jamás cual es el recorrido o la ruta que ha de seguir ese elemento neuronal, menos se le podrá ordenar el camino a seguir, porque todo eso es un misterio.

Al escribir mi libro acerca de este Hospital he sentido como que algo me faltó en la vida y ese algo es el haber estudiado profundamente al hombre, desde su estructura molecular y las funciones de cada uno de sus músculo, de cada uno de sus impulsos y solamente pude transformarme en un silente admirador de quienes dedicados a la medicina han podido penetrar el misterio de las enfermedades para ayudar al paciente en procurarle alivio de sus males y mejoría en su vida…¡Eso hacen los Médicos!

Hay una frase que cualquier lego se permite invocar como para saberse culto demostrando saber mucho en la dirección de los movimientos del ser humano cuando dice: "LA VERDAD SE HA DE CONOCER, PORQUE LA VERDAD TE HARA LIBRE".

Pero para no entorpecer el valor de estas sufridas líneas de mi pequeño libro acerca del Hospital San José, ha llegado a mis manos uno de los apuntes que en mi inquietude intelectual he guardado y que hoy me auxilia y que habla del "Psicoanálisis" ciencia creada por el ilustre Sigmund Freud. Hijo de padres judíos nace en Checoslovaquia y a penas tenía este niño 4 años de edad sus padre se trasladaron a Viena, lugar en que vivió hsta su muerte. Allí estudiaría medicina titulándose de medico en 1881 mediante ámprobos esfuerzos de sus padres. Se trasladaría a París en 1885 donde toma contacto con un famoso neurólogo de esa época el Dr. Jean Martin Charcot, quien estaba interesado en averiguar acerca de los casos de HISTERIA, quien fuera el fundador de los estudios acerca de Psiquiatría como si fuera una disciplina aparte de los estudios de medicina para tartar los desórdenes mentales. Yo en plena juventud, entre 22 y 25 años de edad tuve occasion de trabajar en un pequeño hospital de un pueblito llamado Quirihue donde fui Estadístico y ayudante de contabilidades, además de profesor primario en una escuelita del Pueblo.

Si se ha dominado a la muerte en grado superlativo, no es menos cierto que ha sido a costa de tantas vidas… y de tantas vigilias… Por ahora se terminará este capítulo tras haber dado lectura a una estadística de ingresos en el Hospital

San José hacia el último cuarto del Siglo Precedente (XIX). En esta breve lista se apreciará con claridad el honrado esfuerzo por realizar las cosas bien, teniendo Fe en que el futuro algún día podría demostrar por medio de sus apuntes cuánto se sufrió y cuánto se aportó.

Sin estadística no hubiera habido evaluación posible dadas las posibilidades de solución de los problemas de la salud; pero también no lo hubiera sido para la diagramación de nuevos elementos que colocar al alcance de las Autoridades, las que en definitiva, como en todos los tiempos, tendrán la responsabilidad de subvenir a las necesidades de un hospital, o de cualesquiera de los centros asistenciales donde llega el desvalido…

Cuando terminemos de leer los nombres de los que se salvaron de la muerte, como el de los que fueron llevados por ella, algo se nos trizará por dentro: el 50 % para cada lado Y la mayoría niños y jóvenes que no alcanzaron a serlo…La hermosa caligrafía de las religiosas de aquel tiempo junto con demostrarnos la dedicación por su trabajo desplegado en bien de los enfermos, nos hace pensar en la religiosa inquietud de una época en que el azote de Dios se proyectaba en el caso del desgraciado alcanzado por las pestes y epidemias, casos que multiplicados provocaban el espanto que solo era posible mitigar con la oración. Las religiosas de aquel tiempo nos legaron los primeros registros de grandes libros escritos con caligrafía hermosa recordándonos la Era medieval. Por desgracia los cuatro primeros tomos se Han extraviado, no habiendo sido posible ubicarlos hasta nuestros días: A partir del Quinto Libro, celosamente los guarda el Hospital San José, transformándose en sagrario de la hostia sagrada de esas páginas solemnes. Escuchar al Dr. Maximilinao Montero Val Rysenbelgher, Director del San José cuando se refiere a esos Libros, es volver hacia el pasado y con mirar retrospectivo contemplar la ímproba labor de los fieros gladiadores de la salud contra el mal en la arena del circo de la enloquecida humanidad; de este Galeno, cuya sabiduría ilustra nuestros tiempos, conservaré para siempre los más caros recuerdos, pues le he visto tratando de reparar el lomo de un libro, miestras cariñosamente declama palabras de su contenido; del mismo modo dicen que trata a sus pacientes, explicando las dolencias y pronosticando la pronta mejoría, con la ternura paternal que prodiga la ciencia, el amor y la Fe: Eso es lo que hace al Hombre SABIO.

MATRICULA

DE

HOMBRES

Principiado en Octubre 1º de 1885

LIBRO5º

LAZARETO

DE

EL SALVADOR

(Así, de tal guisa está distribuido el encabezamiento del Primer Registro que he visto y que corresponde al " 5º Libro de aquellas Reliquias")

HOJA - 1 -   octubre 1º de 1885

                                    1255

Abarca
Murió Octubre 13   José M. 6 años - hijo de Francisco Abarca i de Luisa
/ 85   Ramírez – natural de Santiago, vive calle Carmen Nº
                               28 No vacunado.

                                    1256

Muñoz
Murió Octubre 11   José – 30 – viudo – hijo de José M. Muñoz i de Silveria
/ 86   Araya – natural de Rengo – vive en la Lota – gañan – No
                               vacunado – no sabe leer.

                                    1258

Marchán
Salió Noviembre 1º   Martín 12 años – hijo de Gregor Marchán i Carmen
/ 85   Silva – Natural de Pirque – vive en Pirque – no
                               vacunado – No sabe leer

                                    1259

                                    Octubre

Palacios
Salió Octubre 25   Gregorio – 15 años – gañan – hijo de Juan Palacios i
/ 86   de Andrea González – Naural de Lo Ovalle 0- vive en
                               Mirador – No vacunado – No sabe leer

1260

Oyarzum
Salió Noviembre 1º
/ 85

Fidel – 30 años – caballerizo – casado con Juana Acuña – hijo de N. Oyarsum i de Agustina Nilo – natural de Puyo – vive en Santiago calle de Bueras Nº 12 – no vacunado – no sabe leer.

1261

Varas
Murió Octubre 9
/ 85

Onofre -6 años – hijo de José Varas i de Angela Garcés – Natural de Santiago – vive en calle de Villavicencio Nº 6 – No vacunado

1262

Saavedra
Murió Octbre 11 /85

Agapito – 31 años – Albañil – casado con Lucrecia Carrasco – hijo de Santroa Saavedra i de Dionicia Aguilera – Natural de Salamanca – vive en calle de la Providencia – No Vacunado – no sabe leer.

1263

Con este Nº comienza la gran relación del 5º Tomo en el que se incertan los pacientes que han ingresado al Lazareto de El Salvador. Sus ingresos indicarán si los pacientes han viajado a éste o al otro mundo; los que no murieron y fueron dados de Alta o bien salieron completamente curados, o sólo a medias…

Providencia
Salió 19 Oct./85

Eleuterio 0- 7 años – soltero – hijo de padres desconocidos – Natural de Santiago – rercide en la Providencia – No es vacunado

Octubre 5 / 1885

1264

Rojas
Salió oct.13 / 85

Mercedes – 22 ños – soltero – hijo de Miguel Rojas i de María Valenzuela – Naural de Chimbarongo – nacido en San Ignacio – Casa de Teja – gañan – Es Vacunado y no sabe leer ni escribir.

1265

Arancibia
Murió Oct. 20 / 86

Luciano de 25 años casado con Dolores Montenegro – hijo de Hilario Arancibia y de Bartola Aguilera – Nagtural de Aconcagua – recide en Santiago calle de Rivera Nº 44 casa de Teja – gañan – no sabe leer ni escribir – Es vacunado –

1266

Salazar
Murió Oct. 10 / 86

José de 43 años – soltero – hijo de Angel Salazar y de Cayetana Nieto – Natural de el Cajón del Maipo – navcido en Santiago calle de La Purísima Nº 159 – casa de paja – no sabe leer ni escribir – Es Vacunado

(En la Página 299 se observa una modificación en la forma de anotar: 2 columnas – una para las fechas y nombre de las salas y otra para el apellido – Es una evolución en adelantos del Sistema siempre procurando el major ordenamiento y control)

A partir de 1886 – 1º de Enero se comienza a enumerar desde el nº 1 al 30 de Junio. Este día salen del hospital 12 personas, con las fechas que se indican. La numeración a partir del 781 significa que en el año era esa la cantidad egresada del Hospital hasta el nº 792: Total 12. Se dice solo "SALIO" - querrá decir Vivo (Recuperación total?) Si dice solo "Murió", Bueno, es que "Salió", pero muerto.

781

Sandoval
Salió – Julio 11/86

Julio – 9 años – hijo de Tránsito Sandoval y de María Marambio – natural de Santiago – recide en Chacabuco – no vacunado

782

González
Murió julio 4 / 86

Alberto de 20 años – soltero hijo de Santiago González y Luis Madrid – natural de Maipo – recide en calle de Martínez de Rosas nº 13 – gañan – No vacunado- no sabe leer.

783

Manríquez
Murió Julio 3 / 86   Francisco de 7 años – Hijo de Lorenzo Manríquez y de
Juana Armuna – natural de Talca – reside en calle Galán
nº10 - No vacunado

784

Cáceres
Murió Julio 6 / 86   Nicolás de 20 años – soltero – hijo de Calisto Cáceres
y de Manuela Castro – natural de Maipo – recide calle
Sotomayor nº11 – gañan – No vacunado

785

Abarca
Murió Julio 4 /86   Juan de Dios – 12 años – hijho er Juan J. Abarca y de
Manuela Visuela – natural de Renca – reside calle San
Diego Nº 168 – No vacunado.

786

Figueroa
Murió julio 8/ 86   Juan de Dios 16 años – hijo de Manuel Figueroa y
de Rufina Arias – natural de Tomé – recide calle de
Argomedo – soldado No vacunado.

787

Barinicio

Ernesto – 25 años – casado – hijho de Santaigo
Baronicio y de Carolina Adamine – natural de Luisa –
recide calle de Maestranza Nº 25 – jardinero – es
Vacunado – Sabe leer-

788

Valenzuela
Salió Julio 8 / 86

Francisco de 19 años – soltero - hijo de Leonardo Valenzuela y de Francisca Urbina –natural de Guarahue – recide calle San Diego nº 392 – Plumedero – No vacunado – sabe leer.

789

Cerda
Murió julio 8/ 86

Belarmino 14 años – Hijo de N. Cerda y de María Alvarado – natural de Linares – recide calle Santo Domingo – sirisante – No es vacunado.

790

Pino
Murió Junio 4 /86

José -19 años- hijo de Juan pino y de Bartola Aliaga – naural de Los Guindos – recide en La Providencia – gañan – No vacunado – No sabe leer,

791

Tamaya
Murió julio 5 / 86

Manuel de 8 años – hijo de Pedro Tamaya y de madre no conocida – natural de Santiago – revcide en Santiago – No vacunado.

792

Silva
Murió Julo 5/86   Juan de 13 años – hijo de Vicente Silva y de Albina
Sánchez – natural de Coinco – recide calle Tocornal –
no vacunado- no sabe leer.

NOTA –   Al finalizar ciertos períodos se verá un resumen de la
Estadística, por la que se colegirá cuánta dedicación
había por el orden y veracidad en el Hospital, como el
control mismo que debió existir en el aspecto médico
y profesional.

EJEMPLO: Resumen del mes de Julio de 1890

	Existencia del mes e Junio	55
Entradas	117	179
Salidas	41	
Fallecidos	56	
Quedan en tratamiento	75	172

Gruesas tapas de cartón protegerán este valioso documento. Sus joyas
parecen de pergamino y todo el Libro está escrito con delicada y
hermosa letra, muy estilizada.

Su tamaño:

Como si fuera un talismán, adornando regiamente la mesa de Centro en
la Oficina del Médico Director del Hospital San José Dr. Maximiliano

Montero Val Riseelberghe (1988 / 89) y como custodiados por su mnirada amable y anhelosa, dos grandes libros más. Estos ya demarcan una evolución, pues el subrayado es de imprenta, cuando los anteriores eran rayados a mano. Inmensas tapas de cuero rojo en cada punta. Al exterior de la primera tapa aparece la etiqueta muy artística y laureada con una efigie de hermosa mujer coronada con un tocado de flores. Lleva un rol y luego su leyenda dice:

Poblete Cruzat Hnos.

Imprenta y litografía

"La Ilustración"

Sto. Domingo 863 - Encuadernación, fólica de Libros en Blanco, útiles de escritorio (…luego una viñeta…) Terléfono inglés 1645

Santiago
Dirección telegráfica
POCRUZAT

"Para pedir igual, basta indicar el número de esta orden". El primero de los registros conservados comprende los años 1885 / 90 Los otros comprendieron 1929 / 1932 (A) - 1932/1933 (B)

Sirva esta breve reseña como índice ilustrativo y pensemos en los grandes esfuerzos desplegados en una época en que la medicina aún no entraba en la etapa vertiginosa de los adelantos de este Siglo (estoy en la década de los 80 siglo XX)

Al finalizar el Siglo XIX los hombres veían Consumarse hechos que antaño oparecían irrealizables: El orígen divino de los reyes del mundo descendía al plano humano. Napoleón a comienzos del 1800 trizaba el cristal e los reinos; las colonias se emancipaban y las ciencias revolucionaban la mentalidad mundial.

El resultado de expansion tan acelerada era inminente y el conocimiento se enriquecía de las Artes de la Música y las Letras ¿Qué necesitaba la humandad para vestirse de pantalón largo?...Entrar en los dominios de la medicina, puesto que las plagas que otrora fueran tenidas invulnerables comenzaban a ceder ante la presión de las investigaciones que descubren sus raíces y los antídotos asoman victoriosos en una Guerra humanitaria sin precedentes.

Si creemos en la Divina Providencia, hemos de creer en el Don precioso de la inteligencia. La enorme columna de los Próceres de la investigación se enriquece con la participación de juventudes estudiosas y la anatomía es ahora la que ocuparía un lugar de privilegio.

En los comienzos de esta Obra hemos saludado el nombre ilustre de Emilio Roux, de un Pasteur, de un Metchnikoff, de un Koch y a este último en 1905 se le otorgaba el máximo galardón por sus invaluables aportes: El Premio Nóbel de Medicina.

Las estadísticas que hemos bosquejado hasta aquí han demostrado la preocupación de quienes se esforzaban silenciosamente por llevar un control exhautivo de la evolución de las enfermedades: "Entradas" – "Altas" – "Egresos" por muerte, etc. etc. sirvieron de acicate en la normativa de los Centros Asistenciales y aunque sea doloroso hemos de reconocer que las epidemias nos enseñaron cuánto vale la organización social, el aseo de los vecindarios y calzadas, la Higiene de los Lazaretos y Hospitales y, como decían los lejanos Gobernadores: "Aprendimos a apreciar el valor del "Aire Puro", vehículo primigenio de toda la salud".

No ha mucho el señor Luis Herve LeLievre, rindiendo un Homenaje al Profesor "Alejandro Garretón Silva" decía que éste "Raras veces dejaba de pasar visitas enfermo por enfermo, en las cuatro salas que tenían 40 camas cada una, por años, y en realción a la forma de controlar su trabajo manifestaba que el Dr. Garretón: "Desde un comienzo (en el San Borja) dio especial importancia a la confección de historias clínicas bien llevadas, para poder satisfacer los trabajos de investigación clínica en función de nuevos conocimientos… que hasta rompía una ficha mal hecha sea por una deficiente anamnesia, por una semiología clínica insuficiente o equivocada, o por faltas de anotaciones equivocadas que mostrara las particularidades de la evolución del caso…"

Nosotros los legos, muchas veces habremos observado con curiosidad la forma en que se anotan esas tablillas que con rayas y letras y palabras ilegibles casi desconocidas,luego quedan suspendidas del respaldo de la cama a los pies del enfermo. Pero ahí va todo lo que es necesario ir conociendo a diario de la evolución de la enfermedad. Agrega el Dr. Herve que el Dr. Garretón manifestaba: (para los alumnus y médicos de servicio)…

> Siempre será poco lo que se insista en el valor de la Historia Clínica. El tiempo empleado en este trabajo es lo que ofrecerá en el futuro el mayor y más magnífico rendimiento…"

Loada sea entonces la caritativa dedicación de aquellas personas que nos legaron las estadísticas que someramente he bosquejado en esta Obra para conocimiento de los que poco sabemos de tanta diligencia y tanta perseverancias en el control de los Libros que nos han ido mostrando las evoluciones de la enfermedad de un paciente, aunque reconozcamos condolidos que muchos dejaron de existir, así como que otros se reincorporaban a la vida cotidiana cuántas veces soportando en sus rostros la dolorosa huella del flagelo. (24)

Firma el Art. De Bernard el Dr. V. Izquierdo. S.Rev. Méd. Chile

Al finalizar el Siglo XIX los hombres veían consumarse hechos que antaño parecían irrealizables; el orígen divino de los reyes del mundo descendía al plano humano. Napoleón a comienzos del 1800 trizaba el cristal de los reinos. Las colonia se emancipaban y las ciencias revolucionaban la mentalidad mundial.

El resultado de expansión tan acelerada era inminente y el conocimiento se enriquecía de las artes de la música y las letras…¿Qué necesitaba la humanidad para vestirse de pantalón largo? Entrar en los dominios de la Medicina, puesto que las plagas otrora tenídas por invulnerables comenzaban a ceder ante la presión de las investigacines que descubren sus raíces y los antídotos asoman victoriosos en una Guerra humanitaria sin precedentes.

Si creemos en la Divina Providencia hemos de creer en el Don precioso de la Inteligencia. La enorme columna de los próceres de la investigación se enriquece con la participación de juventudes estudiosas y la anatomía es ahora la que ocuparía un lugar de privilegio.

En los comienzos de esta Obra hemos saludado el nombre ilustre de un Emilio Roux, de un Pasteur, de un Metchnicoff, de un Koch y a este último en 1905 se le otorgaba el máximo galardón por sus invaluables aportes: El Premio Nobel de Medicina.

> Las características que hemos bosquejado hasta aquí han demostrado la preocupación de quienes se esforzaban silenciosamente por llevar un control exhautivo de la evolución de las enfermedades: "Entradas" – "Altas" – "Egresos por muerte…" etc. etc. sirvierron los acicates en la normativa de los centros asistenciales y, aunque sea doloroso, hemos de reconocer que **las epidemias nos enseñaron cuánto vale la organización social, el aseo de los vecindarios y calzadas,**

la Higiene de los Lazaretos y Hospitales y, como decían los lejanos Gobernadores, aprendimos a apreciar el valor del "Aire - Puro", vehículo primigenio de toda la salud.

No ha mucho el Dr. Luis Herve L'lievre, rindiendo un homenaje al "Profesor Alejandro Garretón Silva, decía que éste raras veces dejaba de pasar visitas, enfermo por enfermo en las cuatro salas que tenían 40 camas cada una y por años, y en relación a la forma de controlar su trabajo manifestaba que el Dr. Garretón:

> "Desde un comienzo (en el San Borja) dio especial importancia a la confección de historias clínicas bien llevadas, para poder satisfacer los trabajos de investigación clínica en función de nuevos conocimientos…"que hasta rompía una ficha mal hecha, sea por una deficiente anamnesia, por una semiología clínica insuficiente o equivocada, o por falta de anotaciones, aunque equivocadas, que mostraran las particularidades de la evolución del caso…"

Nosotros los legos muchas veces habremos observado con curiosidad la forma en que se anotan esas tablillas que con rayas y letras y palabras ilegibles y casi desconocidas, luego quedan suspendidas al respaldo de la cama a los pies del enfermo. Pero ahí va todo lo que es necesario ir conociendo a diario de la evolución de la enfermead.

Agrega el Dr. Hervé que el Dr. Garretón manifestaba (para los alumnos médicos a su servicio)…

> "Siempre será poco lo que se insista en el valor de la Historia Clínica. El tiempo empleado en este trabajo es

lo que ofrecerá en el futuro el mayor y más magnífico rendimiento…"

Loada sea, entonces, la caritativa dedicación de aquellas persnas que nos legaron las estadísticas que someramente he bosquejado en esta Obra para conocimiento de los que poco sabemos de tanta diligencia y tanta perseverancia en el control de los Libros que nos han ido mostrando las evoluciones de las enfermedades de un paciente, aunque reconozcamos emocionados que muchos dejaban de existir, así como otros se reincorpraban a la vida cotidiana, cuántas veces portando en sus rostros la dolorosa huella del flagelo".

Cuando en el transcurso de Cien Años el hombre ha visto con justificado asombro los avances de la ciencia de la medicina, sin duda habremos de preguntarnos acerca de qué nuevas brillantes novedades nos aportará el Siglo XXI, habida consideración de la nunca bien ponderada manifestación de despliegues tecnológicos a que se va enfrentando la humanidad.

(24) Anales del Instituto de Chile -1987

Homenaje Dr. Alejandro Garretón.

(25) Acad. Chilena de Medicina. Anales Inst. Chile - 1982

UNA CIENCIA FICCION -

En el excelente artículo "La Medicina en el año 2000" del Dr. Benjamín Viel Vicuña conjetura: "Así como a comienzos del Siglo fue la Bacteriología la ciencia que permitió los mayores avances, la observación del presente creo que permite afirmar que el papel preponderante corresponde hoy a la Biofísica, a la Bioquímica y a la Genética...nada podrá impedir que órganos vivos se desgasten...ya hay maneras de reemplazar arterias obstruidas; hay éxitos y fracasos en el trasplante de órganos que requieren que alguien haya muerto ó bien que sacrifique voluntariamente parte de su integridad física para que otro pueda continuar viviendo. Con toda lógica es la Biofísica la que intenta crear máquinas que puedan reemplazar la función de órganos que la degeneración natural haya dañado. Empequeñecer cada día el tamaño de un riñon artificial es un desafío frente al cual se están logrando progresos. El obtener un corazón artificial con Fuente de energía podría ser más que una historia de ciencia-ficción (25)

Verdaderamente, justificado sería se me permitiera continuar realizando citas que pudieran enriquecer la pobreza de mi pluma, porque no siempre tenemos al alcance de la mano elementos de historia que de un modo adecuado nos ilustren acerca de tantas maravillas del conocimiento humano. Y me ha dispensado el destino el alto honor de ser yo quien pueda, con toda la limitación de mis conocimientos, hacer llegar a la comunidad un bagaje de ciencias muchas veces vedadas para el hombre corriente. Pero la hermosa sensibilidad del pueblo, especialmente la del pueblo chileno donde abundan los poetas, son parte a producir mi entusiasmo para continuar este arduo trabajo, tan interesante como trágico y bello.

(25) Acad. Ch. De Med. Anales Inst. Chile - 1982

UN SENTIMIENTO DE AMOR

Habiendo relatado minuciosamente lo relativo a las estadísticas que honran por su dedicación profesional, pronto observará el lector una relación en poemas, porque es la poesía parte integral de la sensibilidad de quienes ofician en el templo de la salud.

Y en loor de grandes personalidades me he permitido introducir en este espacio alguna referencia de la vida inédita de este Hospital y me referiré a la Licenciada **Doña MARCELA ARAYA SEGUEL** quien fuera preclara estudiante en la Universidad de Santiago de Chile en donde obtuvo conjuntamente dos importantísimos títulos en sus estudios sobre medicina: Licenciatura MATRONA – 5 de Agosto de 2001y Licenciatura OBSTETRICIA - 5 de aAbril 2001. Inédito.

Marcela Araya Seguel es una joven profesional y dama desde el punto de visrta que se la quiera mirar, no solo por su presencia, pero además por su abolengo, pues por sus venas corre sangre de Héroes. Por parte de su Sra. Madre su abuelo materno lleva el parentezco del Prócer don Manuel Rodríguez Erdoyza, el Patriota más querido de la Nación Chilena, incomparablemente superior al mismo Presidente de la República que hoy desafortunadamente rige los tristes detinos de la Patria ¡Y qué horror de Presidente y su séquinto comunista - destructor) (y a este individuo no le afecta esta tierra pues no nacen sus raíces aquí

y por lo tanto nada tiene de chileno, sino al parecer ruso y eso…/…
pues no muesta abolengo alguno: Basta con observar la forma en que
pretende bailar nuestro Baile Nacional de Chile – La Cueca. Como
todo lo suyo, un ridículo horror).

En los días en que se rifaba la suerte de la Independencia de Chile
ante un desafortunado desastre de una BATALLA, el audaz Prócer
aparecerá al galope tendido de su bestia robusta y sudorosa y rasgando
el horizonrte con su sable de guerrero transforma en triunfo la derrota
al grito que aún resuena en los oídos del chileno bien nacido y que
sueña con la grandeza espiritual y sociocultural de esta bellísima tierra:
"AUN TENEMOS PATRIA CIUDADANOS (este autor considera
a don Manuel Rodríguez como el Héroe-Martir, además es el único
Procer que ostenta un título universitario: Abogado).

Ahora como abuelo paterno de la distinguida Sra.

Madre de Marcela, doña Juanita Olvido Seguel Garrido, va la sangre
de su Chozno-abuelo (Tataradeuda)bravo capitán que se distingue en la
Batalla de El Salado en España, ocasión en que el Poderoso Rey Alfonso
XI montado en su enorme caballo de Guerra de gran alzada lo cruza
agradecido en la grande avenida y le grita: "Diosayuda- que tal era el
único nombre del Procer, dueño además de la Villa de SOS, Garridos
hijos llevais". Ese epelativo cunde en las ciudades y de ser un adjetivo
se transforma en un glorioso substantivo "Garrido" y así por línea recta
ha cundido el apellido hasta los días presente, del cual soy yo el último
descendiente de esa dinastía con fuero real. Estas profundas raíces
jamás se extinguirán, toda que vez que nuestro antepasado recibiera
de la Real Corona un título Nobiliarios que lo signaba como si fuera
Segundo tras el Rey: Diosayuda Marqués de la Espuela Dorada y para
toda su descendencia perpetuamente, siendo yo el último vástago de
tan alto abolengo. Tal vez por este alud de nuestras venas soy escritor y

voy dejando un patrimonio intelectual, como **hoy lo va dejando esta Matrona Marcela Araya Seguel y Garrido, mi legítima Sobrinonieta Marcela. Todo hace un patrimonio invaluable.**

Como alumna preclara Marcelita obtiene tan merecidos Títulos y yo, como Ex-Vicerrector de la Universidad de los Pueblos de América (UNPAM) la calificaría "Honorem Cum Laude" y por ello me obligo a signarla aquí en Los EEUU donde escribo esta Obra de Historia para Chile como la Doctora Marcela Araya Seguel y como tal sería un día si llegara por estos mundo a convalidar sus Títulos para trabajar en Los Estados Unidos de América. Cum Laudem por su exquisito trato y las dotes de su humanitaria profesión ejercida con amor entrañable ante las madres que van a dar a luz sus hijos en el querido y benemérito Hospital objeto de esta Obra Literaria, o sea cual fuere el Hospital de mi Patria que ella atienda; (de mi hermano Mayor llamado Nicolás hay un hijo de apellido Garrido Luengo, quien también es mi sobrino, y en él también recaen los honores antedichos: El Dr. Víctor Garrido se desempeña, o desempeñaba, como Doctor en Medicina General en el Hospital Salvador).

Ahora bien, aquellos hijitos que Marcela trae al mundo y "ase" en sus robustos brazos son también un poco sus hijos que ella toma con religiosa unción, pues quien sabe si un día esas criaturas pudrieran ser el futuro de las Ciencias Médicas que a pasos agigantados vayan logrando el milagro de la vida…en lucha sin igual con el microbio. A Marcela Araya le diré para su honra y prez en representación de sus honorables Colegas y en atención al Amor, a la Fe y a la Esperanza, Doctora Araya Seguel, pues dice Marcelita que nunca se está más "Cerca de Dios" como al nacer y al morir…Empero, Oh Filosofía, conocedora de la indiferencia humana, ella nos dice reflexionando: No me pidais nombrar el defecto humano…Sólo admirad cuánto os admiro".

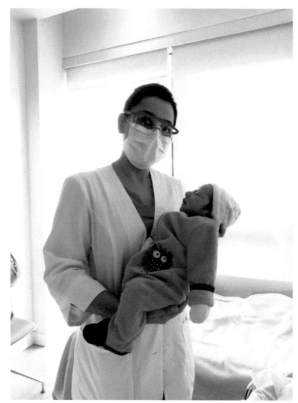
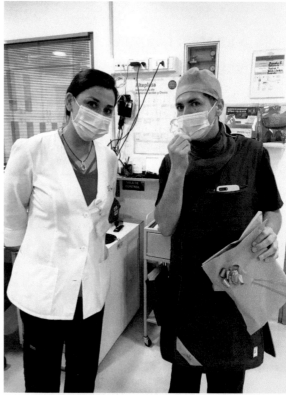
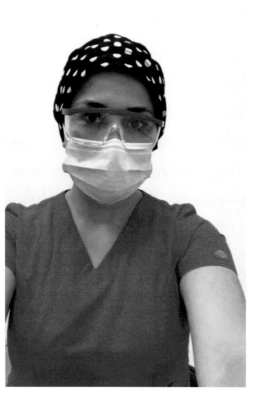
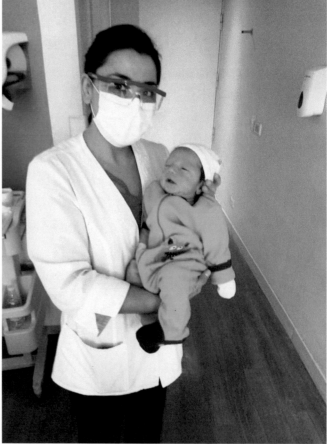

SALA DE CAMAS

Las salas de los enfermos en el hospital San José presentan las características de toda modernidad: Grandes ventanales permitiendo luz y calor vivificante al alma y…es probable que la quietud de sus claustros sea ideal refugio de los huérfanos de la salud y la sonrisa de las amables enfermeras bálsamo del alma afligida…

EL HOSPITAL SAN JOSE Y SU INFLUENCIA EN EL ESPECTRO CULTURAL

La participación del Hospital San José en el ámbito ciudadano encierra notables características, porque notables figuras han transpuesto estos notables umbrales. Profesores, médicos residentes y estudiantes de medicina sobresalientes han ido jalonando la Historia de este Hospital desde los albores mismos de su inciación, lo que equivale decir todo el siglo XIX; pues, si bien es cierto que al hospital habría que darle como definitiva fecha de nacimiento desde el momento ern que es considerado Lazareto, aunque posteriormente fuera denominado definitivamente HOSPITAL, creo no equivocarme al pensar que por antonomasia lo fue siempre, dada la elevada misión a la que siempre fue destinado: EL CUIDADO DE LA SALUD. Así pues quedaría establecido el Día 21 de Mayo de 1872 como el día de su feliz partida.

No han faltado quienes piensan buenamente que esa fecha debería ser la del año 1842, lo que daría una diferencia exacta de 30 años, lo cual tampoco es de grande importancia, pues en términos de historia 30 años de una creación es menos que un minuto en el insondable devenir del hombre sobre la tierra. De modo que si pensamoe en los 30 ó 40 comprendidos entre 1800 y las datas señaladas, nuestro

Hospital estaría absorbiendo todo el movimiento científico intelectivo de un siglo completo. Y no me cabe la menor duda de que así hubo de ser, pues en aquellos tiempo las plagas y epidemias resultaron tan pertinaces, como frecuentes; siendo útil cualquier rincón para la atención en tamañas circunstancias; éste, destinado por su misma configuración a monasterio conventual más que a "Hospital", supo responder a las necesidades humanitarias. Y es probable que la misma beatífica quietud de sus claustros fuera ideal refugio de los huérfanos de la salud.

¡Si, la salud, divino Tesoro! Y hemos de considerarala en su conjunto como que es un Tesoro de toda la existencia, desde que es Jesús quien dice: Ego sum via, veritas et vita. Pero antes su Padre celestial llama a Moisés desde una zarza ardiente, pues viendo a mal traer la salud social del pueblo en Egipto le ordena: ¡Ve a mi pueblo y sácalo de allí! Moisés responde ¿Y en nombre de quien voy – quien eres tu? EGO SUM QUI SUM - ¡Yo soy el que soy! Es decir, El también era vida desde que ES: Esto quiere decir que EL también es salud.

Los códigos humanos han venido a retratar algo semejante y ello es que nuestra misma constitución política declara su grande y prioritaria preocupación por la salud.

CAPITULO III – de los derechos y deberes constitucionales.

ARTICULO XIX – INCISO 1º (Y OTROS ESCOGIDOS) 8º

De los acontecimientos que hemos venido estudiando hasta el momento podemos deducir dos cosas: Una que guarda relación con los apuntes que ilustran nuestras citas "histórico–científicas" y la otra, aquello que observamos en las vicisitudes del diario vivir…

En la primera parte comprendemos la preocupación por los avances científicos manados de las aulas superiores. No son pocos los hombres dedicados en estos precisos momentos a los trabajos de investrigación en nuestro país. Pero las quejas por la situación económica que impide al estudioso una dedicadión total, nos obligan a pensar en la urgencia del problema, pues de ellos dependen muchos factores que bien pudieran comprometer no solo aquellos avaces de la ciencia en cuanto a medicina se refiere, sino a todo el espectro cultural de la Nación; además, no estamos solos: La Comunidad de las Naciones Americanas conforma el gran arco de la cultura occidental y en este humanismo han de involucrarse con claridad todas las aspiraciones del alma y la perfección del cerebro del hombre. Tan grave, tan serio es el problema y de tanto alcance, que no nos es desconocido que en otros puntos del Globo han seguido creyendo que en esa remota región llamada CHILE todavía la gente para vestir usa plumas, peyorativos conceptos que deberían ofendernos; mas, por una intolerancia inconcebible siempre estamos echando las cosas serias a la risa…Así también, con endémica indiferencia, ignoramos cobardemente que allí tras esas cuatro murallas hay alguien esforzándose en darnos más salud, en descubrir la forma de derrotar al enemigo invisible de la Vida: El MICROBIO.

He leído que al enunciar en una conferencia intitulada "Las Dos Culturas", la tesis de que la sociedad occidental había llegado a la mísera postración de perder hasta la esperanza de lograr una cultura única, porque los intelectuales literarios y científicos estaban virtualmente abandonados, al punto de carecer de intereses y de idioma communes, su autor, el británico C.F.Snow en 1859 –novelista además- levantó tal revuelo que en notables páginas el Instituto de Chile declaraba en 1882: La publicación de la conferencia provocó una controversia mundial, tanto que hasta llegó al insulto.

26) Anales del Inst. De Chile. Pág. 45 – año 1982

Pero como nuestros economistas declaran que estamos llegando felizmente a la etapa del desarrollo y que Chile habrá de figurar dentro de poco tiempo entre los países interesantes en el mundo por su Historia, su Nivel Cultural y su Economía… esperemos que esta última holgadamente atienda los intereses de la ciencia —en todos los campos— pero de un modo especial que patrocine la creación de Laboratorios y Costes de la vida integral de tantos estudiosos, muchos de los cuales, sean artistas, intelectuales literatos, poetas o científicos, toman la senda de voluntarios exilios esperanzados en que en otros países se les otorgue la debida consideración y remuneración… Esto de que se vayan a otros lares tiene un solo nombre: "Fuga de Cerebros"… ¿Quién trabajaría sin incentivos…? Ni una pluma podría moverse.

Claro que el Amor a La Patria
suele transformarnos en Héroes anónimos…
¡Como que también en mártires!

DONDE SE DA LA NOTICIA DE LA EXHUMACIÓN - CREMACION Y TRASLADO

La multiplicidad de sus labores hacen del Hospital San José un centro pletórico de energías. Tal vez este mismo rasgo es parte fundamental de la convivencia que se respira, como si se tratara de una enorme familia. Y es probable que circunstancias tan atractivas provengan de la antigüedad de su existencia, no porque este edificio llore de vetustez, sino porque su tradición transporta a sus moradores a la época señorial del pasado, tan diferente en su idiosincracia a los tiempos modernos en que el hombre corre presuroso y ciego en medio de esa multitud que desgraciadamente no se alcanza a ver…La alta tecnificación trae consigo una ansiedad difícil de dominar y tras las dos guerras mundiales parece haber surgido un espíritu de independencia que ha interrumpido la convivencia…Por eso cuando ésta se logra conservar en algún lugar, las facultades del alma tienden a hermanar las físicas en una permanente fraternidad que hace más positivo el deseo de servicio a la comunidad y más laudables los propósitos de superación de quienes trabajan bajo ese alero familiar.

No es de extrañar entonces que en un rincón de este nosocomio vayamos a tropezar con una oficina cuya finalidad está marcada con un signo de tristeza y lobreguez, aceptando la grande importancia de la prestación de sus servcicios: Se trata de la Oficina de Exhumación, traslado y cremación de ciertos occisos.

Entre las innumerables personas que han pasado por los archivos de esta Oficina, muchas han pertenecido a entidades reconocidas, particularmente como lo son los Clubes deportivos, o desempeñado relevantes cargos ora en lo institucional, ora en lo religioso, como en lo político. En aras de la verdad habrán de avalar estas sucintas referencias solo dos o tres ejemplos de una lista que bien podría ser infinita y dolorosa.

GABRIEL GONZALEZ VIDELA, en vida el Excelentísimo Señor Presidente de la República de Chile, cuyo Mandato se extiende hacia los años 1946 y 1952, abogado eminente, considerado su período gubernamental como uno de los más trascendentes de nuestra Historia Nacional, hallará la muerte en su propio domicilio aquí en Santiago de Chile y es sepultado en el Cementerio General. Pronto hubo de ser trasladado su cadáver al Cementerio de La Serena, labor que le cupo realizar a la Empresa Funeraria del Hogar de Cristo. La oficialización del trámite le cupo al Sr. Manuel Pino, actual y antiguo Jefe de la OFICINA DE EXHUMACION, TRASLADO Y CREMACIóN DEL HOSPITRAL SAN JOSE.

POLICARPO TORO, Capitán de Corbeta de nuestra Armada Nacional, a quien le correspondió el honor de ser enviado por el Gobierno Chileno Para gestionar el transcendental asunto de la CESION PERPETUA DE LA ISLA DE PASCUA A CHILE. Casi perdida en la inmensidad de la mar, Rapa-Nui ubicada a más de 2000 millas frente a Valparaíso, el día 9 de Septiembre de 1888 ingresará a la Soberanía de Chile, por voluntad soberana de los pueblos de Rapa-Nui, Isla de Pascua, en prueba de gratitud porque los ejércitos de Chile generosamente le habían devuelto al hijo de su Rey Tipano y estos mismos soldados liberaban la Isla para siempre del asedio conque otros pueblos periódicamente iban a buscar a los hombres para transformarlos en esclavos hasta la extenuación en las guaneras del norte de Chile, además de enfermar a sus mujeres con enfermedades venéreas que diexmaban a la pacífica población: Por Soberana Voluntad de los isleños la Isla de Pascua pasaba a ser CHILENA libre y eternamente. Su Soberanía será también nuestra Soberanía y lo que refrendan las firmas de varios indígenas del lugar que revestían Autoridad y ostentaban Poder, además de las de sus Altos Jefes llamados ATANN Y TADANA, pues bien, al cumplirse 100 años de ese transcendental acontecimiento para la Patria Chilena hubo festejos de la mayor trascendencia y solidariad fraternal: "Así es el Chileno".

Policarpo TORO que se hallaba sepultado en el Cementerio General de nuestra Capital, es trasladado al Cementerio de la Isla de Pascua, rodeado de lauros y honores que cariñosa y fraternalmente comparteron los isleños en 1988. A la Oficina ya citada del Hospital San José, siempre dirigida por el Sr. Pino, le correspondió oficiar en lo legal.

ESTANISLAO LOAIZA – importantísima Figura del Boxeo Nacional Chileno, apodado afectuosamente "El Tani" – carismática figura humana y deportiva, fue trasladado desde el Cementerio General de Iquique, para ser depositado en el Mausoleo de los Viejo Deportistas de esa ciudad, por intermedio oficial de esta Oficina.

Algo parecido ocurrrió con Arturo Godoy, pero en un sentido inverso, ya que habiendo fallecido en el norte de Chile es trasladado desde Iquique para ser sepultado en el Cementerio llamado Parque del Recuerdo en nuestras Capital, para cuyo efecto no era necesaria la intervernción de la Oficina que comentamos dentro de nuestro Hospital San José, aunque de todas maneras su Jefe fue debidamente informado.

Lo que estamos relatando nos da la idea del movimiento de personalidades por intermedio de esta honorable Oficina y que han desempeñado sus tareas en los diferentes campos del quehacer nacional: Políticos, Ministros de Estado, Deportistas, Religiosos. Tal es el caso del primer Obispo de Rancagua quien, habiendo sido sepultado en el Cementerio Católico de Santiago de Chile, sería trasladado al Cementerio de la Histórica Ciudad de Rancagua. Recientemente, el 21 de Mayo del año en curso (1989) fueron trasladados los restos sagrados de los últimos Héroes sobrevivientes de La Esmeralda, marinos del Combate Naval de Iquique, todos los cuales serían depositados en la Cripta que es un Altar de la Patria al pie de la Estatua de don Arturo Prat Chacón, en la plaza Sotomayor de la Ciudad de Valparaíso. De este modo quedarían unidos finalmente los NOBLES compañeros, HEROES DE LA JORNADA INMORTAL. Y por no entrar en abundamientos respecto de esta materia, solo me remito a informar que próximamente los sagrados restos de José Luis Araneda Carrasco, Coronel de Ejército Héroe de la Batalla de Sangra y que se halla sepultado actualmente en el Mausoleo Militar del Cementerio General, serán trasladados por nuestra Oficina a pedido de la Comandancia en Jefe del Ejército, a la Cripta del Regimiento de Infantería Nº 1 - BUIN – de nuestra Capital.

Sirvan los ejemplos antedichos para ilustrar la importancia de la Oficina mencionada dependiente del Hospital San José (y que es nuestra materia) cuya influencia en el espectro social es de la mayor consideración y benéfico efecto Nacional por su permanencia y el espíritu pariótico del chileno que sabe cautelar hasta más allá de la muerte el valor cívico, social y moral de nuestra INVULNERABLE NACIONALIDAD.

(Nota: en el resto de esta pág colocaremos alguna foto ilustrativa)

ALGO ACERCA DE LAS INQUIETUDES POR EL ESTUDIO

LA RESPONSABILIDAD DE LA SOCIEDAD CONSERVACION MASIVA AMBIENTAL

Nuestra será la responsabilidad de agilizar todo incentivo que obre en bien de aquel de nuestros hijos que busque la superación en el estudio y la formación profesional. Nada fácil es hoy esta empresa, ya que cuánto se haga estará íntimamente ligado a la capacidad económica de cada núcleo familiar y a la capacidad mental del educando. Aunque si éste adolece de una mala complexión por deficiencias en su alimentación, sus capacidades físicas estarán seriamente dañadas y severamente comprometidas y sus esfuerzos tropezarán con sus propias limitaciones. No obstante, valdrá intentarlo todo, aunque se fracase por detenernos en la inercia de un anonimato por temor al fracaso…

Si uno de nuestros hijos propende al estudio de las Artes Médicas, escaso ha de ser todo sacrificio para hacer de él un estudiante venturoso; si los medios pecuniarios desafían toda posibilidad familiar el Estado debería absorver tan calificada vocación.

Nada es tan positivo en las aspiraciones humanas como ver a nuestros educandos proclives al servicio social de la SALUD. Sin embargo, con dolor habremos de enfrentarnos al crudo embate de una realidad cuyas consecuencias pueden barrer, como el tifón sobre los mares, con los caros anhelos de quienes procuran y buscan la forma de realizarse como servidores del bien público, extraordunrio propósito que proclaman las Constituciones de la Patria que aspiran (huelgan los elogios) a conservar una progenie sana y robusta, estado que avalan los derechos de la salud como un bien patrimonial por excelenia, al extremo de considerar la VIDA materia que no admite réplicas.

Lejos de pretender herir susceptibilidades, hemos de reconocer que suele en ocasiones darse el hecho de ciertas personas que ostentando alguna autoridad cierran los ojos ante los deterioros ocasionados por la muchedumbre que se afinca en un lugar de verdadero hacinamiento con grave riesgo de provocar el desarrollo de epidemias que sería difícil controlar, especialmente en una época de tanta explosión demográfica, habida consideración de la imposibilidad de controlar el crecimiento al más elevado índice, agravando esta explosión demográfica la invación descontrolada de una inmigración que **en vez de agradecer con un buen comportamiento se desmanda y ensucia, multitudes que destruyen y provocan despiadadamente los desórdenes más inverosímiles...**luego, y como una consecuencia irrefutable, la escacez de medios, lo exiguo de alguna remuneraciones, la deficiencia alimentaria masiva, podrían entregar al futuro poblaciones sin recursos vitales y, obviamente en tales orgasnismos desnutridos el pestilente mal de las infeccionbes hallará propicio campo.

Cualquier hijo de vecinos podría conjeturar que las Autoridades que ejercen sus funciones en los balnearios parecieran ignorar a las veces el peligro a que se exponen esas grandes masas que, como el caso de la hermosa playa de Cartagena, al ofrecerse como un lugar vacacional económico (relativamente) se torna peligrosísimo. He sido testigo presencial de lo que acevero, habiendo visto con asombro y dolor desatarse plagas de moscas que invaden mesas y motradores de locales comerciales y restaurantes. Hoteles de relativa comodidad, como quien dice para gente de "clase media", ni siqiera colocan papel higiénico y dos baños parecen suficientes al uso de dieciocho habitaciones donde desde dos y hasta ocho personas son ubicadas en una sola pieza-habitación construida en madera; súmese a ésto la desgracia de la escasez o simplemente ausencia de agua potable que, sin hablar de la que se ha de beber y fabricar alimento, ni ha de alcanzar para bañarse y menos para asear tazas higiénicas a las veces colmadas de excretas. ¡Díganme, entonces, si no es la Autoridad "Responsable" de los peligros que acechan bajo tales circunstancias!

No abrigo el ánimo de transformar en polémica cuánto en este momento expongo; pero cierto estoy que en conciencia se ha de hablar al respecto, puesto que, como decía Schopenhauer, "Si cada cual limpiara el frontis de su propia casa el mundo brillaría como una patena de oro".

Innecesario abundar en más ejemplos como éste último, pero me veo obligado: "Solo hace pocos días (un sábado), para distraer mi mente me fui de paseo por nuestro bellísimo "El Pueblito" (para el cual quisiera hacer escuchar un loco Proyecto...) en compañía de uno de los grandes artistas de nuestra pictórica nacional y una distinguida señora —que para mi rubor es extranjera— fue entonces que deseando comer algo entramos a uno de los restaurants de los muchos que allí hay, cuando en medio de nuestra merienda de ensaladas y algo de carne percibimos el más desagradable y penetrante hedor (debe haber otra palabra más fuerte para indicar "hedor-que-atora-) giramos el rostro y con asombro rayano en la incredulidad, es decir una insólita creencia, constatamos que dos muchachos al servicio del aseo (según someramente informaron) destaparon una alcantarilla que allí dentro había y con pasmosa indiferencia comezaron a extraer cuánta inmundicia había taponado el desaguadero…luego, en un gran bolso plástico procedieron a levantar las excretas y sin más atravesaron todo el salon. La estridente música no permitía se oyeran nuestras quejas y como salomónica solución simplemente nos trasladaron de mesa…Nadie más pudo comer… al menos entre nosotros. ¡Imagínese Ud.!

Yo, chileno de corazón, cultor de mi Patria, educador que trata de aportar un granito de arena a la sólida columa de nuestra cultura nacional, sentí derrumbarse todo lo bello que había hablado de nosotros ante las visitas extranjeras (sobre todo) SOLICITE clemencia y pedón…Esto no lo ven nuestras Autoridades y uno opta por decir: "Mejor, dejemos la fiesta en paz".

En "Anales de la Academia de Chile (27) a partir de la página 77 comienza la exposición de un artículo que por cierto habrá de despertar variadas interrogantes, pues las estadísticas que ahí se incertan respecto a la población mundial reflejan con claridad meridiana los abrumadores problemas del cuidado de la "Salud"…

(27) Edición año 1982

Es así como pienso que lo que en otros sectores del mundo acontece no es improbable que pueda ocurrir en Chile. Ya hemos visto en capítulo anterior cómo el espectro cultural de Cartagena (balneario popular muy hermoso a 130 kilómetros de Santiago la Capital de la República de Chile) sufre periódicamente el embate abrumador de grandes masas incultas cuyos desórdenes dejan un lastre de millones de toneladas de mugre y basura que ensucia las aguas marinas con evidente peligro para su preciosa fauna).

Veamos:

Allí junto a la mar se ubica una enorme cantidad de carpas improvisadas con frazadas, sábanas viejas, o cualquier tipo de mantas. Las hay de diferentes formas y dimensiones. En su derredor se verá cada mañana de la hermosa y atrayente etapa veraniega, una sarta de orines, vómitos, restos de comida y toda clase de inmundicias y desperdicios en medio de un basural indescriptible; denigrante de estas viviendas improvisadas, la conducta es indeseable y las drogas como las bebidas espirituosas tendrán su reinado, siendo tan triste constatar ordinariamente la prostitución y la promiscuidad, todo esto unido al latrocinio y la violencia el panorama es desolador…¡Ay, cuántas veces he observado con el alma acongojada tan increíble deterioro moral y cómo alguna eventual subida de la marea arrastra hasta su seno generoso e incommensurable, pletórico de bienes para la humanidad, los despreciables residuos y desperdicios de la escoria humana. ¡LA INCONSCIENCIA DEL MUNDO ESTA ENSUCIANDO AL MUNDO! Y eso es, esencialmente, fruto de la mala educación, de la mala conducta, y sin sombra de dudas, es el fruto de una hipertrofia en las familias de un inframundo que desconocemos por nuestra torpe indiferencia.

Y no precisamos ausentarnos por balneario alguno, ni precisamos ir a otros sitios, pues bastará con darnos un paseo a las 5 de la madrugada, o 6 o 7 por la venida Libertador Bernardo O'Higgins de nuestra orgullosa Capital, para hastiarnos de ver el gigantesco basural que la muestra expuesta a un dramático aspecto pleno de desolación, justamente cuando la gente de trabajo comienza a aparecer por esa agitada arteria…¿Con qué estímulo social, con qué solvencia moral se ha de enfrentar ese honesto trabajador si lo primero que pisa su laborioso calzado es la excreta y la inmundicia humana? A este respecto me permito declarar aquí que como hombre cívico he hecho planteamientos a la Autoridad Edilicia, colaborando con tan acuciante problemática.

A estos problemas de salubridad Pública habrá de enfrentarse el HOSPITAL SAN JOSE y todos los demás, especialmente los que por su experiencia centenaria han empleado sus esfuerzos contra "Plagas de Tifus y Viruelas y tantos males como hoy los del Sida…

EL PEQUEÑO GIGANTE PIONERO
DE LAS GRANDES COSAS

Esto ha sido el Hospital San José, uno de los pioneros en la introduccción de la Ciencia Moderna de la Medicina, habiendo aportado los más destacados servicios en diferentes épocas en que los males epidémicos y endémicos han puesto a prueba el temple de dos razas: La Criolla y la Araucana, de las que han surgido a la vida destacadísimos cerebros de nuestra intelectualidad.

Y son estos valores que, transformados en lumbreras gracias al tesonero estudio, han proyectado hacia la altura a nuestro nosocomio, nuestro querido y benemérito Hospital San José, transformándose en una de las fuentes alimentadas por los conocimientos que han brotado a raudales PARA HONRA Y PREZ DE LAS GENERACIONES POSTERIORES y en esta ocasión un Hospital dirigido por la figura prominente del Dr. Maximiliano Montero Val Rissenbergher, un carismático representante de los sabios antiguos deposiando aquí sus conocimientos apolíneos que un día serán ejemplificadoras manifestaciones de amor patrio, de cultura, y del saber… y yo, ahora, ofreciendo con esta humilde Obra Literaria, primera en la historia de la Patria, mi granito de arena como aporte a la sólida columna de su estuctura intelectual...

Ya en el primer cuarto de siglo del SIGLO XXI y yo –autor de esta obra– acercándome inevitablemente a los 90 años de edad, pues me faltan solo 3 para alcanzarlos, me pregunto: Toda mi dedicación al estudio, toda mi veneración por mi Patria que es mi Madre y mi Bandera, ¿Valió la pena que la realizara, si ni siquiera se respeta hoy los esfuerzos de nuestros Próceres y nuestros Excelsos Maestros y hasta se menoscaba el Alto Valor de nuestros Símbolos Patrios?

¡AH, JUVENTUD... OH, JUVENTUD VALIOSA DE NUESTRA TIERRA CHILENA...OH HIJOS DE NUESTRA ESPERANZA... ¿DO YACEIS? ¿Do yacen los baluartes defensores de nuestra nacionalidad que hoy va camino de la destrucción víctima de malévolas intenciones que adoctrinan a nuestras poblaciones más incultas "por ser más vulnerables? Pero hay algo que se llama PATRIOTISMO y a ello deberemos recurrir con el corazón ardido del valiente que, como en el pasado, ofrendara su vida por defender los valores patrios... Hace como 30 años se alzó un defensor y cual Prócer levantó la voz: ¡Fuera los señores políticos... y hasta aquí "nomás" señores ladrones y asesinos" y lanzó sus tropas a riesgo de ser criticado por el mundo y... ¡Triunfó! Por más de 30 años Chile se mantuvo en la abundancia y en la tranquilidad que ofrece una Nación Respetable ante las naciones del mundo, esta larga y angosta faja de tierra, única, siempre admirable y que aunque sea aparentemente relativamente pequeña, nosotros la soñamos Grande y es que así se la sueña en todo hogar y en cada pueblo y ni se diga cómo la soñamos desde la distancia y máxime si esta distancia es una suerte de exilio: ¡Chile fue próspero! ¡Invicto! Ubérrimos campos de belleza indescriptible, de enhiestas cordilleras, desiertos y mares imponderables, con padres que saben ser padres y madres que saben ser madres y al sur muy al sur oir sus canciones silvestres y noble... Ahhh, y cómo corretea el viento su canción agresta entre las abras y hondonadas de las Torres del Paine en los últimos vestigios del Andes que más allá va a sepultarse en la mar...

CANTOS SILVESTRES:

"¡Quiero comer curanto con chapalele... (BIS) y ansina no me levanto porque me güele, porque me güele...! Levántate hombre flojo salí a pescar, salí a pescar / Que la mar esta güena pa' navegare pa' navegare...

¡Ay, Dios mío, si solo con recordar a Chile dan ganas de llorar de alegría, de pena, de nostalgia y amor!

Me han enviado un chiste que hoy me permito incrustar en mi libro, porque total la ciencia también require de amenidad:

> En un avión conversan tres caballeros y dice el alemán: En mi país la ciencia está tan adelantada que le trasplantamos la mitad del cerebro a un hombre y a las dos semanas ya está trabajando; ah, responde al Americano, pero en mi país le trasplantamos a un hombre la mitad del corazón y a las dos semanas ya busca donde trabajar; y un argentino

dice: ¡Eh, Ché, de qué te admirás, si en mi país hacemos lo mismo y hasta le trasplantamos los huevos y a las dos semanas ya está tabajando... Pero un rotito chileno argumenta: Pero eso no es na' patrón: en mi país colocamos a un tipo de Presidente sin cerebro, sin corazón y sin huevos y ahora todo el país no haya qué hacer para trabajar...

Querido Lector:

El buen humor también hace reflexionar...Entonces, con mirar retrospectivo quiero dirigirme a los alumnos que tuve en tiempos pasados:- Hijos míos, alumnos de mis años mozos, alumnos de mi propia juventud ¿Por qué me avergonzáis? ¿Por qué no tomáis la pluma y sacais a la LUZ VUESTRO TALENTO Y VUESTRO PATRIOTISMO? ¿No véis que la Patria está sufriendo y que el comunismo y las fuerzas del mal quieren destruir a Chile comenzando por incendiar nuestros campos, robar nuestras maderas, incendiar nuestros templos para borrar de nuestro corazón a Dios?

Ahhh, no, no, no...¿Acáso no veis cómo enarbolan Banderas Extranjeras para devolvernos en girones la gloriosa Tricolor Chilena? No, hijos míos, expulsad al enemigo y acordaos de Manuel Rodríguez: AUN TENEMOS PATRIA CIUDADANOS!

Al contemplar con mirar retrospectivo el Excelso Pasado de nuestras Clases Matutinas en el Liceo Arriarán Barros de la Gran Avenida, cuando uno de ustedes me dijo que de "grande quería ser chofer de liebre y es hoy un próspero empresario de camiones tolva distribuyendo cemento líquido a las construcciones, y cuando otro de vuestros compañeros me contestara que cuando grande quería ser Alcalde y lo vengo a encontrar como Cónsul General de Chile en Miami, tal mi alumno Arturo Urrejola Barbieri, por lo demás hijo de un colega que fuera un entrañable amigo, el Profesor de Ciencias Sr. Mario Urrejola.

De sus nombres es muy difícil hacer referencias, puesto que muchos habrán pasado a mejor vida, ora en plenitud de ella aquí en la Tierra, ora en edad provecta. Pero todos han dejado una rica herencia de conocimientos…¡Cuántos libraron sus batallas inclusive en los comienzos del Siglo próximo Pasado (S.XX) hasta comienzos del actual, ejerciendo decisivas funciones, proclamando el nombre de nuestras ciencias en el peligroso Campo de la TBC, el Paludismo, la Meningitis, los Tifus, etc.

Un importante Laboratorio Clínico Experimental despliega sus alas y en raudo y poderoso vuelo dará a la luz elementos de sanidad colectiva y otros lugares del Orbe leerán con fruición y admiración los trabajos de esos científicos chilenos, en cuántas ocasiones personajes casi desconocidos de este lejano País Austral, emulando los esfuerzos de los europeos, se lanzan a la búsqueda de Bacilos y Antídotos que oponer a las fiebres diarreicas, las emiplegías cerebrales y cardiopatías controladas bajo tratamientos y estudios que llegarían a sentar verdaderas cátedras ora en los centros smiytsonianos en los Estados Unidos de Noerteramérica, ora en los cursos médicos más complejos en las distinguidas universidades de San Marcos o la de San Felipe.

¿Qué ha sido del Gran Laboratorio? El silencio ha reemplazado al bullicio de otrora y una lápida de silenciosa admiración y recuerdos se extiende sobre los viejos benerandos pasillos de otrora.

¿Qué fue de los instrumentos empleados en aquel Laboratrio? No quisiera pensar que yacerán en algún rincón cegados por la pátina del tiempo…y el antiguo Hospital San José, como el Viejo venturoso Patriarca, seguirá arrastrando el pesado báculo de sus responsabilidades.

¿Será posible que una reliquia de nuestras Casas Asistenciales y de Ciencias pueda caminar huérfana de apoyo? Deseo pensar que nuestras estudiosas juventudes de ogaño no las ignoren por falta de difusión e información. Los viejos pasillos resisten porque los viejos robles no mueren y como los Héroes del Bosque crecen y crecen en la penumbrosa edad que avanza y avanza...

Si este Modesto Libro pudiera colaborar en el milagro de la recuperación de su pasado prestigio flexionando la rodilla agradecería al Padre Celestial que con ternura infinita estaría pagando sobradamente el valor de estas Página surgidas con amorosa entrega de mi esforzado intelecto y del talento conque nuestro Dios nos favorece.

Ausente de toda vanidosa pretención pienso que ese milagro solo será posible con la dedicación de nuestros posteriores y eso hará cumplida la misión de este humilde escritor y poeta de la Patria que ama de corazón, después del amor al Hacedor, COMO AMO A TODOS MIS DESCENDIENTES QUE MI CRUEL OSTRACISMO ME HA IMPEDIDO DISFRUTAR EN MIS RODILLAS.

Pero siendo tan ardua la tarea todo cuanto quede suspendido en el extremo de esta pluma habrá de renacer en otro volumen como un aporte que destaque a quienes hoy dirigen con diestra mano, pero con guante blanco tan delicado timón.

Defendamos este patrimonio como se aprecia el honor y mañana contemplaremos con el espejo de la virtud los Derechos Humanos de la Vida de la que nuevos brotes surgirán. Pero es tarea larga y difícil, más aún, es una tarea de prudencia ante cualquier flagelo que en los imponderables designios pueda sobrevenir. Y si es lento el trabajo ¡No importa! Pues no nace el trigo ni la espiga crece en el breve término de un día.

ALGUNOS DIRECTORES DURANTE EL SIGLO XX.

Desde los inicios hasta la fecha hombres de notable sapiencia y superior espíritu han puesto su capacidad al frente de los destinos del Hospital San José cuando la hora suprema del designio les mandó mandar.

Larga sería la lista de los Directores de esta Institución desde que nace a la vida del servicio a la Comunidad. Mas, en prueba de homenaje a todos, solo irá a engalanar estas páginas – como los 14 de la Fama de los tiermpos Heroicos – los últmos 14 que abarcan medio siglo, a pasrtir de 1935 hasta la fecha en que escribo esta Obra, como si fera mi "Obra Magna".

Muchos habrán pasado el umbral cronológico cruzando el empíreo celeste en alas de la eternidad, pero su vuelo gigantesco y vigoroso aún hiende la brisa e la vida, la misma que respiraran elocuentes futuros "Médicos Directores", en un preterido sueño espiritual. Desde el Dr. Alvaro Covarrubias Arlegui, que rige los destinos del Hospital desde un tiempo sin fecha hasta 1935 para legar su herencia de conocimienos y esfuerzos a sus posteriores hasta llegar al actual Director Dr. Maximiliano Montero Val Risselberghe, 14 forman la corona de nombres ilustres.

De ellos cuánto genio se desprende, cuánta ciencia, trabajo y paciencia… Alguno tal vez desapareciera calando profundamente sus huellas, sin rubricar, por desgracia, su inappreciable nombre, cuanto más si sus obras las cubre el franciscano anonimato…¡No importa! Hay hombres que, como el oleaje que deposita en la playa sus tesoros y luego se repliega ondulante y triunfador, así en lo infinito misterioso suelen ciertos hombres dejar un reguero de luz, para lugo desaparecer en la oquedad sideral de los tiempos…

En un artículo sobresaliente, recordando al Dr, Virgilio Gómez, el eminente historiador Fernando Campos Harriet, concluye diciendo: "Los hombres son como naves que pasan en la noche, dejan un reguero de luz y desaparecen en la sombra" (28)

(28) Jornad. Hria de la Medicina- Acad.Chilena de Medicina– Ed. 1989. P 81.

Dr. Maxs. Montero Val Riselberghe y SubDirectora Dra. Erna Scheel Mahn Gudrun

Foto administrativa…………………

De izq. A derecho el Sr. Hernán Castillo Moya, Jefe de personal. Tiene el mérito de haber puesto en función la Subdirección Administrativa del Hospital a partir de 1979 ocupando diferentes cargos en la Administración; buen aval representaban 37 años de servivcio. Al centro el distinguido Director Actual. Dr. Montero; a la derecho una dama de singular belleza y de superior intelecto, la Dra. Erna Schell Gundum y en mérito a sus eminentes conocimientos hoy la vemos ocupando el alto cargo de Subdirectora de famoso Hospital San José, cuya Historia estamos promoviendo.

De gran calidez humana, su carisma va sembrando bondad y prestigio profesional. El Dr. Maximiliano Montero Van Risselberghe va dejando en sus funciones ininterrumpida abnegación y, despertando la admiración de pacientes y subordinados y tanta admiración de profesionales y público que reconoce en él al ángel protector de la salud. Joven aún demuestra la sabiduría del Patriarca y al contemplar su frente donde lucientes hebras de plata comienzan a aureolar su benemérita existencia, nos vemos obligados por la secreta admiración a reconocer en él las dotes del amigo que todo lo comprende. Con suavidad sabe entregar su palabra generosa, subsanando las dificultades de sus dirigidos y tolerando la menor debilidad. Carismático, alaga con la ternura de su verbo y si algo ha de corregir lo hace como sugiriendo, tal como si el Maestro por antonomasia existiera en él, porque su enseñanza radica en el ejemplo, en su austeridad y en la dedicación más altruita.

Es el Director actual del Hospital San José y sin embargo le vemos compartir con todo el mundo que le rodea. Jamás ha abandonado su labor de "Médico" y desatender a un paciente, hasta las visitas profesionales por las diferentes salas y dependencias, absorven las fatigosas horas de su incansable jornada cotidiana. Saldrá de efectuar una operación quirúrgica para dirigir sus pasos animosos a su oficina donde otras actividades administrativas requieren su presencia. Del mismo modo asiste a una ceremonia religiosa en la Capilla del Hospital, como atiende con laudable solicitud las reuniones científicas con sus honorables Colegas. Todo en su persona respira actividad y de pronto sus anteojos de trabajo ocultarán una Mirada serena y pura como la que es propia del amigo benigno y bondadoso.

Es el hombre de estudio y de rango y como el caballero antiguo siempre está dispuesto a darlo todo: Le presenté una vez a un hombre humilde y sin recursos aquejado de una seria dolencia en una rodilla y sin mayor explicación ordena su atención sin costo; otro tanto supo hacer con una señora que sufría grave y peligroso mal: El Dr. Montero la ausculta y verdaderamente preocupado ordena se e preste toda la atención que la urgencia del caso requería…¿Para qué hablar de aranceles, cuando la paciente carece de medios económicos si primero está la salud de esa persona? ¡Ohhh, cuántos casos difíciles se le presentarán, a los que se abocará con encomiable ánimo cristiano…satisfaciendo los mandatos de la santa caridad Cristiana.

Forzado me veo a comentar con religiosa admiración que con modestia ejemplar siempre elude hablar de su persona, lo cual ha dificultado a esta pluma presentarle como su persona lo merece y para honra de estas humildes páginas. Claro que yo he sabido por allí varias cosas importantes acerca de su abolengo y entre otras hay que decir que en sus ancestros se cuenta al Vocal de la Primera Junta Nacional de Gobierno allá por el año 1810, quien fuera uno de sus parientes directos: Se trata de Don José Gregorio Argomedo, quien sería su Bisabuelo.

El Dr. Renato Navarro Silva que subroga el cargo de Director entre el 1º de Marzo de 1986 y el 31 del mismo mes y año, le hará entrega de esa Jefatura a partir del 1º de Abril de 1986, momento en que el Dr. Montero comienza a ser Director del San José, cargo que ostentaba hasta la fecha en que yo escribía esta Obra en el año 1989 con sobrada y bien merecida conciencia. El destino me arrebató de aquel entrañable seno de mi Patria Chilena para llevarme al país del norte EEUU de donde ya no volvería…¡A lo menos hasta hoy… 2023…! Pero desconocemos los imponderables del destino…

A poco andar, un año después, el destino quiso ponerle a prueba, cuando el 17 de Septiembre de 1987 un voraz incendio consume una parte importante del Viejo Lazareto. Si bien es cierto que no se registraron desgracias personales entre sus enfermitos, no lo es menos que ese acontecimiento tan luctuoso dejó una profuna huella en su alma delicada.

Desde entonces luchará con ahinco por acrecentar el patrimonio físico del Establecimiento y en solo 24 meses logra la concreción de un sueño: Se traducirá éste en la construcción de SEIS modernas salas de Pabellones de Cirugía, provistos del más moderno instrumental y equipo necesario y conveniente para atención de la más alta calidad profesional.

Tuve ocasión de permanecer muy cerca de él cuando los oficios religiosos que bendijeron y exaltaron el feliz acontecimiento y pude observar con profunda admiración que en sus ojos de "Mirada Mansa y Buena" pugnaban por rodar dos gotas cristalinas…

No hemos concluido el año 1989 y para honra y prez de su nombre otra obra engalanará para siempre, aunque con suma modestia, el brillo de su ADMINISTRACION INMORTAL": Otra Obra, una muy humilde y silenciosa tejía laureles para su frente y para su Hospital: ¡ESTA OBRA, LA PRESENTE OBRA LITERARIA! Hacia los finales del año 1989 yo daba las POSTRERAS pinceladas a este lienzo teñido de esfuerzo, pintado de nostalgias y arrimado al dintel de mi modestia yo iba bosquejando las últimas palabras de esta Historia que habría de consumar mis últimos esfuerzos en Chile, precisamente en vísperas de iniciarse mi exilio a los EEUU de Norteamérica…Luego, "LA HISTORIA DEL HOSPITAL SAN JOSE DE SANTIAGO DE CHILE" TODOS MIS MODESTOS ESFUERZOS, en tanto presentía penas y congojas en un rincón del corazón…¡Ay, cómo saber los arcanos del destino que me llevaría lejos y que me arrastraría como hoja que lleva el viento, pero que pese a los tumbos y más tumbos, yo resistiría en medio de mortal agonía… Me traje mis borradores bajo el brazo, ignorando ese misterio "Cuándo…Cuándo…" en que mi aciago destino me permitiera lanzar en extranjera tierra lo que fui creando paso a paso en la lucha agobiadora de incansables kilómetros… Oh, Dios mío!

Ante las magnas obras de bien del incansable Director, ésta, la mía, La Historia del Hospital San José, la del Viejo Lazareto de tres Siglos anteriores debía enredarse a la Historia del Gran Santiago, y enredarse a la biografía del Ilustre Galeno bajo cuyo "Mandato" yo tuviera la osadía de tartar de rescatar para mi Patria, la historia de tan valiso Tesoro Documental. Era éste un granito de arena ante la Magna Obra Laboral del Honorable Director, mi amigo, el Dr. Maximiliano Montrero Val Risselberghe. Y aunque me robaron manuscritos, tras ímprobos esfuerzos, he logrado lo que tal vez logren los Héroes…¡Y van corriendo los infaustos años 2021: ¡Viva CHILE!

Y me permito copiar alguna palabras que alaban al Dr. Gómez:

"ESA LLAMA QUE ARDIA EN SU VIDA Y EN SU OBRA ES LA MISMA QUE ALUMBRA LA ANTORCHA DE LA UNIVERSIDAD DE CONCEPCION.

Así también un día habremos de reconocer que cada Médico Director en este Viejo y querido Hospital ha sido antorcha viva iluminando la noche larga de las desesperanzas que obnubilan, que oscurecen, pero que abren de pronto ventanas por donde entra la Luz, el Aire y la Salud.

NOMINA DIRECTORES

Directores del Hospital San José de Santiago de Chile entre los años 1935 y el Día de………

Dr. Alvaro Covarrubias Arlegui –   hasta el 10 de Mayo de1935 (ignorándose fecha en que asume).

Dr. René GARCIA Valenzuela   desde el 11 de Mayo de 1935 hasta el 30 de Junio de 1937/

Dr. Eduardo PASTENE Contreras   desde el 1º de Julo de 1937 Al 30 de Julio de 1963

Dr. Vladimir ANCHIH Ramírez   desde el 1º de Agosto de l963 al 30 de Octubre 1969

Dr. Víctor SIERRA Somerville   dese el 3 de Noviembre de 1969 al 30 Octubre 1973

Drt. Oscar BOTESSLLE   desde 11 Octubre de 1973
Hasta 30 Octubre de 1973

Dr. Carlos AGUIRRE Neuhaus

desde 1º Noviembre de 1973 hasta 30 de Agosto de 1976 (Director Hospital San José – Director área Norte

Dr. Luis FUENTES Valenzuela

desde 1º Septiembre 1976 al 1º Abril 1977 (Area Norte Hospital San José, Delg. De Gobierno)

Dr. Hernán Del Pino Riquelme

desde 1º Abril 1977 hasta el 1º Enero 1978. Desde 2 de Enero 1978 hasta 30 de Marzo 1979 –Director Surogante-

Dr. Alberto EDWARDS Martini

de3 de 1º Abril 1979 hasta el 30 de Septiembre de 1982

Dr. Eduardo PARKER Bacigalupo

desde 1º Octubre 1982 hasta 16 Febrero de 1984

Dr. Luciano YERKOVIC

DESDE 17 DE Febrero de 1984 hasta 31 Marxo 1984 –Director Subrogante. Desde el 1º Abril 1984 hasta 25 de Marzo 1986 Director Titular-

Dr. Maximiliano MONTERO
Va Risselberghe

desde 1º de Abril de 1986
Hasta la fecha… (en que yo escribo este Libro, es decir 1989…fecha de mi partida a Los EEUU de América…)

Nota Especial –

Dejo constancia que habiando llegado a EEUU me doy cuenta que solo traía una parte de este libro tan querido para mi, solamente en borradores muy desordenados y me di a la tarea de reiniciarlo todo. Y cuando creía haberlo terminado una dama se me ofreció para traducirlo al inglés y alrededor de 200 páginas fueron traducidas. Por circunstancias la Traductora (por cierto muy atrayente) desapareció y por conjeturas supe que había regresado a su Patria Colombia. ¡Y nada más! Como ésta, otras circunstancias se fueron agregando, los años pasando, yo envejeciendo y sufrí un accidente que me llevó a la hospitalización por largo tiempo y esta Obra que parecía haber nacido con signo adverso, por fin está llegando a feliz culminación. Quisiera vivieran todos los que me conocieron personalmente, pero ya a mis 87 años de edad no puedo esperar mucho del aciago destino: Solo espero con ansiedad se conserve mi distinguido amigo el Dr. Maximiliano Montero para que reciba en sus venerandas manos esta Obra y con esas mismas manos la bendiga y me bendiga a mi, pues mi senda se alarga día a día, mis pasos ya son lentos y mis ojos no ven bien. ADIOS, AMIGO MIO.

UN ACERCAMIENTO AL ANALISIS

Muy fuerte me resulta detenerme a comentar hechos destacados y destacables de estos Maestros de la Ciencia Médica y sin dudarlo habremos de creer en su relevante' participación en lo social, cultural y científico, sin considerar respetuosamente sus trabajos en este Plantel ya Legendario.

Con acierto y belleza idiomática el profesor y catedrático Sr. Julio Palavicini relata, por ejemplo, referidos biográficos del médico múltiple, político, orador, humanista, Dr. Oscar Fontecilla Espinoza, exponiendo en uno de sus acápites:

> Buscábamos afanosos entre las Cátedras de la Vieja escuela de Medicina a los Maestros que más cerca llegaban a nuestro espíritu.
>
> Bajo la máscara adusta y casi legendaria del profesor García Valenzuela, sabíamos apreciar el amor casi paternal por los alumnos y la reciedumbre moral de un santo laico. Las figuras memorables de los profesores Sierra, Benavente, Lucci, Cádiz, Luco y otros tantos, se nos aparecían nimbados de una aureola que nos llenaba de recogimiento y admiración.

Las anécdotas se transmitían de generación en generación y nos hablaban de luchas homéricas, de grandes triunfos y grandes renunciamientos, de exilios dolorosos, de amores novelescos…"

Como se puede apreciar ahí no más se ha mencionado a dos figuras eminentes que lograran la DIRECTORIA del San José: Los Profesores García y Sierra. Por evitar abundamientos no hacemos particular referencia de los mejores logros de quienes integran la nómina ya expuesta, teniendo seguridad de rendIr justo homenaje a todos los que antecedieron esta Dirección desde las raíces mismas que seguramente yacen en los textos extraviados de los albores de muy anteriores al año 1872 para acercarnos tras ellos al 1934.

Y como dice el Académico cerrando este Capítulo empleo sus propias palabras:

"SE BUSCABA LA REALIZACION EN EL PLANO SUPERIOR DEL ESPIRITU.

TAL VEZ SEA ESTE SU MEJOR LEGADO A LAS GENERACIONES POSTERIORES".

Es precisamente a "un legado" por lo que se inclina otro médico eminente como destacado Director del Hospital San José: Dr. Alberto Edward Martini.

Al conversar con él nos formamos la impresión de un hombre sencillo y de rango, inteligente y modesto; se le ve maduro luciendo alguna canas, pero fuerte y dinámico, capaz de apreciaciones rápidas del tema al que se le conduzca.

Solo contaba con 15 años de galeno cuando asciende a la docencia universitaria para ser Profesor de la Facultad de Cirugía. De este modo se transformaría en el más joven de los docentes…y al parecer no se ha superado el record. Desde 1971 le entregará entera preocupación a la Cirugía Cardiovascular.

Como Director del San José dos cosas le preocuparán fundamentalmente: Organización y Tecnología.

Será por esos tiempos que se crea el Cuerpo de Residentes del Hospital San José.

Bajo su Dirección y Mandato se llevarán a cabo las
***"V Jornadas Clínicas Gineco Obstétricas
y Neonatológicas".***

En el discurso de Clausura de estas "Jornadas", el Dr. Edwards Martini tiene asomos visionarios y coloca verdadero énfasis en que cada médico deberá ilustrarse permanentemente, pues la gran rapidez conque avanza la ciencia dejará atrás cualquier conocimiento, aún el de la experiencia. He aquí una de sus frases:

Y SIGUE LAPIDARIO:

… el presumido de ese conocimiento totipotencial es artificial, solo tiene la galanura del barniz y el enchapado que deslumbra, raíces escasas,profundidad ninguna".

"El sabio, como contrapartida es de conocimiento sólido y profundo en la materia de sus investigaciones: Tal vez esté más cerca de la verdad real… pareciera ser que su destino lo lleva más cerca de lograr el enlace entre la ciencia y la metafísica"…

Y SIGUE EXPRESANDO:

Mientras los conocimientos médicos fueron limitados, el andar de la medicinacancino... el apoyo técnico instrumental inexistente y limitado y los medios de comunicación perezosos, el médico se mantenía razonablemente en su quehacer diario, gracias a su observación, experiencia, acuciosidad y escaso intercambio de opiniones, etc. etc.

Pero en la actualidad, nuestras dos o tres últimas generaciones ¿hubieran podido sobrevivir científica y médicamente a este rudimentario accionar en el perfeccionamiento?...

De ahí que limitadas posibilidades que de antaño se han acrecentado y ahora se entregan en forma programada.

Es la razón, entre otras, de la existencia de los cursos de post-grado, conferencias, simposiums, joradas y Congresos Médicos. Si a ello agregamos las revistas científicas, boletines, programas especiales y divulgación, medios de comunicación y transporte que lo llevan rápidamente a la fuente misma del conocimiento, tendremos completo el vasto panorama que se ofrece en la actualidad".

El orígen de nuestro progreso es multidisciplinario. Con frecuencia aplicamos los principios de otras ciencias o técnicas a la nuestra. Y de esta fecundación de provecho cruzado es la humanidad la beneficianda".

Como se podrá apreciar sin necesidad de Mayores cuestionamientos, el razonamiento del Profesor Dr. Edwards es en todo humanístico y científico, pues nos deleita con la amenidad de su palabra y nos reconforta con la prontitud de los recursos que invoca en favor de los que sufren alguna enfermedad.

Pero se habrá de considerar como piedra angular de todos estos progresos que se envían en un momento dado al Hospital San José, puesto que en él se radicaban los estudios de muchos de los elementos que hoy sirven a la comunidad.

Cualquier elogio que en estas páginas no vaya hacia los demás Miembros de esta Dirección, está implícito, porque todos sin excepción robustecen el extremo de esta pluma y si no puedo hacer su alabanzas, ruego se tenga por excusado, ya que interminable sería mencionar tanta dedicación profesional y de lo difícil para esta pequeña pluma el hecho de engalanar de bellos conceptos la personalidad de todos quienes trabajan en este centenario nosocomio y, tanto, que me parece imposible poder ensalzar tanta bondad. Y es esa precisamente la bondad que hace grandes no solo a los grandes hombres, pero también a los hombres grandes…

De ahí que quienes han dedicado parte de sus vida a la ginecología y se adentran en los insondables misterio de la natología, nos instan a creer más en los valores que circundan el misterio de la vida. Tal vez no sea justamente un misterio el nacimiento al ámbito de este mundo, tal vez no lo sea el alumbrar como corrientemente lo entendemos, sino aquella luz vivificante que pueda transparentar un rayo misterioso de la divinidad de la Concepción, cuando en la búsqueda impenitente de sus raíces los intelectuales, filósofos y científicos se congregan para dilucidar los procedimientos que puedan impedr la malformación interior, hasta la perfección del individuo que allá en lo interior del seno matermo se prepara con agitada lucha para dar el gran salto a este incierto movimiento en una nueva respiración, de una nueva palpitación y de un Nuevo reacondicionamiento y adaptación a un medio diferente y hostil.

> Si el primer grito de una criatura se dice que es la primera señal de vida ¿Cómo no es posible concebir, o percibir, como primera señal de su inteligencia sus movimientos en el vientre materno?... Sin embargo, precisamente a ello se abocan los estudios de nuestros médicos y con amorosa entrega tienden a penetrar el comportamiento fisiológico y patológico de aquel elemento natátil, para tratarlo en sus estudios como si fuera la esperanza superior de hallar la unión invisible de una metafísica-divina.

Tender la mirada sobre estas "jornadas" de estudio científicas, sobre la temática de esos simposiums de la más alta preparación es, me parece, dirigir la mirada hacia las almas sensitivas de nuestros médicos. Por eso veo tan concluyente cada frase del Dr. Edwards como cuando expresa:- que…

> "el ejercicio de nuestra profesión no es más que la asidua aplicación al método científico. Nosotros, como nadie, conocemos su real significado y los

maravillosos frutos que nos entrega esta actitud inquisidora como la vida misma.

Traer un niño a este mundo ha de ser para quien lo toma en sus manos como asir, abismado, el milagro palpitante donde el Dios Infinito se proyecta sobre el hombre finito"…

No dudo, entonces, en calificar en alto grado la sensación supra-material que habrá de conmover el espíritu de la "Matrona" que asiste al parto y que toma en sus manos el milagro de la vida hecho niño, hecha niña, un bebé. Tal vez la misma Matrona no ha vislumbrado que en sus manos sagradas yace un "Universo" de neuronas multiplicándose de manera tridimencional en una génesis potencial de furuta inteligencia, de una cuya capacidad creadora sea una mente acercándose al pedestal de Dios: ¡Oh, milagro… milagro!

Pág. Para FOTO de enfermera o matrona con un bebé alimentándole …

Epígrafe

¿Cómo podría la modesta pluma del poeta ensalzar el misterio de la vida? Esas manos, ese gesto infinito, ese cordon umbilical, ese grito poderoso que superó al vagido, son toda una expresión de la energía que más tarde le habrá de requerir el mundo…¡Se prepara el Gladiador! ¿Se ha visto una expresión más tierna, dulce, indefensa y pura reflejada en esa Mirada Humana y Divina a la vez "Enfermera / Madre"? Toda ponderación es escasa y yo desde estas páginas le doy mi bendición con religiosa unción… a la mujer que se prepara espiritualmente para ayudar a llegar al mundo a "Todo un Mundo que palpita hecho carne".

¡CUAN INSONDABLE ES EL MISTERIO DE LA VIDA! ...

Déjame existir ahora
Que salta el corazón su danza
No sé si grita, no sé si gime o llora
Si es su primer vagido una esperanza
O si es la inmensa facultad que implora

Y AHORA CANTEMOS AL MINISTRO QUE CUIDARA AL "MISTERIO"…

Gloria a la mano maternal que al niño
Con solícito afán trajo a la vida
Gloria al galeno que dará el cariño
Y envolverá al ser humano en suave armiño
Cuando las horas abran dolorosa herida

AL GRAN SACRIFICADO

(Homenaje a los distinguidos MEDICOS de mi Patria Chilena)

Oculto en los recónditos misterios
De un remoto pasado proceloso
Siempre atento y dadivoso
Elevándose a la altura
Marcha el médico augusto, presuroso
Entre tantos sin ver la turba ingente
Meditando en el mal que indiferente
Va diezmando a la humana criatura

Es el "Médico" fe, como es paciencia
Esperanza y dolor, miedo y delirio
Es un trozo de amor y otro de ciencia
Mecías omnisciente y olvidado…
Sufridor de los hórridos martirios
Del que yace en la linde de lo eterno
Esculapio luchando ante el averno
¡Cuántas veces el gran sacrificado!

Su tiempo de solaz… una utopia
El que en otros comienza a hora temprana
Mientras tantos reposan a porfía
El va allí, preocupado y anhelante…

Cuántas veces la luz de la mañana
Le verá caminar de cuitas pleno
Buscando mitigar el mal ajeno
Y gritará valiente: ¡Huye, al veneno!

Nada puede quebrar su voto santo
Ni su espíritu trizar nadie podría
Ignoramos si él llora ajeno llanto
O disfruta el deber de la ambrosía
No se atreve la muerte, negra, aleve
Derrotar su esperanza y su servicio
El derrota, Soldado, el mal y el vicio
Su existencia es más blanca que la nieve

Sordo a envidias y sordo a los rencores
Y ante toda brutal maledicencia
Ciego a aquellos malignos roedores
Siempre atento el oído la clemencia
En su espíritu exaltan los valores
Siempre fiel a su eterno Juramento
El de Dios es el bíblico instrumento
Que en sus manos Dios puso la existecia

No sabría decir cuánto se quiere
Si no se sabe dar cuánto se anhela
No hay nada más que el bien prefiere
Su misión al hermano que él abriga
Darle vida es el voto que lo obliga
Que el altar de su voto es su conciencia
Porque hay un más allá que Dios requiere
Un salmo su existencia que le hiere

Nadie sabrá jamás de sus pobrezas
Ni de alguna tenaz melancolía
El solo sabe de larguezas
Con ellas pone paz al corazón
Pero el trance fatal llegará un día
Mas, él lo enfrentará…¡Sabe de males!
No olvidemos al Médico, mortales,
Solo os pido al final una oración.=

FOTO DE UN GRUPO
DE ENFERMERAS

Epígrafe para esa foto

El poema a la ENFERMERA involucra a todo el personal de paramédicos. Esta dama con toda SU BONDAD LUCHA CONTRA LA ENFERMEDAD pues le duele el sufrimiento de su prójimo. Esta fotografía es una gentileza de Amelia Araya, segunda de derecha a izquierda y nos presenta a Isabel Rosales, Alicia Briceño, Jannete Ortiz, María Angélica Garrido, Silvia Espinoza y...al centro con su traje azul perla profundo como su mirada y "sobretodo" negro y sobrio, como su pelo de atávico abolengo. La Sra. Marta Inostroza, estudiosa de su ciencia y que por ser tan inteligente es tan gentil, resaltando el colorido de su traje, con el impecable color blanco del uniforme de todas las amigas funcionarias. BENDICIONES AMIGAS.

A LA ENFERMERA

Al toque de diana
La blanca bandada
Levanta temprana
Su vuelo de amor
Envuelta en albadas
Sonriente y hermosa
Va toda donosa
En pos del dolor

A todos responde
Saludos y adioses
La sombra se esconde
Al rayo de luz
Parecen los dioses
Guirnaldas donarles
Ay, cómo ayudarles
Llevando su cruz

La dulce enfermera
Ni pide, ni clama
Es ella primera
Do gime el dolor
Por eso una llama

Se inflama en sus ojos
Que son tan hermosos
Dos haces de albor

¡Mis niños! Prodiga
Cruzando las salas
Mi Dios les bendiga
Tendrán que sanar
Y abriendo sus alas
La blanca enfermera
Repite ¡Dios quiera
Tu puedes volar…!

Un día le dijo
Aquel pobre enfermo
"Tu Dios me maldijo
Yo voy a morir…"
Responde: ¡Blasfemo!
No digas locuras
que el Dios de la altura
te hará revivir…

¡Qué bella paciencia
De aquella enfermera!
Es ella la ciencia
Es ella el amor
Es blanca y sincera
Plegaria y delirio
Es místico lirio
Sanando el dolor

Su voz tiene aquello
Misterio y conjuro

Un raro destello
De resignación
Secando sus ojos
Aquel ángel bello
Rogará con ellos
La herida sanar

Velar noche y día
y un Ave María
Por ti suplicar...
Si, pide al Creador
Mitigar la herida
Ella vela noche y día
Sufriendo de amor
Musita en silencio
Cada Ave-María
Suplica y suplica
Oh, Dios... Oh, mi Dios...

En toda esta Pág. El poema bilingüe a la enfermera

A doble columna

En el Hospital San José no existe la palabra reposo...su incesante ir y venir promoverá tal actividad que es de maravillarse: El lavadrero, la cocina, el transporte, la estadística, el aseo, la electricidad, el teléfono, la ventilación, en una simbiosis de incansable labor acompañan al sabio cirujano de la medicina, pediatría y al del laboratorio, por no mencinar farmacia, empleados de servicios generales, administrativos y los de portería...gigantescos lavados de ropas de cama, preparación de mobiliario, reparaciones de implementos, etc.etc. Se buscará el antídoto con paciencia benedictina, acrecentando el misticismo del romántico Laboratorio de antaño con la más absoluta seriedad en el tratamiento.

De los 56.786 metros cuadrados de la supercie del recinto, 19,145 están edificados (al 1989) respondiendo a la solicitud y a la belleza irreductible una mampostería del oloroso Oregón. Todo en su conjunto, Buena medida nos dará el ajetreo en que sin Descanso se verá nuestro añoso Hospital,

Y entre las desgracias que recuerdan las terribles epidemias, parace a estas Alturas la TBC derrotada y como en retirada el Chavalongo; no por ello el infortunio ha dejado de golperar sus puertas: He aquí que un día, como añadiendo un crespón negro a la Bandera de la Patria, el 17 de Septiembre de 1987 un incendio consumió con sus lenguas voraces unas salas de atención de enfermos junto al corredor que perfuman los magnolios y los violáceos racimos de las enredaderas de la flor de la pluma.

Como consuelo en la noche de agonía espiritual pudo constatarse que no se registró ninguna muerte…Los pacientes continuaron su recuperación y, aunque entristecido el corazón, las faenas recomenzaron con encomiable optimismo bajo la digna Dirección del distinguido, respetado y querido Director Dr. Maximiliano Montero Val Rissenberghe.

El celo por la investigación va de la mano con la devoción y la recta consciencia. La seriedad de la atención bien puede colegirse de los siguientes datos correspondientes a la jornada laboral de 1988:---

RACIONES ENTREGADAS

PACIENTES Y PERSONAL año 1988

MEDICINA	35.080
CIRUGIA	27.512
OBTETRICIA Y GINECOLOGíA	15.597
INST. L.P. CORREA – ENFERMOS	129.997
PERSONAL	9. 829
TOTAL RACIONES	138.956
MAMADERAS	81.226

POR LO EXPUESTO EN TANTAS PAGINAS suponemos casi cumplida la sagrada misión que nos hemos impuesto, una misión que gravitara en el alma, en tanto bullía y rebullía en el cerebro agradeciendo a la angustia la agradecida palpitación del corazón que procuraba llegar a la cima de tan elevado propósito, cual era el de escribir la historia no escrita hasta le fecha de tan postergado nosocomio: El Hospital San José que naciera como un LAZARETO bendito Sino que le signaba el signo de elevarle al fin a Centro Humanitario.

A este rincón maravilloso que es el Hospital San José le adeudamos eterna admirarión y gratitud, pues ciencia y amor han andado en él por espacio de tres Siglos y Medio entregando a la Patria la suma del Valor moral en grado excelso y, curiosamente, con tan franciscana modestia como si fuera el fruto misterioso por brotrara del árbol del silencio en las nocturnas horas. Así, sin alardes, se espera el aterdecer como también el frío del alba sin que mengüe el afán del Servicio Humanitario.

Como un corolario de esta Mística Divina viajará la acción caritativa de las Damas de Rojo. Vayan también para ellas las estrofas que fluyen de mi corazón de poeta que para ellas prefirió las octavas, hermoso metro de los versos castellanos:-

Nota- Quisiera colocar en este lado izquierdo Un clavel rojo

O una rosa roja…

LAS DAMAS DE ROJO

Cuantas veces la alborada
Te sorprende diligente
Dulce Dama enamorada
De la triste humanidad
Surgen lampos de tu frente
Que solícita se inclina
Cuando arrancas una espina
Con suprema caridad

¡Cómo crecen las verbenas
En el búcaro del pecho!
Quien te ve, ve un alma buena
Santa imágen de Jesús
Abnegada junto al lecho
Del que sufre, estás piadosa
Procurando silenciosa
Soportar la dura cruz

Son dos pétalos tus labios
Esbozando una sonrisa
Tu palabra es verbo sabio
Y una mágica oración
Y ante el mal que acerbo acecha

Cual cizaña en la cosecha
La salud allí vigilas
Sin contar negras vigilias
Noble amiga, das la mano
Das entero el corazón

Mas, si llegan negras horas
Y el dolor se torna llanto
Y la pena que devora
Pone a prueba tu valor
A la Altura elevas cantos
Que del alma se desprenden
Como el cirio que se enciende
En el Ara del Amor

Así irás sembrando flores
Por los ríspidos caminos
En las sombras los fulgores
Del espléndido arrebol
Serás guía del destino
Que demanda el sacrificio
Oh, qué bello excelso oficio
Surco abierto bajo el sol

¡Cuántas veces la alborada
Te sorprende diligente
Dulce Dama enamorada
De la paz, como del bien
El poeta reverente
Acaricias las espigas
Conque adorna bella amiga
La alba frente de una sien…

Como se arriba a algún Puerto para llegar al final de este viaje, el recuerdo del oleaje quedará en la memoria de nuestro ciego andén…y las vicisitudes solo serán rumor de endechas…De lo mucho que se puede relatar jamás se sabrá de verdad lo que pudimos decir y no se dijo. Entonces, como los enamorados que balbucean tantas cosas, al despertar del dulce sueño retomaremos la palabra para cantar con lírico embeleso lo que ayer fuera un mal hilván de letras y tropiezo de sílabas. El arrullo de las remembranzas brotará con las voces interiores y otra vez se abrirán las páginas del Libro que habían quedado suspendidas para grabar en ellas las cosas inagotables. Así también me permito ofrecer para el devenir un "Segundo Tomo", aunque no me atrevería a cambiar ni una sola frase de lo que hoy escribo, aún aceptando con resignación las sugerencias buenas que estoy cierto brotarán de lo Bueno de algún paciente lector.

En conclusión, sírvanme de epílogo las notables palabras del inorvidable Antonio Machado:

> *"El poeta debe escuchar con respeto la crítica ajena, porque el Libro lanzado a la publicidad ya no le pertenece". Juzgarnos, o corregirnos supone aplicar la medida ajena al paño propio. Y al par que entramos en razón y nos ponemos de acuerdo con los demás, nos apartamos de nosotros mismo". (25)*

25) Poesías completes – Selecciones Austral – Espasa Calpe - S.A. Madrid 1980

FOTO DE LA CAPILLA

La Capilla del Hospital San José con sus viejos vitrales promueve el sentimiento religioso del interno y del visitante. Sus nobles puertas de pino oregón saben recibir la mirada furtiva que reiteradamente le dirigirán mil veces las mismas personas que anteriormente lo intentaran…Si, las miramos mil veces…en su interior otra vida parece vivirse.

Bajo una autorización especial aquí suelen reunirse los médicos y los científicos estudiosos para dilucuidar asuntos importantes: Al efecto se deslizarán unos cortinajes ante el Altar Mayor, aislándolo eventualmente. Romántico y antiguo ha sabido de llantos y plegarias. Hoy se pretende devuelvan la "Escalera / Caracol" y las puertas batientes de su sencilla y elegante balaustrada también desaparecida.

LO DE LA CAPILLA COSAS Y CASOS

Tan Antigua como el Lazareto mismo, la Capilla del Hospital San José cuya historia mueve esta pluma, va extendiendo su plácida existencia a la vera de uno de los largos pasillos de aspecto colonial donde raras especies de enredaderas inundan la estancia de un místico ambiente conventual. Su pesada puerta de legítimo pino oregón permanence siempre cerrada, salvo eventual circunstancia, o cuando en Sábado o Domingo el Capellán de turno concurre a oficiar los sagrados ritos... ¡Nunca he visto la Luz del Sagrario!

Los enfermitos parecen no recordar la Capilla, pues jamás la nombran; pero en el fondo de sus almas entristecidas una purificante plegaria palpitará impetrando del Altísimo Hacedor el pronto restablecimiento de su quebrantada salud. Ya en su interior otra vida perece vivirse: Al fondo, casi lejos, el Altar Mayor dominando el especio con palmatorias y candelabros de bronce que un día brillaran como el oro, digno metal para tan digna misión. Un trozo de Carrera conformará la estructura del Altar, en tanto un albo mantel cubrirá el beteado mármol que implora un pulimiento.

La imágen de San José, Patrono del Hospital, se yergue a la altura en actitud piadosa y vigilante, aunque al contemplarla con resignación religiosa me pareció descubrir el cansancio bajo la espesa barba de su

318

rostro bonachón. A su lado otras iconografías parecen custodiarlas con beatitud, en tanto nos recuerdan el valor de las piedad.

Por las columnas que sostienen la elevada techumbre asomarán alados querubes en célica actitud con la inocvencia de su eternal infancia. Estatuillas de santos, patriarcas y beatos mostrando detalles del tiempo y mutilados dedos, parecen decirnos que se cansan de esperar…

La balaustrada, que antaño fuera el sacro reclinatorio para recibir de hinojos la Hostia consagrada –que hoy se recibe de pie y hasta en la palma de las manos- muestra la suavidad torneada y austera de su estructura de barniz, donde un terrible boqueron sugiere que alguien extrajo sus puertas batientes: ¿Sería preciso desbaratar esta balaustrada, como se dice desvestir un santo para vestir a otro,y ¿Para qué y por qué? ¿Y quién lo ordenó?

Muchas bancas de lustrada madera en perfecto estado de conservación ocupando la nave central (a la espera de feligreses) llegarán hasta la puerta de acceso. A la derecha y a la izquierda de la entrada sendos confesionarios recordarán al contrito cuánto vale el hombre cuando se halla de rodillas…Y en la parte superior de esos confesionariosy sobre la portezuela misma como suspendido entre el cielo y la tierra el CORO ABANDONADO, donde alguna vez un tenor o una soprano, ó quizás si un conjunto de infantiles criaturas elevó sus voces de "Contralto" en un salmo gregoriano. Y digo "aislado entre el cielo y la tierra" pues la hermosda escala de caracol que permitía ascender hasta él también desapareció, corriendo una suerte similar a la de las puertas batientes del fino comulgamiento; mas, al decir "suerte parecida", es porque esta escala de caracol aún se conserva en el mismo Hospital, imponiéndome apenado que su base se halla cercenada en un metro ó, más, arrancado por la mentalidad ignara de algún ignoto personaje. Pero es rescatable.

Finalmente, un minúsculo ARMONIO, muy portatil, con sus pedales de fuelle, acusando un nacimiento del Siglo XVI al XVII, servirá de dudoso adorno –cuando no de estorbo- ya que cubierto de polvio yace triste, abandonado y solitario y huérfano de afecto, en el último rincón de la Capilla.

La sacristía está ubicada al fondo de todo, es decir, inmediatamente detrás del Altar Mayor. Un grande armario de fina madera en perfecto estado de conservación cubre la muralla del fondo a todo lo ancho y alto; ocho amplias puertas señalan sus divisiones desde la mitad de su esbelta estructura hacia arriba, como otras tantas desde la mitad hacia abajo, en cuyo interior se encuentran muchos (multitud) cajoncitos de 5 cm.de altura por un 1 mt.2, poco más o menos, en donde se guardan las casullas y las varias vestimentas y ornamentos sacros utilizados de acuerdo al ritual que indiquen los acontecimientos y faenas de nuestra religión. También aquí se conservan dos Misales que son verdaderas reliquias por su antigüedad, descontado el intrinseco valor de sus Libros Sagrados: Uno del Siglo XIX y otro del XV. Al abrirlos y leer en latín sentí correr por mis venas un frío temor, pues habiendo estudiado esa Lengua Mater, recordé los grandes principios religiosos en que he sido educado y como un eco lejano y grácil sentí removerse la voz de mi vocación por el sacerdocio, apostolado tan grande y tan divino que San Francisco de Asís no se considera digno de él, razón por la cual apenas si aceptó con humildad infinita la excelsa dignidad de ser Hermano Lego; de ahí que surgiera para su congregación un código, fruto de su inspirado corazón, a lo que llamó con reverendísima modestia "Regula Minorum" – La Regla de los Hermnao Menores.

Sabido es que las Capillas, especialmente de hospitales, han sido siempre servidas por la delicada atención de amables y pías religiosas que en diferentes épocas han depositado su huella espiritual. Todo lo ensalza la mano femenina; pero es invaluable su aporte cuando se trata de los santos servicios de su Oficio, de "Hermanas de la Caridad" a la práctica de la medicina y la consiguiente atención a los enfermos, hasdta cubrir la práctica pía de la transcripción de viejas escrituras, notable actividad de remotos monjes que tanto contribuyeron al rescate de los avances de la civilización dando como resultado el maravilloso ejemplo del aporte del templo de la abnegación en el desarrollo cultural y en la práctica de la virtud.

Así fue cómo en tiempos no lejanos hubo en este Hospital monjas atendiendo los servicios religiosos, convinieron en residir dentro del mismo. Por el muro que separa la Capilla de la Sacristía, las monjitas construyeron un pasaje propio y secreto para trasladarse a la altura de un Segundo piso para alcanzar las dependencias contiguas donde probablemente tuvieran su dormitorio y su refectorio.

Otro detalle de suma importancia es el que se relaciona con los frailes o sacerdotes seculares que en ocasiones tuvieron su residencia permanente en el fondo de la misma Capilla, cuya nota hoy nos preocupa.

Uno de los casos más singulares lo marca clérigo que con asombrosa resignación vivió del modo más modesto al respaldo del postrer rincón de la Capilla. Llegó a tanta su franciscana humildad que no permitía se molestara nadie en servirle su alimento; muy por lo contrario, él mismo era quien acudía a la cocina del nosocomio para recibir, inclinada la frente, su comida en una humilde escudilla. Sin saber cómo, ni de dónde, al tornar con esa vianda frugal que tras la oración probaría allá en su cuarto, un regimiento de gatos le seguía con los cuales se dice que hablaba en el más caro y natural lenguasje. Los animalitos, como guiados por superior entendimiento, demostraban comprender su humano lenguaje y pacientes esperaban que el virtuoso perosnaje distribuyera entre ellos la escasa merienda…¿Comía él lo suficiente? ¡Fue un misterio! Una incognita…lo cierto es que tendido en el pobre y duro camastro en que reposaban sus huesos tran la vigilia y la oración, un día lo encontraron yerto.

Cuéntase que murió en olor de santidad, pues contra todo lo físicamente esperado, desde su apartado rincón se percibía un aroma de extraña suavidad. Tal vez le comsumió el hambre...pero su ejemplo de simple humildad y recogimiento spiritual, seguramente le valió la Bondad del Hacedor.

Tal vez sus oraciones, cual invisible rocío, caerán sobre la tierra aquí y en esta Casa del Dolor y la aflixión se habrá de recibir el beneficio de sus plegarias, ya que nunca más ha habido plagas que diezmaran a la población otrora azotada con patéticos estragos.

Recabando noticias no faltó alguien que me comentara en misteriosa confidencia que más de una persona ha visto al santo varón paseando con su breviario en las manos cuando nadie transita los nocturnos pasillos y su voz, en un murmurio inaudible parece percibirse a media-noche musitando una plegaria entre la lluvia y el viento...y pese al frío de los crueles invierno pareciera oirse lejanas y suavísimas notas...

De cuántos pabellones que hasta ahora prestaran su espiritual Socorro quizás se podría escribir páginas y más páginas, pero no siendo esa la intención de esta pequeña Obra Literaria, válido será reconocer tanta religiosa abnegación, como que bueno será volver de vez en cuando la Mirada hacia La Altura y elevar una plegaria bondadosa, pues nada existe para el hombre de mayor valor que impetrar, doblada la rodilla e inclinada la cerviz, los célicos bienes para todos los hermanos en este valle del dolor.

Así por fin recordaremos que solo somos una partícula de lodo, la que Dios transformara para su eterna Gloria en su "imágen y semejanza": MEMENTO HOMO QUIA PULVERIS ERIT ET PULVERIS REVERTERIS – ACUERDATE HOMBRE QUE POLVO ERES Y EN POLVO TE HAS DE CONVERTIR.

RECUERDOS INDELEBLES EL DESCUBRIDOR DEL ANTIDOTO CONTRA LA TERRIBLE TBC

El Dr. Germán Bueno de la Cruz Jefe del Laboratorio Experimental del Hospital San José de Santiago de Chile tiene el imponderable mérito de ser el Creador y Fundador del Laboratorio de Quimioterapia Experimental dedicado a la investigación de fármacos y medicamentos antituberculosos y oncológicos. ES EL ATLETA QUE LUCHA CONTRA EL AZOTE DE DIOS: LA TBC, HORRIDO FLAGELO QUE DESDE TIEMPO INMEMORIAL VENIA ASOLANDO DIVERSAS E INSOSPECHADAS COMARCAS DE LA TIERRA. Como a los grande campeones de la basteriología, la Humanidad, no solo Chile, su Patria Natal, LE ADEUDA UN MONUMENTO. Su nombre, como todos los que campean estas "Páginas" debería figurar en los textos de la enseñanza en todos los Colegios del país (y hoy más que nunca desde la escuela primaria) no solamente para su conocimiento, pero además como acicate para el desarrollo de la inteligencia de nuestras conscientes e inteligentes juventudes que pareciera marchan sobre el filo de una navaja y no se ve destacar como en los viejos tiempos a nuevos er inteligentes jóvenes como promesas para cualquier parte del mundo.

El Instituto de Louis Pasteur de Francia y el Instituto Smitsoniano de los EEUU, se disputarán al eminente investigador, pero él modestamente declinará los espectaculares ofrecimientos, decidiendo otorgarle a su CHILE, a su amada PATRIA, si se lograban los lauros en semejante batalla contra la Tuberculosis, presentada en los lejanos campos de tan apartado y franciscano rincón del cono austral del mundo.

Como a los Grandes Hombres, el destino le tenía reservado un final trágico y prematuro Y LE ERIGIRIA UN ALTAR DE OLVIDOS… para que un día en esa piedra sacra se oficiara en su nombre.

Fue llamado "La Esperanza de los Tuberculosos" y un día los diarios santiaguinos publicarían: EL DOCTOR BUENO PONE EN JAQUE A LA TBC. (corría el quinquenio 1963 / 1968)

Un día El Mercurio anunciaría que el Sr. Ecudey ha obtenido el Título de Doctor en Química y que era el primero otorgado en Chile: Se equivocaban…El primero había sido otorgado por la Universidad de Chile el 9 de Noviembre de 1960 al DR. BUENO, con el calificativo de: "Aprobado con distinción Máxima. ES EL PRIMER INVESTIGADOR EN LATINOAMERICA QUE SINTETIZA UN CUERPO QUIMICO QUE DEMOSTRABA SER DE GRAN EFICACIA EN LA TUBERCULOSIS EXPERIMENTAL DE ANIMALES.

EL SIGLO DE LA QUIMIOTERAPIA Y

LA TBC

EN EL SAN JOSE

SUFRIENTES CRIATURAS

En páginas anteriores me he preguntado ¿Qué ha sido el Laboratorio? Y la respuesta es bien urgente, puesto que aún manteniendo su permanencia son tantas las dificultades que ha de salvar que nos resulta insoportable no dirigir alguna palabras que lleguen al corazón de nuestros Gobernantes, procurando demostrarles cuán necesaria es la experimentación que, a la vez que sabiamente demuestra a la Patria los valores del conocimiento como un acicate perpetuo para nuestras estudiosas juventudes, nos llama la atención lo de su "mantenimiento"…Esto es una exigencia que no admite dilaciones: Su Mantenimiento quiere decir el estricto cumplimiento con la reposición de los elementos que caen en desuso; existencia de reservas de Stock, alimentación adecuada abundante y generosa en calidad para los animalitos de Laboratorio, los cuales, por feas criaturas que nos resulten a la vista, dentro de su encierro viviente cumplen una misión tan Extraordinaria como que nos dan la vida ¿Y por qué? Porque ellos están destinados al experimento de fármacos, compuestos químicos, sustancias y cuanta droga combine el hombre para salvación del hombre. La salud de la humanidad podría estar pendiente de la del oscuro e insignifiante ratoncillo que en un miomento dentro del infinito de este cosmos podría proporcionarnos el suero conque atacar la pestilencia. Cuyes, conejillos de India, primates, etc., están allí, sufrientes criaturas, expuestas primero que nadie al flagelo cruel y despiadado. Yo he visto en su CARRERA NERVIOSA AL ENLOQUECIDO INOCULADO; ratones de larga y pelechada cola con sus ojillos desmesurados por la enfermedad; pequeños simios con su Mirada entre acongojada y atroz…Pero he visto a la vez el medio en que se cría y se mantiene a esas bestezuelas –nuestras ignaras y resignadas colaboradoras… provocándome la profunda estocada de la compasión.

Como un enorme sarcófago cuyo pestilente olor percibí nauseabundo, desde cuyo extremo se esforzaba por inundar de luz una bujía débil de color desasperántemente granate que más semejaba un borbollón de sangre descompuesta, me pareció la estancia de aherrojada puerta; al abrirla para observar su interior resultó como si en la selva se levantara improvisado y violento alboroto de sus moradores…Estos, dentro de su cuarto en penumbras y malolientes, se desesperaron al verme y nunca sabré si sus chillidos, movimientos y ademanes fueron de odio, de impotencia, desesperanza y dolor… o un angustioso pedido de auxilio… Solo sé que en el alma desde entonces llevo la angustia de no poderles auxiliar y ese clamor que arrancaba de sus vidas miserablres se me clavó en el pecho como una puñalada. En ese momento supremo de mi vida no pude articular palabra y es posible que ni aún respirara… Sólo sé que miré, sí, miré taladrando la rojiza penumbra… mire largo rato ese infierno, tanto que me pareció infinito … (haciendo un paréntesis agrego que tras casi 40 años que tenía extraviado este trabajo, al retomarlo para darle vida en bien de mi Patria y de las juventudes del mundo, aun tiemblo llevando este desconsuelo en el alma… el grito desgarrador del infortunio por el destino de aquellos seres infinitos…ellos quedaron allí, quedaron en mi lejanía, pero soy con ellos todavía).Y de pronto sentí el golpe de la puerta, es decir, de la verja de hierro oxidado encastrado en la gruesa madera, cerrarse a mis espaldas…

Vertiginosamente pensé en tantas cosas que no podría separarlas… pero hubo una que estuvo presente:

¡La Ciencia…Los Científicos!... ¿Se ha prerguntado Ud. alguna vez cuánto le debemos a esas personas que de por vida se entregan al estudio de las enfermedades y que sin importarles el riesgo manipulan peligrosísimos organismos microscópicos, asiendo entre sus dedos firmes y sutiles aquellos cuerpecillos que han de ser abiertos para revisión de pulmones, de vísceras, riñones, sangre, sesos, arterias, corazón?

¿Se ha preguntado cuánta maravilla del conocimiento atesoran esos cerebros privilegiados? ¿Se ha preguntado alguien qué dolor experimentarán los CIENTIFICOS cuando en el campo de batalla siembran cadáveres sobre mesas de trabajo y auscultación? ¿Nos preguntamos sobre las trascendencia de esas "morgues"? Pero además: ¿Cómo y qué valor moral asignamos a nuestros investigadores, y médicos y científicos y químico-terapeutas, etc.? ¿Qué extraña fuerza les anima a soportar la abrumadora labor de sus desconocidas tareas? ¿Qué es lo que impulsa a estos prendadores y tan cultas personalidades a renunciar a llevar una vida normal con sus familias, cuando por su sapiencia se supone deberían formar una familia, por su sapiencia se supone deberían llevar una vida fácil, descansada y hasta bien remunerada? ¡Cuán difícil es imaginar lo que en determinado momento pueda pasar por la psiquis anchurosa de esas madres que al concebir un hijo lo desean libre de aquellos males que azotan a la humanidad y en contra de lo que luchan con denuedo sus propios hijos que han ABARCADO LA APASIONANTE CIENCIA? ¿Cómo preguntarnos sobre sus necesidades económicas?

¿Piensa Ud. en sus horarios laborales?

¿Cree que los tiene?

¿Desde qué hora y hasta qué hora?

¿Y los feriados?…y ¿Los Festivos…?

¿A qué Obra de Teatro?

¿A qué concierto filarmónico?

Un médico es hoy reputado muy culto y de gran ciencia

En tiempos preteridos reputado de ignorante…

LOS QUE NUNCA SE REFIEREN ASI MISMOS...

Todas estas cosas y muchas más quisiera exponer esta pluma, porque de verdad es muy cierto ¡muy cierto! Son tantas las dificultades que se ha de salvar (...¿sólo en el laboratorio?...) que me resulta insoportable no dirigir algunas palabras a los Gobernantes (lo repetiré muchas veces, cuántas sea necesario) procurando de ellos una atención cabal y decidida.

Pecando de infantil torpeza, en ocasiones me he atrevido a preguntar a algún científico cómo se siente él aquí en medio de tan extraño mundo y respondiendo más con la mirada que con la falible lengua dirá: "Bueno, aquí faltan muchas cosas! Quisiera realizar ésto ó aquello, pero carezco de medios..."

¡Ah, Señores!

Si prestáramos atención en la debida dimensión podríamos colegir cuán santificada está esa misión de los Científicos. Nunca se refieren a ellos mismo, sino a lo que les rodea y como los sublimes "postergados" se esfuerzan por soslayar explicaciones que con singular modestia dirigen hacia las necesidades del Laboratorio: Escasez de animalitos...de elementos apropiados... lograr instrumentales aunque fuera parecidos, pero lo ideal es que sean iguales a los de las avanzadas técnicas de Europa u otros lugares donde se cultiva la Gran Ciencia y la Gran Tecnología. Estas nobles personas de todo habrán de preocuparse, siempre expresándose en amables y prudentes palabras, pero ni una sola se escapará referente a sus necesidades propias, las que desde luego se ha de adivinar…

Oh, a veces ¡no lo sé!…pero con mucho respeto exclamo: ¡Pobre Doctor – o Doctora! Y pensar que los postreros destinos de la fría, loca y desgraciada humanidad penden ineludiblemente de estos investigdores de la ciencia microbiana, especialmente la que se preocupa por llegar a derrotar definitivamente la terrible Tuberculosis que, si bien es cierto se ha llegado a erradicar en gran parte del mundo, no lo es menos que debemos permanecer muy alertas, pues su poder es tan demoníacamente capaz, como escurridizo y espantoso, que en cualqier momento podría despertar con singular violencia y virulencia, para transformarse una vez más en el hórrido azote de la Humanidad.

En esta ingente labor miles de hombres han perdido la vida y miles prosiguen la denodada lucha. La TBC no descansa, pero los médicos y científicos tampoco…Tal es el caso de los modernos investigadores, como el de los que lo fueron en lo pasado. Koch anuncia al mundo haber descubierto y acorralado la terrible enfermedad y los resultados fueron muy amargos, pero había descubierto el Bacilo que de ahí en más llevará su ilustre nombre y, esó sí que valía, puesto que a partir de ese instante el hombre no descansará en su infatigable afán por derrotarlo: ¡Y qué enemigo! Siempre oculto…solapado, ¡Mortal!… El Hospital San José estaba llamado a ser un Pioneros en nuestro País-CHILE en la búsqueda de antídotos contra ese mal.

Grandes figuras de la Ciencia pasarían por estos añosos claustros y con la

331

precariedad se habría de luchar casi lo
mismo que con el Flagelo, pues cuando
la escasez no se ve (como no el vacilo) es
imposible apreciar sus estragos…

BINOMIO – "BUENO / PIBET"

¿Cuántos como ellosl?

¡Pocos!

El Dr. Bueno era eso: ¡BUENO!

De proverbial gentileza, semejaba uno de esos caballeros antiguos en donde la gracia, la modestia, la elegancia, alternada con la seriedad que a las veces parecía escapar de la preocupación, daban al hombre el aspecto paternal del Maestro. Dicen los que tuvieron la suerte de compartir con él que su trato era tan afable que no daban ganas de ausentarse de su lado; en él siempre había una palabra de aliento, siempre una interrogante…siempre una inquietud… involuntariamente transmitía el impulso de seguirle, de emularle…era inquisitivo… Y aunque bromista, jamás perdía su natural parsimonia y conservaba el buen vestir. Bien conformado físicamente, daba la impresión de los hombres que no envejecen y que van por el mundo otorgando un incentivo involuntario, un optimismo que contagiaba energías.

Pero el destino aciago ha de retirarle de nuestro lado y prematuramente del escenario de este mundo que él hubiera ayudado a mantener mejor con el prodigioso fruto de sus experimentos. CHILE está ligado al pináculo de la admiración universal gracias a sus conocimientos y nadie osa discutir sus progresos, los que muchos se realizan con una celeridad casi milagrosa y muy original.

LA DOCTORA PIBET

Doña Hilda Pivet Poblete, dulce dama enamorada de su Ciencia, cuyos conocimientros se robustecieron tanto junto a los del Dr. Bueno, es incapaz de ocultar la emoción y una ligerísima vibración de la voz al evocar los cuatro lustros en que tuvo ocasión de trabajar con tal eminencia. Ella, cortés, amable, fina y sutil, en medio de la conversación va sacando apuntes y extrayendo de sus inestimables archivos documantos de su Arte; y a la vez que campea la ciencia en sus palabras, adivinamos tras sus enormes anteojos una mirada cargada de nostalgias que nadie osaría descubrir… Pero sus finos modales la transportan a nuestro espíritu como si desde largo la hubiéramos tratado y la fraternidad se impone con toda naturalidad.

Cuando hablé con ella fue tanto mi entusiasmo que olvidando la hora se prolongó la "Sesión/Entrevista". De pronto le digo: "Doctora ¡Su colación! Y ella con esa dulzura tan propia de le gente bien educada, me dice: No importa, pues tengo una conferencia dentro de poquito… ¡Pobre! Se quedaría sin su frugal merienda de medio-día. Me dolió sinceramente. Hubiera deseado retroceder los punteros del reloj para que esa persona tan sacrificada no se molestara más y fuera a su "Almuerzo". La Dra. Pivet no se quejó de ese detalle y seguramente habría de continuar hasta avanzadas horas el trabajo del que ha hecho su religión, su devoción y el motivo de su vida: Yo se la deseo larga y feliz, pletórica de éxitos, porque cuando ella los obtiene, como las abejitas produciendo la miel, nosotros la aprovechamos. ¡Dios mío, cuánta nobleza! Ella, carismática, solo me contesta: Ah, es que tengo … una sesión dentro de poco…

¡GRACIAS, DOCTORA PIVET!

c) ASUNTO ECONOMICO

TORNEMOS A EMPEZAR.

El Dr. Bueno tiene una trayectoria tan importante en el Hospital San José, que aunque nos resulte fuerte carecer de mayores antecedentes respecto de su vida, nos cabe el Consuelo que cuánto nos falte estará suplido por el conocimiento personal que de él tienen quienes le conocieron y que fueron sus maestros, compañeros y amigos. De probada sencillez, parece haber realizado una campaña de estudios pensando en los pobres, pues ellos han sido los mártires más frecuentes de la Tuberculosis, dadas las dificultades económicas que presentan para sobrellevar el peso de su elevado costo, además de lo difícil, lento y prolongado del tratamiento.

El Dr. BUENO fue llamado "La Esperanza de los Tuberculosos" y un artículo aparecido en un diario que deduzco se llamaba LA VOZ – de Santiago de CHILE, propala con grandes letras negras: "El Doctor BUENO PONE EN JAQUE LA TBC (entre los años 1963 / 69).

La campaña que se avecinaba era inminente, porque la enfermedad no había sido derrotada y las drogas solo iban prolongando la vida del paciente, el que empero, tratado oportunamente con medicamentos adecuados en la actualidad, gracias a la Divina Providencia, hoy podemos proclamar que la terrible enfermedad es curable. El numen del asunto es su definitiva erradicación, para cuyo efecto se necesita el apoyo del Gobierno. En el aspecto económico cada día hay que volver a empezar

Desde 1978 con los denominados "Esquemas Abreviados" (aporte muy interesante) se ha bajado la estadística de niveles casuísticos.

En aquel lejano artículo publicado desde un cuarto de Siglo a la fecha, se repetía lo mismo del medio siglo anterior: "RECURSOS ECONOMICOS. LA FALTA DE ELLOS APARA HOSPITALIZAR A TODOS LOS ENFERMOS EN ESTADO CONTAGIOSO HA SIDO LA PEOR CAUSA DE LA RECRUDESCENCIA DEL MAL DE Koch. Siendo una enfermedad a la vez larga y costosa, malamente pueden curarse algunos y quienes salgan del Centro Asistencial irán sembrando gérmenes con total virulencia, transformándose en portadores del terrible mal. "Al integrarse a la vida normal serán un foco abundante de contagio". Súmese a toda la desgracia la ausencia de un remedio eficaz, definitivo; aquello es algo de temer…Y allí hallaremos un medico chileno abnegado, tesonero, inteligente y fuerte, cualidades que deben adornar a los atletas del conocimiento. El Dr. Bueno es una encarnación de aquellos que con fino olfato van develando los misterios de la ciencia con la que asombrando al mundo colocan a su país en posición ventajosa e ilustre.

d) EL HALLAZGO

Claro que las circunstancias fueron algo precipitadas, siendo en algún modo sorprendido el Dr. Bueno, quien no deseaba dar a la luz su "Descubrimiento" de una droga contra la Tuberculosis.

Siendo a la sazón Ministro de la Salud el Dr. Ramón Valdivieso, una mañana escuchará atenta y respetuosamente las explicaciones que magistralmente va dando el Dr. Bueno. Al convencerse de las bondades exitosas del medicamento, el eminente Galeno dispondrá de inmediato la aplicación de fondos del presupuesto de gastos del "Laboratorio Experimental". Seguirán los trámites burocráticos y en medio de esos cometarios de la ampliación del Laboratorio surgirá la noticia del "HALLAZGO" del CIENTIFICO CHILENO, quien no deseaba publicidad alguna hasta haber hecho la última prueba clínica. Y con la modestia que le caracteriza expondrá que la nueva Droga es en Base a "Fenil-Tiurea", la que habiendo producido favorables efectos en animales promovía se autorizara el ensayo clínico humano.

Su principal método fue el de los ratones, aplicando en algunos la droga cuya eficacia fuera probada: **"Hidracida-ácido-isonicotínico".** Esto sería como "Droga-Patrón" en los estudios permanentes de investigación de nuevas DROGAS antituberculosas. No menos interesante que preocupante es la explicación que hace relación con los microbios que luchan y tienen un abismante espíritu de adaptación, no solo resistiendo a un determinado tipo de antibiótico, sino hasta dependienco de él para sobrevivir y reproducirse.

Distingue saber que la prueba definitiva de la droga descubierta por el Dr. Bueno fuera preparada con ansiedad por los científicos del mundo entero: ¡Y qué decir de Chile cuando el panorama de esa enfermedad era desolador. El año 1962 registró 3906 muertes por Tuberculosis; el año siguiente la cifra asciende a 4180 y en lugar de declinar las cifras iban en aumento

En el año 1943 en el Hospital San José se efectuaron las jornadas dedicadas a la "Tisiología" por los meses de Mayo, mes a mi entender de curiosa connotación con el de la Fundación de ese

Nosocomio y su especial dedicación por la enfermedad de la Tuberculosis, lejano ya el centenario "Lazareto de El Salvador".

En las Jornadas de la Tuberculosis y Aparato Respiratorio de mediados del Siglo se denunciaban cifras como de 20 a 25.000 personas muertas por la tuberculosis al año, lo cual era índice en extremo alarmante, ya que las estadísticas oficiales arrojaban una tasa de mortalidad muy inferior, pues siendo las certificaciones de defunciones efectuadas por médicos en un 50% los testigos invocan como causa de muerte la Neumonía, la gripe, etc. en vez de Tuberculosis (30)

Y DICE LA CITA: -

"Esto queda plenamente demostrado si analizamos lo que ocurre en Magallanes; en esta provincial el 95% de las defunciones son certificadas por médicos y es justamente la zona de nuestro territorio que acusa la tasa más alta de mortalidad por tuberculosis: "400 por 100.000 habitantes".

Al tiempo de escribir esta Obra las condiciones han variado radicalmente, llegándose a la conclusion que Magallanes es la zona que ofrece uno de los menores índices de TBC en el País. (Claro que estas cifras tan elevadas marcaban a Chile en un período a la sazón de tuberculización masiva con características de epidemia…) Luego vendrían multiples explicaciones en textos que hablan al respecto y que tedioso podría resultar que en una Obra como la presente el caer en pecado de prodigalidad o abundamientos latos. Bástenos, por ahora, recomendar la insistencia que antaño se hizo respecto a la parte económica, ineludible aspecto en todo avance de la civilización,

(30) Jornadas tisiológicas –1943- año VIII – Nº3.=

340

CAMPEONES DE LA CRUZADA SANTA

Es tan íntma la correlación del tema que al hablar acerca del Dr. Bueno de la Cruz y su inestimable aporte a la ciencia de la medicina en la lucha contra la tuberculosis, nos fuimos separando de su nombre cuando su espíritu late en estas páginas con la mayor relevancia. Y allí junto al Científico Chileno estuvo la colaboración del mismo Director del Hospial San José a la sazón el Dr. Vladimir Ancich Ramírez, mencionado en la lista de los Directores en Capítulo al respecto y la Dra Hilda Pivet Poblete, dama distinguidísima que actúa junto al Dr. Bueno, quien fuera alumna en la Universidad de Chile, egresando de la Facultad de Química y Farmacia en 1950, llegando al Hospital San José en 1951, en donde aún continúa entregando el inestimable aporte e sus investigaciones científicas.

Con singular modestia cuando nuestra entrevista, comenta que aquí él hacía Síntesis de Fármacos, llegando a la fórmula propuesta, para luego estudiar in-vitro y en vivo, y esbozando una leve y Graciosa sonrisa agrega…Somos un poco pioneros "In- Vitro" con respecto a los medios líquidos para el empleo del cultivo del micro-bacterio en TBC. Los medios empleados llegan a lograr una eficacia sorprendente en el estudio "In-Vitro" de 10 días, experiencia que nos permite ir con más rapidez en los estudios y explicaciones, quedando de este modo A LA PAR DE LOS EEUU DE NORTEAMERICA. Luego, sentenciosa, reverente, emocionada, recordará a los eminentes Drs. Sótero del Río, Orrego Palma, al Dr. Feliciano Mendoza –neurotisiólogo– quien fuera Presidente de la Sociedad Chilena de Tisiología (hoy broncopulmonar y respiratorio) – al Dr. Víctor Sierra Sommerville –Director del San José; al Dr. Gonzálo Corbalán Trumboll de la Cátedra de Tisiología de la Universidad de Chile, quien luego de jubilar es nombrado Médico Honorario en atención a sus probados méritos. (Hoy lamentablemente fallecido). **

Por aquellos tiempos actuaron junto al Dr. Bueno, además de Nicolás Díaz Pérez y don Armándo Gatica Barahona, como también Jerson Mancilla y doña Silvia Saa, todos químicos farmacéutcos, especialmente en la investigación de gérmenes patológicos. Posteriormente continuará tan ardua labor la Dra. Julia Barros Larrondo.

Barros Larrondo, antecesora en el cargo de la Dra Pivet, y antes que la Dra. Barros Larrondo el Dr. Salamé y el Dr. Humberto Viveros, en lo que se refiere al Laboratorio de Tisiología, llegando a jubilar como Jefa del Departamento de Tuberculosis del Institto Bacteriológico, correspondiente hoy al Instituto de Salud Pública.

HACIA 1978 SE CERRARA
EL LABORATORIO
DE QUIMIOTERAPIA
EXPERIMENTAL dedicado a
la Investigación de Fármacos y

Medicamentos Antituberculosos y oncológicos (CANCER)

Si el cierre del Laboratoio fue lamentable y doloroso, cuánto no lo sería, además, el luctuoso deceso del Dr. BUENO, CREADOR Y FUNDADOR DEL CENTRO.

** cuando el año en que escribe esta Obra

OPORTUNA ACLARACION

Hace exactamente diez años, un día 8 de Abril de 1979, el Primer diario de América, El MERCURIO de nuestra Capital, entregó al conocimiento público un artículo de la más honda significación social, el cual por los humanos mensajes que detecto en su trasfondo, me permito transcriber integramente:--

DOCTORADO EN QUIMICA

Señor Director:

En una de las ediciones pasadas de "El Mercurio", sección crónica, se da a conocer que el químico don Aldo Mauricio Ecudey Castro ha obtenido el título de Doctor en Química y que es el primero que otorga la Universidad de Chile.

Sobre el particular deseo hacer una rectificación, sin que por ello menoscabe en nada el Honroso Título que logró el Sr. Ecudey. Uno de mis más brillantes colaboradores en el Hospital San José, el Químico Germán Bueno de la Cruz, quien desgraciadamente falleció hace unos pocos meses víctima de un accidente de tránsito, obtuvo el Título de Doctor en Química de la Universidad de Chile el 9 de Noviembre de 1960 y dice su Diploma, que tengo a la vista, firmado por el entonces Director de la Casa de Bello, don Juan Gómez Millas, "Aprobado con distinción Máxima. El Dr. Bueno es un hombre de excepcionales condiciones intelectuales y ocupó el cargo de Jefe del Laboratorio Experimental del Hospital San José hasta su pematuro e inesperado deceso. Fue el PRIMER INVESTIGADOR DE AMERICA LATINA QUE LOGRO SINTETIZAR UN CUEROPO QUIMICO, un derivado de la "Difenilthiurea" que demostró ser de gran eficacia en la Tuberculosis Experimental de animales. EL NOS PROPORCIONO UNA PEQUEÑA CANTIDAD D ESTE COMPUESTO,

EL CUAL APLICAMOS A ALGUNOS ENFERMOS CON TUBERCULOSIS AVANZADA Y PUDIMOS COMPROBAR IGUALES RESULTADOS FAVORABLES. Un resumen de toda esta importante investigación del Dr. Bueno tuve ocasión de presentar al Congreso de la Unión Internacinal contra la Tuberculosis, celebrado en Munich en Septiembre de 1965. Como consecuencia de esta comunicación fueron innumerables los Laboraorios de Preparados químicos – farmacéuticos de Alemania y Suiza que se interesaron por elaborar en gran escala el derivado descubierto por el Dr. Bueno. También tuvmos la honra de recibir las visitas del Director de Oficina Panamericana de Salud, Dr. Horwitz, y de los Profesores Canetti y Rist, del Instituto Pateur de París. Sin embargo, en su afán patriótico, no aceptó muchas proposiciones para continuar sus investigaciones fuera de Chile. Otro problema de suma importancia era obtener la "Patente Internacional" para el nuervo "producto químico, asunto que es engorroso y de alto costo y en el cual él estaba empeñado.

La prensa de la Capital no dio ninguna noticia acerca de este notable químico. Por eso quisiera rendirle, desde las columanas del decano de la Prensa hispánica, mi más emocionado recuerdo de admiración y gratitud.

Firmado:-
Dr.Gonzálo Corbalán Trumboll,
Médico Honorario S.N.S. Servicio Nacional de Salud

COLOFON

Gracias Dr.Corbalán Trumbol, sus palabras me emocionan y me enorgullecen y si Ud. Viviera le daría mi más cálido y fraterno abrazo…pero algún DESCENDIENTE habrá que reciba mis palabras, con muchas lágrimas que hieren mis ojos… Yo también "Hago Patria" desde mi exilio y aún en triste abandono, hago esfuerzos por enaltecerlo a Ud. Dr. Gonzálo Corbalán Trumbol y a todos los que un día construyeron Un CHILE que hoy está siendo destruido sin que nadie lo defienda, ni de dentro, ni de fuera... (N.A)

LO DEL VIVERO DE ANIMALES

¿Cómo explicar de mejor modo las excelencias de nuestros científicos chilenos representados en la indiscutida personalidad del Preclaro Dr. BUENO?

Un extraño impulso me conduce a comparar lo parecido del final de la vida de nuestro buen Bueno y la del prominente Profesor Curie; ambos sufrirán un accidente en la vía pública: El francés derramará sus sesos en la calzada parisina y el chileno caería en la calzada santiaguina para ser transportado gravemente, no precisamente al Hospital que tantos desvelos le debía, es decir al San José, sino al Hospital Salvador que solícito abriría sus puertas al honorable accidentado…De estas fracturas se recupera con gran satisfacción de todos; pero el destino cruel y travieso le depara la humorada final: "El desprendimiento de un trombo le provoba una embolia pulmonar, a consecuencia de lo cual fallece"…

¡Mire Ud.! ¡Los Pulmones!...

Precisamente los órganos de su más decidida preocupación intelectual y científica.

De tal modo el infortinio arrebataba a Chile prematuramente a uno de sus más ilustres y prometedores hijos, no habiendo ni una modesta página periodística para el hombre que aportara a la ciencia de la medicina los elementos más asombrosos conque atacar el mal de Koch, que en un tiempo amenazara a la Patria generosa…Es como si irónicamente pensáramos que se trataba del famoso "Pago de Chile".

Sabido es que en Europa causó tal revuelo este descubrimiento chileno que todos los más prestigiosos Laboratorios competían en optener la Fórmula y los Derechos del asombroso tabajo de los doctores chilenos Pibet y Bueno: Se salvaba a toda la Humanidad, Europa respiraba aliviada de la horrible pesadilla. La TBC causada por el flagelo del bacillo que lleva el nombre del ilustre sabio alemán comenzaba a ser derrotada…Ohhhh, CHILE, OHH PATRIA MIA, ¿DO YACE TU GRATITUD? ¿Dónde QUEDA LA INTELIGENCIA DEL "ROTO CHILENO" QUE SABE SER AGRADECIDO Y SE PRECIA DE INVENCIBLE?

CHILE, CHILE, CHILE, TE PIDO UN MONUMENTO PARA ESOS DOS GENIOS: Bueno-Pibet. Formemos un movimiento como el que surgiera para construir el Mercado Central que todo Chile de Norte a Sur y del Es al Oeste colocaron su óvolo desde un céntimo hacia arriba y la colecta dio resultado, el más hermoso resultado la Constucción de un Palacio Oriental Para Mercado…Sí, para smple Mercado, al decir de los ignorantes, pero que los captanes de barcos extranjeros llevaran la noticia a los puertos del mundo como que Chile, ese remoto País del Sur del Continente Americano había sido capaz de Crear y Contuir un palacio para mercado de frutas y frutos del País. ¡Qué belleza, señores!

Pero nos queda la cruel realidad: ¡Sacar a los atorrantes y malvivientes que vienen a enfermar a nuestra gente y a destruir lo que ha costado sangre y sudor de nuestros pueblos criollos! ¡Fuera extranjeros malintenciondos y prostituidos, hombres y mujeres, levianas y homosexuales…¡Fuera!

Finalizando tan doloroso hecho, capítulo que resume un aspecto tan importante de nuestro querido Hospital San José, pero al mismo tiempo de trascendencia universal, y que además justifica con caracteres tan extraordinarios la existencia del Hospital hasta que se ha movido esta pluma para "crear" su historia por primera vez en los anales patrios, impelido por los incalculables méritos del San José, siendo mi vehemente deseo el SOLICITAR – al través de este mal hilván de letras, pero que surgen arrabatando las fibras más sensibles de mi alma de poeta, SOLICITAR – repito – a las Autoridades pertinentes y al Señor Ministro del Ministerio de Educación de la República e Chile, que el Viejo y Colonial Lazaeto de El Salvador, hoy nuestro querido y prestigioso Hosapital San José SEA DECALARADO MONUMENTO NACIONAL.

> (A mediados de los años 80' yo hice esta SOLICITUD directamente a mi General, POR CUANTO ERA YO AUTOR DE ESTA DELICADA OBRA el primer escritor chileno que investigara y praparara esta OBRA LITERARIA para honra de Chile y del Inmortal Gobierno de la Honorable Junta Militar de Gobierno)

Agregaré una curiosa nota científica que con femenina gracia la Dra. Pivet me comentara que les produjo una gran preocupación en lo que respecta a los tratamientos acortados. Las cosas fueron de la siguiente manera: -

Hacia 1979 u 80 los Doctores Mendoza y Pivet y colaboradores como la Doctora Lagos, descubren que los animales inoculados con las secreciones de enfermos cuya BACILOSCOPíA ERA POSITIVA, demostraron ser inocuos para los animales de experimentación en el Laboratorio… **Entonces, con justificada tristeza y honda melancolía, pensaron que el tratamiento había fracasado…**

No llegó a cundir el desaliento, porque una luz repentina les iluminó en entendimiento, al comprobar que los enfermos o pacientes de los cuales se obtuvieran aquellas secreciones estaban expeliendo gérmenes muertos. Gracias a Dios. La alegría y el optimismo retornaban al alma.

Los animales (VIVERO) sirvieron anteriormente —en tiempos del Dr. Bueno- para investigar fenómenos fármacos y en un pasado más reciente para probar nuevos esquemas terapéuticos (Tratamientos abreviados de TBC.)

Hubo oportunidad, entre los años 1951 – 1953, aproximadamente, en que el Hospital San José trataba la Tuberculosis con un sólo medicamento. Posteriormente se asociaron fármacos hasta llegar en la actualidad a tratamientos con cuatro fármacos o drogas, o lo que es lo mismo "Medicamentos". En el mismo Hospital hacia 1952 se postula en forma experimental la asociación de dos medicamentos en un trabajo que se da a conocer en las Jornadas

Anuales de Tisiología de ese año. El título de tan interesante incursión científica en el Laboratorio es:--

"EXPERIENCIA EN TUBERCULOSIS EXPERIMENTAL COORDINANDO LA HIDRAZIDA DEL ACIDO ISONICOTíNICO Y LA DIHIDROESTREPTOMICINA" (31)

(1) *Aparato respiratorio y Tuberculosis -Año XVIII – pág.37 - 1953*

Siendo esta Obra de carácter netamente histórico nos será excusado detallar pormenores científicos, pero que el lector común tenga una sumaria idea de cómo se procede en tales estudios bástenos un vistazo a un punto aparte: -

*Estas dosis fueron deducidas de una experiencia en que se ocuparon 170 ratones (lauchas) blancos gigantes Rockefeller Homocigotos, repartidos en grupos de peso y distribución homogénea; inoculados todos intraperitonealmente con un miligramos de cepa "Micobacterium Tuberculosis Hominis 65, de 17 días de incubación. La virulencia de este germen está perfectamente estudiada y mantenida… Se dejó siempre **un grupo de control bacteriológico de la infeción, que no recibía droga, y que era sacrificado en la misma fecha que los tratados, etc. etc. (31) – IDEM-***

LAUDABLE PREOCUPACION

Con prudencia se habló en la época de algunos medios que se podría arbitrar para lograr un proceso económico que cubriera esta preocupación prioritaria de los pueblos en toda la Nación. Así es cómo se invocaban los recursos de las estampillas para no recargar los impuestos. Y los mismos científicos trataban de justificar la administración política de esas finanzas hasta exclamar: "LA EXPERIENCIA DEMUESTRAQUE NO HAY UN ESTADO, POR RICO QUE SEA, CAPAZ DE SUFRAGAR ESOS CUANTIOSOS GASTOS… Sólo hay un Sistema racional y científico…para hacer frente a la acción conjugada que require la Tuberculosis: "La Médica y la Económica"… Y ESTE SISTEMA ES EL DE LOS SEGUROS SOCIALES.

Sin embargo, séame pemitido expresar mi opinión acerca de los medios en boga, pues ya se ha podido detectar con sobrada exactitud cuántas formas existen para logar una atención médica sin coso, o a lo menos "bajo costo" y ello es mediante el empleo de los famosos BONOS; éstos son empleados por:

ISAPRES,

FONASA,

PROVIDA y etc.

para beneficiar a sus afiliados, por ejemplo Profesores Básicos (o en general) funcionarios municipales o municipalizados de cualquier institución o repartición. Y habrá quienes no pertenezcan a ninguna de las tantas CAJAS O CASAS PREVISIONALES, pero que por ser simplemente seres humanos en algún momento tendrán que necesitar de la atención médica (como que también la necesitarán los animales)

En las dificultades se habrá de recurrir a un familiar o amigo, o simplememnte humillarse y mendigar para que le presten o faciliten uno de los famosos BONOS (lo cual es en otros términos pedir que se lo regalen por lo que cada cual se pone muy reticente ante la humanitaria acción de tener que hacer tal favor).

De cualquier manera que se observe la situación podremos deducir que algo no encaja, que algo no anda bien, que es preciso reencontrar esos medios que superen la angustia del derecho a la vida…Y de seguro que ha de ser para algunos muy angustioso tener que soportar la gravedad de sus males y sin recurso alguno, al extremo de llegarse a la desesperación con un desenlace fatal. Cabe preguntarse, entonces, ¿Por qué los Gobiernos carecen de medios para subvencionar la atención médica y hospitalaria a los necesitados o de medianos recursos, cuando existen diezmos y primicias para otras cosas que al parecer tienen vida regalada? ¿Cómo se entiende aquello de las Dietas Parlamentarias que suelen salir a la luz con bochornosos resultados? - ¿Cuántos millonarios viajes de los políticos rodeados de familiares y adláteres con cargo al Erario del Estado? En múltiples ocasiones se habla del sector IMPRODUCTIVO: Los Jubilados (o retirados) ¿Pero acáso ellos no cumplieron una larga y fatigosa jornada, imponiendo y acumulando fondos para la vejez?

Habrá latifundistas y empresarios que aunque no necesiten de esos beneficios sociales en atención a sus riquezas y/o bienes acumulados que sin embargo impusieron durante sus vidas laborales y aunque ello no ocurriera, de seguro atendieron sus obligaciones impositivas, lo cual en definitiva va respaldando y aumentando los recursos del país, con los cuales se habrá de cubrir los gastos que demande la atención de los más necesitados, o simplemente la de aquellos cuya suerte haya sido adversa: (Conozco excelentes escritores, pintores y hasta músicos que aún siendo gente muy decente han debido enfrentar las contingencias de una salud deteriorada y frágil SIN UN SOLO CENTAVO EN EL BOLSILLO…¡Ellos! Los que de alguna forma son los creadores de la grandeza de los pueblos, de la cultura de sus hijos y del progreso de la civilización…¡Esteril circunstancia del corazón humano!)

¿De qué Derecho se habla?

¿Dónde está el Derecho a la Vida?

Presionar para que le hagan un favor a esa naturaleza es signo de grande equilibrio social; negarse reiteradamente a hacerlo es caer en un grave pecado contra la CARIDAD, uno de los tres Mandamientos Teologales y tal vez el más sutil, el más difícil de practicar y el más fácil de romper. Dehumanizarse es sumamente fácil…Lo tremendo está en la responsabilidad moral de las Autoiridades que han de enfrentarse a diario con la administración de su conciencia y preguntarse "¿Qué he hecho yo por mis hermanos hoy? – quien ostente una mejor posición adquiere (admitámoslo) una mayor responsabilidad ante Dios y ante los Hombres…Por eso es que las disputas familiares, comunitarias y sociales están a flor de labios y cuando los problemas alcanzan a las grandes masas se promueven mucho esos movimientos sociales que arrastran a los pueblos y naciones por los oscuros senderos de las rebeliones que suelen terminar en las fatídicas guerras. La concentración masiva de resentimientos indefectiblemente logrará ese climax terrible del alud de las pasiones.

En fin, no están demás las lucubraciones, pues de las ideas locas suelen surgir elementos para mejorar las conductas. ante las disyutivas sociales, Buena lección nos ofrece el gran poeta Rafael Blanco Belmonte cuando nos canta en su hermoso poema SEMBRANDO (Esas son "Las cosas maravillosas de la Voluntad"):

Hay que vivir la vida sembrando amores
Quiero llenar de frondas estas laderas
Quiero que otros disfruten de los tesoros
Que darán estas plantas cuando yo muera

Si el hombre no me entiende
Dios me comprende

. . . .

Y por las breñas del monte siguió trepando y al perdeerse en
las sombras aún repetía
Hay que vivir la vida siempre sembrando
SIEMPRE SEMBRANDO…

CARISIMO LECTOR

Deduzcamos nosotros la enorme responsabilidad de nuestros investigadores científicos; la suma de su sacrificado esfuerzo; la gravedad de sus riesgos; su espíritu humanitario…

Luego pensemos en el coste económico, habida consideración que para un sólo experimento se utilecen 170 animales en un corto período y cuántos se necesitarán para muchas y muchas experiencias más…!

Desde el fondo más puro de nuestro carazón agradezcamos con verdadera sinceridad tanta abnegación y sacrificio. Y cada vez que pasemos frente a las puertas de este antiguo Lazareto rindámosle en silencio un homenaje de reconocimiento y pensemos: "ALLI HAY ALGUIEN VELANDO POR LA SALUD DEL MUNDO".

LO DE LA GRATUIDAD Y EL DECRETO CIRCULAR Nº 3 – H 192

¿Que los seguros sociales son importantes?... ¡Pero ni dudarlo! El Libro de los Libros nos da un ejemplo por allí del padre que llamando a sus hijos decide darles una lección repartiendo una herencia en "efectivo": Uno de ellos la malversó; otro sembró; otro sepultó sus monedas en un lugar oculto a las miradas codiciosas. Los resultados no fueron alagadores. Estar siempre economizando puede ser favorable, pero se corre el riesgo de caer en la avaricia; no hablemos de lo que se desperdicia; la buena inversión puede arrojar buenas cosechas y dividendos; el ahorro es prudente y allí encajan las previsiones y seguros sociales, porque es muy probable que los hombres lleguen a edad provecta sin poder recurrir a sus fuerzas físicas para sobrevivir (y hasta pueden perder las fuerzas intelectivas) en tal caso el Estado ha de enfrentar los gastos de esas sobrevivencias. Pero si son bajas las remuneraciones de esos ancianitos o enfermos prematuros o lisiados por las contingencias de la lucha por la vida, los resentimientos caerán como denuestos sobre quienes administran y éstos, anquilosada el alma, no querrán oir y el mundo entero seguirá un enloquecido rumbo a las desigualdades sociales. Entonces aparecerá la obligada pregunta: ¿Para qué sirven los Seguros Sociales?

Dentro de la economía social creo que sería bueno probar nuevas estructuras industriales como por ejemplo que no se admita la devolución de botellas y envases en general. Como en Los EEUU de Norteamérica los envases plásticos, cajas de carton, bolsas, botellas de todo tipo (algunas muy bonitas y muy buenas) van al RECICLAJE. La reposición dará márgen a nuevas industrializaciones; éstas al mayor empleo de la mano de obra; a su vez la mano de obra se verá compelida al perfeccionamiento por los avances de la tecnificación. Y nuevas perspectivas de vida se ofrecera para todos los integrantes de una sociedad que marcha, si se quiere hasta más feliz, al encuentro de un "Nuevo Porvenir" siempre más promisorio. Los salarios serán diferentes; las imposiciones y las contribuciones serán devengadas de una manera menos fuerte y una industria acarreará a otra en una permanente Carrera que necesariamente beneficiará. De modo que la recolección de botellas por las calles de Chile debe terminar; si esa gente desea ganar dinero mayor bien recibirán con otras fuentes industriales al declararse "Deshechables" todos aquellos desperdicios. Pero nos queda otra conjetura: Aquellos que recogen esas botellas y otros elementos que constituyen desperdicios para otros y utilidad para estos, paradojalmente debemos respetar como que son en cierta forma los aseadores sin sueldo de las ciudades, lo cual beneficia al medio-ambiente…Pero: ¿Se benefician ellos respirando el desaseo? - ¿Será que a la postre se transforman en los transmisores involuntarios de pestes y epidemias?...

La misma salud de los pueblos se verá protegida, ya que el acarreo de tanta basura para sus "reventas" (papel – carton) ensucia las manos y la carita del niño, el rostro del anciano, del hombre, o de la mujer, todos los cuales presentan aspecto miserable deteriorando la imagen de nuestra Patria ante los ojos del turista que verá con menosprecio a quienes de esa guisa representan la sociedad humana, bárbara circunstania para ganar el pan...

Con tales correcciones la salud pública se verá protegida y protegida la salud económica del estado que no tendrá que llegar a grandes desembolsos por una protección casi inutil, porque antes no se cuidó ese aspecto de la higiene ambiental y social que tenía características laborales (recolección de basura callejera en un carrito de mano donde no es infrecuente ver a los niños menores enterrados entre papeles y residuos comiendo cualquier cosa y en el más absoluto desaseo) aquellos son los riesgos de cuyos efectos se nutría en épocas pasadas el triste episodio de las epidemias casi endémicas de Chile.

En fin, todo el espectro social está vinculado a la SALUD y toda la Salud está en manos del Estado y todo el Estado en el concierto mundial...(pero siempre contemplándose frente al espejo interior de la conciencia).

Por eso, desde estas páginas se alza mi voz en un intento por despertar conciencia en Gobernantes y Gobernados, a fin de alcanzar los medios económicos que favorezcan la infinita y encomiable tarea de quienes en el Laboratorio del Hospital San José de Santiago de Chile van debatiéndose (cuántas veces angustiosamente) con los magros recursos de un exiguo presupuesto que bien podría alcanzar solo a la provisión de papel de oficina. Utópico pensar en medicamentos que obsequiar al que los ha menester y a los que pululan por las calles de la ciudad, cuando no por los mismos pasillos de un hospital, sirviendo de involuntario transporte al flagelo de la epidemia, o de peligrosa bomba a punto de estallar; porque miles de factores morales y condiciones tantas veces infrahumanas de la vida (tantas veces alimentada deficientemente) promueven otros tráficos que, como exponía en párrafo anterior, podría conducirnos a la decapitación social.

Pero no se vaya a pensar que todo cuanto se expone en una obra como la presente es para demoler, sin tomar en cuenta la enormidad de los beneficios que se procura hallar en los intrincados caminos del avance social. Los últimos lustros han marcado verdaderos hitos en lo referente a auxilios en el sector SALUD; AUNQUE ES PRECISO TOMAR CONCIENCIA QUE NADA ES SUFICIENTE, puesto que somos un país, si bien es cierto en franca superación, aún demasiado joven para llegar a la altura de los que nos sirven de modelo. No obstante, nótese la siguiente información: *Estado, hoy por hoy, otorga la suficiente GRATUIDAD por cada caso de TBC. Y aunque en la actualidad se propende a exigir un pago por la atención médica, por los que padecen la TUBERCULOSIS NO SE COBRA NADA, absolutamente "Nada". Y si ésto no se cumpliera las familias de los afectados podrían presentar justificadas quejas que serían acogidas de inmediato.*

Está en vigencia la circular 3H 192 del 27 de Diciembre de 1982 que se refiere al aspecto GRATUIDAD – Programa de TBC (Tuberculosis) y enfermedades venéreas y fiebre reumática. Aunque en honor a la verdad ningún paciente del Hospital San José queda sin tratamiento antituberculoso y a mayor abundamiento, es digno de especial mención el siguiente detalle: ***Si algún paciente de TBC se resiste para llegar al Hospital, entonces se le busca en su propio domicilio para ser trasladado, siendo tratado con los mayores miramientos, pues la***

TBC es altamente preocupante y, gracias a Dios, a Koch y a nuestro BUENO SE HA DERROTADO EL MAL, erradicándoselo al extremo que ha dejado de constituir el peligro incontrolable y fatídico de las edades pasadas.

SOBRE EL VALOR DE LA HISTORIA CLINICA ESTADISTICA DEL ULTIMO DECENIO

Lo que se agraga bajo la inocente portada de una sugerencia puede contener una trascendencia de suma importancia, porque las "Estadísticas" son como el péndulo: marca las horas de la valorización evolutiva.

No sería posible seguir la trayectoria de un objeto si no se le tiene vigilado; así se ha descubierto y observado las famosas trayectorias de los quelonios desde su trágico nacimiento; la trayectoria de las aves migratorias, sus períodos de retorno, sus frecuencias; la de los cetáceos por el Pacífico Antártico, etc. Y lo propio ocurre con las enfermedades, porque cada una de ellas está próxima a continuar la desconocida ruta. Si el flagelo es atacado oportunamente quedará expuesto al próximo exterminio. Desdeñar su capacidad podría significar que el flagelo inexorable derrote a su perseguidor. En consecuencia, una vigilancia empecinada constituirá una obligación sine-qua-non, porque en el cuadro estadístico hallará el Facultativo las variantes que le permitan seguir bajo un régimen determinado el diagnóstico propuesto…

Poco más o menos es cómo se ha logrado la Historia de los Hechos en general. Anotar con aguda y tenaz observación siempre ha sido el secreto del éxito. Quisiera recordar que el famoso Padre Las Casas tuvo en sus manos venerandas los "Manuscritos de Colón", documentos que fueron (y son) de tanto mérito y valor para recostruir una parte sin precedentes de la historia de la humanidad.

Es así cómo en la Historia de la Medicina La ESTADISTICA ha jugado un rol sobremanera importante. Nunca se sabe cuándo, ni por qué, ni cómo, aparecerá un microbio Nuevo, quiero decir "Un Nuevo Microbio".

Tratar enfermedades comunes puede que mantenga a un médico poco previsor en la rutina desinformada, un tanto satisfactoriamente con alguna leve pero superable consecuencia...Sin embargo, eso mantiene a un médico poco previsor en la rutina desinformada...(con consecuencias imprevisibles) ... Pero si, estratega en la lucha santa, permanece alerta y anota, observa, calcula, vigila, medita, lo más probable es que acertadamente dignostique y medique...

El lugar de trabajo de los médicos no es sólo el recinto de cuatro murallas en denominado "Hospital", pero además la comunidad que le rodea. El entorno habrá de ser vigilado como lo fuera en las negras horas de las plagas y epidemias. Aval de la nota y la noticia serán las siguientes TABLAS ESTADISTICAS. En el último decenio se hizo una evaluación de posibilidades de atención médica que fue demostrada bajo método de estadísticas,

Lo que se observa en TABLA Representa en primer plano la densidad poblacional que podría ser "Atendida" eventualmente. Huelgan explicaciones cuando las TABLAS hablan por sí solas. Adjuntas van las estadísticas correspondiente a la década 1979 / 1988. La segunda Tabla

entrega las atenciones realizadas efectivamente en el mismo decenio.

Estas explicaciones no están dirigidas a los entendidos, sino que están destinadas a nosotros los legos y comunes mortales.

Culpable de pecado me sentiría si omitiera tributar mi más emocionado reconocimiento al Personal de Estadística del Hospital San José de Santiago de Chile representado tan dignamemnte por su laborioso Jefe Señor Villalobos y la Sub-Jefa la Señorita Sibila, quienes se desvelaron aportándome la informática que ilustra estas páginas: ¡GRACIAS AMIGOS!

En un Segundo piso de crujientes maderas trabaja el pequeño grupo humano interminables horas sin cobrar tiempo extra y sin pronunciar una sola queja por la jornada agobiadora…aunque no nos es desconocido que sus remuneraciones muchas veces les colocan en graves disyuntivas ante las apremiante exigencies del diario vivir… ¡No importa! Ellos saben lo que significa "Misión Cumplida". Casi olvidados de sí mismos prosiguen la abnegada senda, ignorando como si fuera una insignificante nimiedad la palabra "SALARIO", al extremo de que 23 o 25 años de servicios funcionarios ni siquiera les permiten adquirir un libro y dolorosamente subvenir a las necesidades de quienes dependen de ellos. Mas, la vida de penurias y estrechecez no impide que estos titanes realicen una magnífica labor. En ocasiones me comentaban que por la lejana ubicación del Hospital con relación a lugares más céntricos, les obligue a caminar veinte (20) cuadras desde el Hospital hasta el Río Mapocho para tomar una locomoción, evitando de ese modo el gasto de un pasaje que podría socavar aún más el ya carcomido presupuesto familiar…

(…conversando informalmente con una persona una tarde de un día cualquiera, me decía "entre sollozos"…¡Qué hacer Dios

mío! ¡Tántos años de servicio sin un mísero aumento de sueldo! ¡Tantos años... que ni siquiera me es posible retirarme para buscar nuevos y desconocidos rumbos!... Además la "Jubilación"... Ya son 25 años de este martirio...

Y al rodar lentamente dos pesarosas lágrimas es por su pálido y rostro, hajado prematuramente, aquel sollozo se ha trocado en un amargo y silencioso llanto que enjuga el pulcro mañuelo en aquella delicada mano que no ha conocido juventud)...

Sea el pobre homenaje de estas humildes páginas lenitivo de esas cuitas y a la vez acicate alimentando sus ahíncos. Supongo que no habrá ni un área del Hospital exento de ese mal, aunque nadie conozca las congojas, pues todos, animados de religioso fervor prosiguen su camino cubriendo sus saldalias la Fe del Pescador.

Especialidades	NUMERO		OR79			1988	

Ojalá una pléyade majestuosa de intelectos se lance a la Aventura de la Ciencia para bien servir a la Patria Chilena, una tierra de nobles familias, un sentimiento que va desde la gente acaudalada y que carece de caudales: El Chileno es simplemente "Chileno"…Desde Arica a Magallanes flamea el mismo Pabellón Tricolor, hablamos el mismo idioma, es decir un solo lenguaje con todo su tono y colorido, vestimos el mismo poncho de huaso y bailamos la misma Cueca: ¡Eso es Chile! Y cuando las epidemias nos asolaban todos luchamos contra ellas y Grajales (un simple estudiante) y los más finos intelectuales incursionaron en las medicina para salvar al pueblo con las vacunas, para salvar a la sufrida humanidad. Mientras leamos, sintamos el murmurio del silencio y roguemos por los sacrificados de todos los tiempos, recios pilares sobre los cuales descansa la estructura psicológica, física, moral, económica, intelectual y social de quienes engrandecen el nombre del añoso y benemérito Hospital Ex-Lazareto de "El Salvador".

He aquí los CUADROS ESTADISTICOS que motivan esta referencia y que solamente cumplen con una escueta y sucinta información a guisa de ejemplo en la mecánica del complejo "Departamento ESTADISTICA.:---

Nota TRATAR INCLUIR CUADRO ESTADISTICO………….

BREVES COMENTARIOS ULTIMOS ADELANTOS TRADUCIDOS EN SEIS PABELLONES NUEVOS

Dr. Miguel Angel Rojas

Cirugia facial – Hospital San José

1. *Tentado queda el poeta de escribir unas páginas dedicadas a "Anecdotarios", pues en la tragi-comedia de la vida los hechos se suceden con inusitada precipitación ora para hacer llorar, ora para hacer reir… Sin embargo, por el tenor de la Obra, solo nos ocuparemos de dar alguna información de curiosidad.*

Cuando hube dado algunas pinceladas a la presente Obra experimenté la necesidad de ilustrar algunos pasajes del Libro, ya que hombres y lugares se destacan con personalidad sui-generis en el permanente ajetreo hospitalario. De las muchas áreas que atiende el San José una corresponde a la cirugía estética, la cual cubre una importantísima necesidad corrigiendo defectos ocasionados por heridas en accidentes o aquellas lamentablemente congénitas

A cargo de tan señalado servicio va la solícita atención profesional del Dr. Miguel Angel Rojas, hombre joven e inteligete, cuyo aspecto sencillo, algo bonachón y distraído, despierta general simpatía; a flor de labios está la sonrisa generosa y una Mirada aquilina que no descuida el detalle. Inesperados raciocinios emergen de su palabra ágil de registro "bajo".

Egresado de la Universidad de Chile, dedica varios de sus estudios a la Cirugía General Primaria y tres años consecutivos a una Beca de Cirugía Plástica Estética y Reparadora. Honrosamente y con magnánimidad bondadosa trabaja desde 1982 asociado a la Organización GANTZ, Instituto que se preocupa de aquellos pacientes de bajos ingresos y que el destino quiso entregar fisurados.

Miles de espectaculares diapositivas conforman su archivo personal y cantidades de vídeos conque representar al Hospital San José en Congrasos de ls Especialidad. Debemos hacer notar que el Dr. Rojas ha recurrido a sus propios medios pecuniarios (que sonriente dice son exiguos) para adquirir el instrumental conveniente, sin perder la esperanza de que el Hospital algún día cuente con los elementos que le permitan una major prestción de servicios relativos a esta especialidad facial. Nosotros rogares para que el optimismo del buen galeno se haga una pronta realidad y el querido Viejo San josé logre el milagro de contar con los instrumentales soñados. Que el Hospital tenga a su haber en este Siglo de tanto materialism un personal tan animoso y profesionales tan Quijotes, son méritos sobradamente honrosos.

Yo, ilusionado también esperé se concretara el gentil ofrecimiento de las vistas fotográficas que me hiciera el esimado Dr. Rojas con cuyo aporte se ilustrarían estas humildes páginas. Pero vino a suceder que mi grande amigo, según él mismo me explicada, tuvo la desgracia de extraviar aquellas diapositivas que me iba a facilitar (aparentemente en un traslado de oficina). Mucho lamentamos el incidente, pero no pude menos que recordar que todos los intelectuales son distrídos (aunque no todos los

369

distraídos son intelectuales) Pero como a nadie le falta Dios, pude conseguir otras fotografías para el caso.

1

2)Un nacimiento multiple vino a remover la permanente y resignada paz del Nosocomio cuando el 18 de junio del año en curso (1989)nacieran TRILLIZOS EN LA Maternidad del San José. De inmediato la Honorable Dirección del Hospital dispuso prestart toda " ayuda" a los padres de las criaturas, una joven pareja de limitados recursos económicos.

En la fotografía que logramos rescatar se puede apreciar el interés demostrado por el Dr. Montero −Director del Hospital y la Dra. Scheel Man Grudun, Subdirector del mismo, quienes pendientes de todos los acontecimientos que atañen a la Casa de la Salud, van depositando el carisma de su calor humano que tanto engrandece a nuestrso nobilísimo Centro de Salud, CUYA HISTORIA INTENTAMOS CON LA MEJOR BUENA VOLUNTAD ENTREGAR POR PRIMERA VEZ A LA COMUNIDAD CHILENA, esperanzado en que sus páginas vuelen para bien de la enseñanza en cualquier lugar del Planeta, aunque este sea un pequeño aporte a la Buena educación.

En el mes de Junio próximo pasado en solemnes Ceremonia fueron inaugurados SEIS nuevos Departamentos de Cirugía de la más alta tecnificación, con lo cual nuestro sencillo y añoso Hospital se colocaba en lugar de privilegio. Tal acontecimiento ha sido publicado muy donosamente en un Diario del área norte señalando que la inversion superó los $ 130.000.000 de pesos chilenos (de la época).

Un año duró la ejecución física de las tareas basadas en un diseño arquitectónico del ministerio de Salud, y como dice el artículo que invoco: "Se aplicaron modernos conceptos hasta ahora utilizados en países altamente desarrollados… y agrega: Se destacan en el recinto zonas de aislamiento, una impresionante mesa quirúrgica radiolúcida en pabellón adecuado a neurocirugía; equipos de climatización ; sincronización de aire acondicionado; aspiradoras móviles de secreciones; instalaciones contra incendios y pisos cubiertos por baldosas anticonductoras de electricidad. Todos con vista a optimizar recursos y disminuir en forma notable las posibilidades de infecciones intrahospitalarias".

Supongo que bastará esta noticia para comprender cuanta dedicación alimenta el espíritu de quienes tienen la misión de velar por el bien público, porque 1.046 mt2. De superficie, de los que 430 m2. Correspondientes a la nueva Obra son todo un símbolo del esfuerzo y de la inteligencia que rige los destinos de este verdadero Tesoro, una Reliquia de nuestra Historia Nacional, la cual he solicitado al Gobierno lo "Declare Patrimonio Nacional". (Aunque ni se nombre mi nombre).

Tuvo este autor el privilegio de ser invitado a las magnas ceremonias de inauguración oficial de las Salas Modernas de Cirugía", ocasión en que Altas Autoridades manifestaron su complacencia y, modestamente dicho, no faltó la declamación de uno de mis poemas en tan señalada oportunidad: Anécdota – Tal era la solemnidad del Acto que tras los discursos que anunciaban con sublimes votos de abnegación el trabajo que allí se iría a producir dentro de poco, que siendo yo el autor del poema que se recitaría "olvidé la mitad del mismo…me puse nervioso…pero el aplauso generoso impidió me retirara abochornado". Terminada la Ceremonia Inaugural, el Médico Director del Hospital se me acercó y felicitándome por el poema me dijo comprendía mi emoción… (Eso me alentó para continuar la ímproba labor de escribir la Historia, esta Historia que hoy yace en las amables manos del estimable Lector.)

Otro hecho que honra la participación incondicional de todos los médicos en la vida social del Hospital me permitió comentar que en ningún momento se viera afectada la continuidad de las tareas diarias un mes antes de ser inauguradas oficialmente las nuevas salas del moderno pabellón quirúrgico, **frente a la puerta principal de acceso se ha instalado una placa recordatoria donde se ha grabado el Nombre del Benemérito Dr. Luciano Yercovic, bajo cuya advocación fueron bautizadas esas salas y que descubriera uno de los hijos de ese benemérito Médico,** *presa de la más viva emoción efectuara un mes antes, repito, fueron oficialmente entrenados los nuevos aposentos.*

Siendo el caso que el Dr. Andrés Jensen Benítez un facultativo de lo más amable, el prototipo del amigo a primera vista, siempre chistoso y elocuente, somete a opeación de "Apendicitis Aguda" el 20 de Mayo de 1989 a doña Karen Valenzuela Cárdenas, ayudado, además, por el Dr. Prado, también de extraordinario carisma humano y oficiando de anestesista el distinguido facultativo Dr. Waldo Etcheverri Lobos. Cabe mencionar que el 22 de Junio se llevó a efecto la "última" operación en los Pabellones Antiguos.

A no dudar, ese fue el mejor acto de "bautismo" de los nuevos pabellones quirúrgicos, equipados con elementos de la más alta perfección tecnológica, hechos todos que pasados otro siglo otras venturosas plumas seguramente podrán cantar como hoy, la Historia de este Hospital que con humilde reverenacia, esfuerzo, dedidación, estudio y perseverancia esta pluma mía intenta osadamente bosquejar.

Y SERA ESTO PARTE DEL LEGADO CULTURAL QUE CON VERDADERA PASION Y PATRIOTISMO VOY DEJANDO A MI AÑORADA PATRIA, HOY AMAGADA NUEVAMENTE POR EL COMUNISMO TERRORISMO, DOCTRINAS QUE TODO LO DESTUYEN, PORQUE ESTE LIBRO ES OTRO

MONUMENTO QUE LOS MALVADOS NO PODRÄN DESTRUIR PORQUE YA HA QUEDADO IMPRESO EN LOS ANALES DE LA HISTORIA DE CHILE Y DE LAS COMUNIDADES CIENTIFICAS DE CHILE.

Y CUANDO LA PATINA DEL TIEMPO HAYA CUBIERTO ESTAS PAGINAS, CUANDO LAS VENTANAS DEL SIGLO XXI SE ABRAN DE PAR EN PAR HACIA EL INSONDABLE FUTURO, CUANDO YA NO EXISTAN LOS QUE FORJAN HOY LA GRANDEZA DE ESTE RINCON HISTORICO, CUYOS NOMBRES A PARTIR DE AHORA ACOMPAÑAN A TANTOS AQUI EVOCADOS CON LAS ROMÄNTICAS PALPITACIONES DEL ALMA AGRADECIDA DEL POETA QUE COMO UN SOÑADOR PRETENDE ENTREJER LAUROS DE MIL COLORES CON ESTA MODESTA CUOTA INTELECTUAL A LOS BIENES NACIONALES DE CHILE, ALGUIEN PODRA COMENTAR QUE EL ESFUERZO DEL HUMILDE EXILIADO ESCRITOR PUDO CONTRIBUIR CON BUEN SUCESO COLOCANDO SU GRANITO DE ARENA QUE CONTRIBUYERA A ENGRANDECER LA SOLIDA COLUMNA DE LA CULTURA NACIONAL DE LA PATRIA QUE LE VIO NACER: REPUBLICA DE CHILE.

Y SALTAMOS AL AÑO 1989 UN MILAGRO LAS TRES GRACIAS

Con la Inauguración de las modernísimas salas quirúrgicas en el Hospital San José y bajo la indiscutible Dirección del benemérito Dr. Val Risenbergher, vendría suceder el milagro: -

"Un Nacimiento Triple que a partir de este momento el autor de estas páginas bautiza como "LAS TRES GRACIAS".

1 – LAS TRILLIZAS

2 – PABELLONES NUEVOS

3 – SU HISTORIA

Verdaderamente es digna de toda admiración esta secuencia fotografica: La Humana y Paternal expresión del Honorable Grupo de Médicos - Científicos frente al milagro de aquel Triple Alumbramiento

Y UNA NOTA MUY ESPECIAL LA COLOCARíA EL GRUPO DE DISTINGUIDAS ENFERMERAS QUE APARECEN EN ESTA FOTOGRAFíA QUE EL DESTINO CRUEL NOS HA BORRADO:- pero nos quedará esta presentación:

De izqierda a derecha una amabilísima enfermera de obtetricia. El Director del Hospital San José Dr. Msaximiliano Monteros Van Risenbergher y la bella y distinguida señora Subdirectora del Hospital San José de Santiago Dra. Erna Scheel Mann Grudrun y para culminar tan accidentado capítulo, os dirijo lo que podríamos denominar con gan prudencia "Palabras Finales" – Helas a continuación.

PALABRAS FINALES

He leído en alguna parte que es muy frecuente que el poeta eche a perder su obra al corregirla. Estoy de acuerdo, puesto que corregir es como juzgarse a sí mismo…(Pero Dios me ampare ante tal infortunio)… Y es probable que ningún crítico sea tan severo como el mismo.

Dar a la luz un libro es como dar un hijo al mundo. Jamás querría yo modificar esa Ley de la Naturalerza que decidió echar al mundo una criatura con sus propias cualidades y condiciones, pero en el fondo del alma deseo fervientemente sea normal y útil. La labor del progenitor será cultivar y adornar la personalidad de aquel fruto que necesitará de sus experiencias para superar sus deficiencias. El ser humano es una criatura tan débil al nacer, es tan indefensa y demora tantos años en estar en condiciones propicias para desempeñarse en la vida. Las aves del cielo actuarán por imitación y una fuerza desconocida les impulsará al vuelo y al modo de buscar su alimento y esto generalmente en un medio hostil y difícil. Allí estarán sus congéneres entregando experiencias. El pequeño alado sobrevivirá.

Un libro es algo parecido: Sobrevivirá en la medida en que pueda aportar algo de su contenido en beneficio de un medio que exigirá de él sus mejores aportes…Entonces yo, autor, podré pensar, creer y decir: Sus páginas ya poseen alas propias...aprendió a volar, es un ave.

El Libro nace por intuición del autor. Y desde el momento en que éste desee escribir poniéndose interiormente de acuerdo con ajenos criterios, dejará de ser auténtico: esto es que el tal escritor dejaría de ser él mismo. Por otra parte, aunque su obra sea deficiente habrá de tolerarla y aceptarla, pues brotó espontáneamente...descontadas las correcciones que se impongan en el orden, en la caligrafía, en la ortografía, etc. He ahí su originalidad.

El valor de esta Obra, suponiendo que lo tenga, es el haber nacido. Y si hay algún mérito en este autor tal vez sea reconocerle la modestia y sencillez conque ha pretendido aportar sus conocimientos a la sociedad humana y será este Libro quizás un hijo pequeñito, el cual deberá crecer para bien de la humanidad.

Lo que no se verá jamás en la trama de este hilván de frases es el amor conque surgieron. Si alguien me desdeña sabré sufrirlo con resignación porque he pecado...y ese pecado es el no haber entregado todo cuanto hubiera deseado temeroso de no hacerlo bien...

Finalmemente reitero que éste es otro de mis hijos: Tal vez un hijo desordenado al que le falte pulimiento...Este detalle lo hace más susceptible a la crítica... Pero pienso que me arrebató el amor a mi Patria y decidí enfrentar mi propia inquietud sin temor al fracaso, porque más vale intentar algo y fracasar, que no intentar nada por temor al fracaso. Y valga una anécdota: - "En cierta ocasión viajaba en un convoy un señor con su hijo: Tal era la inquietud del niño que saltaba, urgaba y molestaba, porque tal era el talante de su propia inocencia... Otro viajero, en el colmo de la indignación espetó en pleno rostro al entristecido y acongojado padre: Si ese niño fuera mío ya lo habría arrojado por la ventanilla del tren, a lo que respondio el padre: "En verdad, amigo mío, si este niño hubiera sido "Su hijo", quizás, tal vez... yo hubiera hecho lo propio... después de propinarle una cuantas nalgadas...

Con verdadera pena voy cerrando las páginas postreras de esta Obra y al hacerlo una `profunda nostalgia invade mi alma... casi 40 años permaneció extraviada y por fin he podido recopilar página por página mis borradores... Algunas de estas páginas irán humedecidas, porque mis pupilas fueron incapaces de contener su emoción. El largo recorrido de fechas y de nombres, de acaeceres casi dolorosos quizás hayan depositado a los pies del Lector también una nota de nostálgicos recuerdos porque algunos de sus actores ya habrán fallecido... y yo me mantengo, pero ya envejecido, solitario, abandonado y empobrecido. También tiene una historia la existencia de esta crónica y eso... ¡Ah, eso será material de otra historia!...

PERO LAS EPIDEMIAS QUE TANTOS DOLORES PRODUJERON FUERON DEJANDO UN LASTRE DE FRACASOS NECESARIOS, PUES POR ELLOS ESCALO EL HOMBRE PARA LLEGAR A LAS ALTURAS DEL EXITO. ¡CURIOSO DESTINO! DE LAS GRANDES CALAMIDADES EL SER HUMANO SE LEVANTA Y CON RENOVADOS BRIOS...

Aunque, cuidado, sentencia el aforismo:

Ea est condition hominem
nemo sit contentus sortem sua:

Tal es la condición del hombre
que nunca está contento con su suerte.

Y así, de tropiezo en tropiezo el hombre avanza… De las grandes calamidades el ser humano se levanta con renovados bríos…Pero su incuria es tal que si tiene salud no la cuida y si la pierde lucha denodadamente por recuperarla y con pertinacia brutal, siempre tiende a hacer lo prohibido…

Pero ya no es tiempo de críticas. Solo sé que con gran melancolía habré de recordar el momento triste en que escribiera la última palabra de este Libro: ¡Era un día domingo! La television mostraba el momento en que muere la dulce cortesana Violeta en la Opera TRAVIATA –de Verdi:

"Alfredo, desesperado, gime junto a su padre cuyos remordimientos le sumergen en la oscura sima de la mayor congoja… Ah, pobre desgraciado Viejo, ahora comprende el mal que ha hecho". Alfredo, arrepentido de su incomprensión, conmovido hasta el paroxismo, abrazado a la débil enferma exclama: "Oh, Violeta mía, ni hombre, ni ángel, ni demonio, podrá separarme de ti"…

Ella, sutil como una mariposa liberada,
en un hilo delicado el último
hálito de vida
con
infinita dulzura hablará:
"Mi enfermedad fue una debilidad…
Hoy por AMOR soy fuerte…

(y agrega)

"Toma esta imagen de mis pasados días…"…
"Mas, Ay, me agita insólito valor…

Vuelvo a vivir…
Qué extraño: Cesaron todos mis Dolores…"

Entonces

doblaba la angelical pálida frente

. . . .

Era el Acto IV
La Traviata concluía...

COLOFON

La que nació en París no fue Violeta, sino la irresistiblemente bella y amada Margarita Goutier, con quien comenzara la primera página de este Libro dedicado al Hospital de los Tuberculosos … (Hoy de Medicina General)

Y escuchando los dulcísimos compases de la Inspiración "DEL ILUSTRE JUSSEPE VERDI", este poeta ha girado la página postrera… humedeciendo con el ROMANTICO caudal de TODAS sus Emociones LAS PAGINAS DE:

LA VERDADERA HISTORIA

DEL HOSPITAL SAN JOSE

DE SANTIAGO DE CHILE.

E. Galán

EMILIO GALAN, nominado al Premio Nóbel de Literatura, (Guillermo Garrido Fuentes) nacido en lejana ciudad de Linares Rep. Chile, y de antiguas familias de regia estirpe y que se remonta a más de 400 años. Y uno de sus famosos parientes lo fue Espiridión Garrido, ilustre sacerdote educador de la Universidad de Chile, también entregado al mundo de las letras: Decano de muy justa fama, filósofo y políglota hablando (dicen) sobre 20 Idiomas.

Fotos de dos niños desnutridos…

¡ASí ES LA VIDA!

Ante el hombre vigoroso y despótico el flagelo
de la desnutrición y la palpitación inexcrutable
de la miseria y la muerte…

EXEGI MONUMENTUM

AERE PERENNIUS

HE CREADO UN MONUMENTO MAS DURABLE

QUE EL BRONCE

Libros publicados por el Editor Flavio Rivera-Montealegre, del poeta chileno Don Emilio Galán, disponibles en Amazon:

1.- "La Leyenda del Puma" (Diciembre 13, 2017)

2.- "Oh, Cartagena mi Amor" (Octubre 18, 2016)

3.- "Don Miguel de Cervantes. Vida y Obra" (Teatro) (Agosto 9, 2016)

4.- Proyecto Smog. Santiago de la Nueva Extremadura. 1541-2008)" (Octubre 1, 2015)

5.- "Historia del Mercado Central de Santiago de Chile" (Agosto 30, 2015)

6.- "Los Postergados. De la ficción a la realidad hay sólo un paso" (Marzo 13, 2015)

7.-Canto a Lambayeque" (Septiembre 21, 2015) Otros libros del poeta D. Emilio Galán:

8.- "Un viaje por Honduras. Poesía, Prosa y Filosofía", Editorial Hispanoamericana. (Agosto 19, 2022)

9.- "Apología del Caballo". Poemas. (Febrero 21, 2011)

Apología del caballo.

Todo el libro es un poema, pero consustancialmente historia fisiológica y desarrollo de la ciencias veterinarias. Esto complementa la historia de la medicina en materia de la historia del hospital San José de Santiago de la nueva extremadura de Chile.

¡CUANTAS HORAS – DIOS MíO –

PARA DAR CIMA A ESTA OBRA!

VULNERANT OMNES, ULTIMA NECAT

TODAS LAS HORAS HIEREN, LA ULTIMA MATA

DIXI

HE DICHO

Printed in the United States
by Baker & Taylor Publisher Services